传世名方

——医治皮肤病的大医之法

主　编　魏睦新　黄秋红

副主编　华丽娟　周定华

编　委　王建美　包　林　刘佳莅
　　　　吴　佳　把　琪　陈雯琳
　　　　顾　艳　曾　志　魏　扬

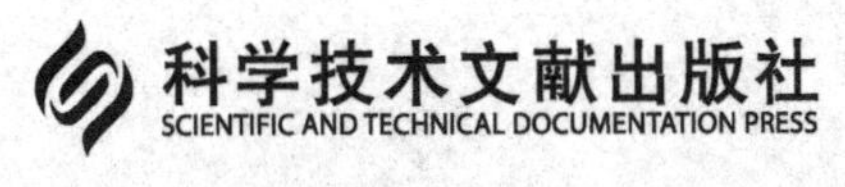

科学技术文献出版社
SCIENTIFIC AND TECHNICAL DOCUMENTATION PRESS

·北京·

图书在版编目（CIP）数据

医治皮肤病的大医之法/魏睦新，黄秋红主编．—北京：科学技术文献出版社，2015.6（2025.5重印）
（传世名方）
ISBN 978-7-5023-6853-1

Ⅰ.①医… Ⅱ.①魏… ②黄… Ⅲ.①皮肤病—验方—汇编 Ⅳ.①R289.5

中国版本图书馆 CIP 数据核字（2014）第 046846 号

传世名方——医治皮肤病的大医之法

策划编辑：薛士滨　责任编辑：薛士滨　责任校对：赵　瑗　责任出版：张志平

出 版 者　科学技术文献出版社
地　　址　北京市复兴路 15 号　邮编　100038
编 务 部　(010) 58882938，58882087（传真）
发 行 部　(010) 58882868，58882874（传真）
邮 购 部　(010) 58882873
官方网址　www.stdp.com.cn
发 行 者　科学技术文献出版社发行　全国各地新华书店经销
印 刷 者　北京虎彩文化传播有限公司
版　　次　2015 年 6 月第 1 版　2025 年 5 月第 4 次印刷
开　　本　710×1000　1/16
字　　数　309 千
印　　张　20
书　　号　ISBN 978-7-5023-6853-1
定　　价　46.00 元

丛书编委会

前言

进入 21 世纪，现代科学的发展日新月异。与此形成鲜明对照的是有2000 多年悠久历史的传统中医学，不仅没有被遗忘，反而越来越引起人们关注。不仅国内，美国等发达国家都相继承认了传统中医学的合法地位，美其名曰“补充和替代医学”。根本原因在于其临床的有效性。尤其是慢性病的调理，疾病的康复保健方面，中医中药有不可替代的地位。名老中医是中医学特有的智力资源，其在长期的临床实践中提出的学术观点、创建的辨证方法、凝练的高效新方剂和传承的家传绝技更是医学宝库中的璀璨明珠。当代名医名方，作为这种经验传承的载体，为我们继承中医、弘扬中医提供了宝贵的财富。更为中医爱好者和患者朋友研习中医提供了丰富的资料。

作为名医名方整理，目前市场上已经有许多版本问世，有的以医家为纲，汇总单科疾病各家经验；有的以病名为纲，记载各家对某病的论述。毫无疑问，这些对于读者都很有帮助。但是我们觉得：中医的精华在辨证论治，而理、法、方、药是中医的完整体系。法从证出，方从法立，以法统方。在浩如烟海的名医案例面前，如果能够经过作者的努力，以方为纲，把相同相近类方的名家验案汇集在一起，肯定会对读者的临证研习有更大的裨益。在这种思想指导下，本书的名医名方，不拘于一家，博取众家之长，广撷著名医家治疗疾病的绝技妙方，以临床各科疾病西医病名为纲，详细介绍名医诊治经验，名医效验方。编写次序，先述其常，与读者共同温习；再论其变，以方剂为纲，汇集各家经验，并加按语评述，力图揭示其中医治法理论的科学内涵，方剂配伍的客观规律，处方用药的独到精妙，与读者共同赏析名家思想，有助于读者启迪思路、触类旁通，丰富辨证思路，提高临床疗效。本书以浅显易懂的科普式编排，更方便非专业读者的学习、阅读和获取知识信息。

将名老中医的学术经验和传世名方挖掘整理、升华提高，其意义重大，刻不容缓。对于中医药工作者来说，振兴中医中药事业，造福全人类，更是一项义不容辞的历史使命。对于热爱中医学的读者来说，本系列丛书从西医学浅显易懂的疾病名入手，具体地分析每个疾病的概要、病因病机、名验方进行叙述。名验方均包含多位名医的验方，使读者阅此一本书，即览众家之长。

对于博大精深的中医文化，变化无穷的传世名方，编著者的理解可能还很肤浅。如果本书对于中医爱好者和患者朋友的疾病康复养生保健能有一点帮助，将是我们最大的荣幸。也恳切地希望读者朋友能给我们提出宝贵意见，以便有机会再版时加以完善。（电子邮箱 weimuxin@njmu. edu. cn）

魏睦新

于石城南京

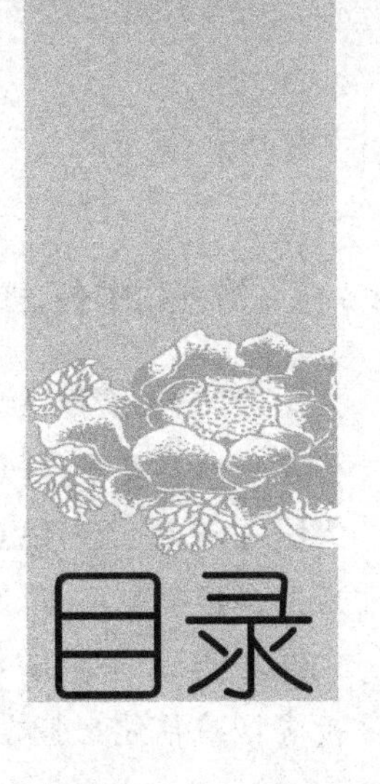

目录

第1章 告别痤疮，中医疗法不可缺

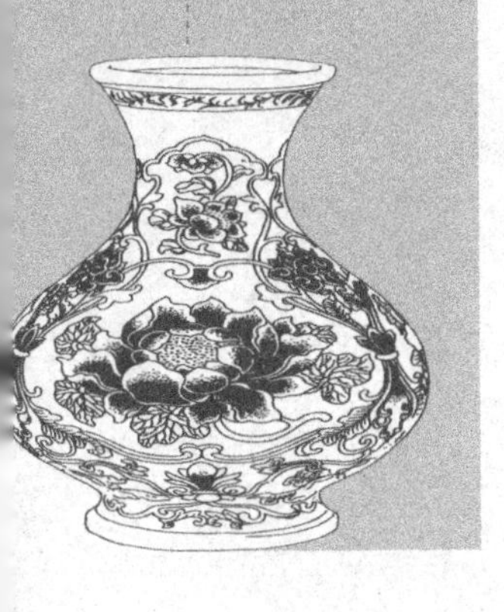

痤疮是一种累及毛囊皮脂腺的慢性炎症性皮肤病，多于青春期开始发病，好发于面部、胸背等皮脂腺较多的部位。本病初起多为细小的黑头或白头粉刺，可挤出豆渣样的皮脂，亦有初起为皮色或红色小丘疹，继而发展为小脓疱或小结节。严重者可形成脓肿、囊肿或蜂窝织炎并伴有疼痛。部分皮脂溢出过多的病人可伴红斑、油腻、瘙痒等脂溢性皮炎的表现。反复发作者继发凹凸不平的瘢痕和色素沉着。女性患者常伴有月经不调和月经前后皮疹增多加重，亦可伴有四肢或乳晕多毛症，严重痤疮的女性患者如合并多毛症、月经不调、月经量少，要注意卵巢和性腺的器质性病变。痤疮属中医“肺风”、“粉刺”范畴。

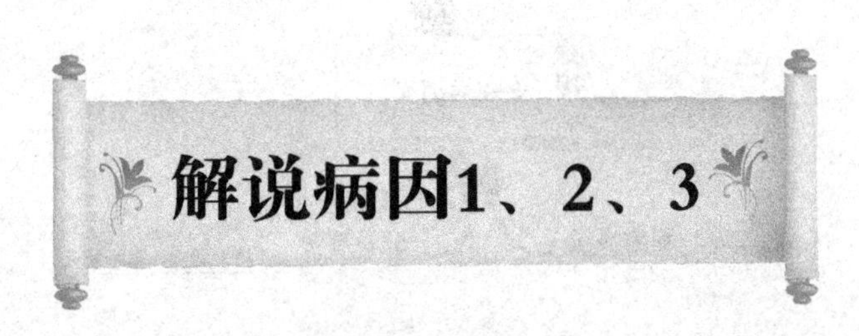

解说病因1、2、3

1. 肺经风热

面鼻属肺，肺卫不固，外感风热，肺经风热蕴阻肌肤，肌肤不和，而致本病。

2. 脾胃湿热

饮食不节，过食辛辣油腻刺激之物，损伤脾胃，致脾胃运化失职，湿热内生，结于肠内，不能下达，反而上逆，阻于肌肤而成。

3. 脾虚痰湿

素体脾胃虚弱，运化失司，水湿内停，日久成痰，湿郁化热，湿热夹痰，凝滞肌肤所致。

4. 肝郁血瘀

情志不畅，肝气郁结，气滞血瘀，郁久化热，入于血分，血热蕴蒸肌肤而发。

中医认为本病由于饮食不节，过食肥甘厚味，肺胃湿热蕴结，复感毒邪而发病，肺胃湿热蕴于肌肤，不得疏泄，故见粉刺、脓疱；肺胃湿热蕴结日久，湿浊凝聚成痰，痰阻气滞，气滞血瘀，而见结节、囊肿，挤之有豆腐渣样分泌物，或见痤疮瘢痕形成。“诸痛痒疮，皆属于心”，女性经前发病，多因冲任失调，气血不和所致（见图1）。

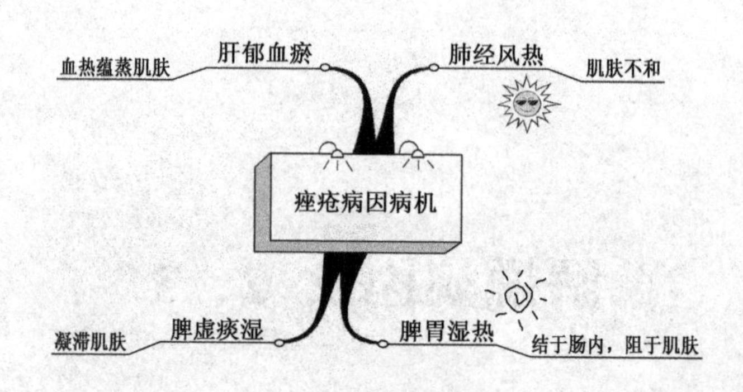

图1　痤疮病因病机

中医治病，先要辨证

1. 肺经风热证

丘疹色红，颜面潮红，或有脓疱，伴疼痛，瘙痒，大便干，小便黄，鼻息气热，舌质红，苔黄或黄腻，脉细数。治以宣肺清热、凉血解毒，方以枇杷清肺饮加减。

2. 脾胃湿热证

颜面油滑光亮，丘疹色红，间有结节肿痛，脓疱增多，伴口干口苦，便秘溲赤，纳呆腹胀，舌质红，苔黄腻，脉滑数。治以清热、化湿、通腑，方以茵陈蒿汤加减。

3. 血瘀痰湿证

反复发作脓疱、结节、囊肿，易形成瘢痕，伴纳呆便溏，舌质紫暗，苔黄腻，脉弦滑或涩。治以和营化痰散结，方以桃仁二陈汤加减（见图2）。

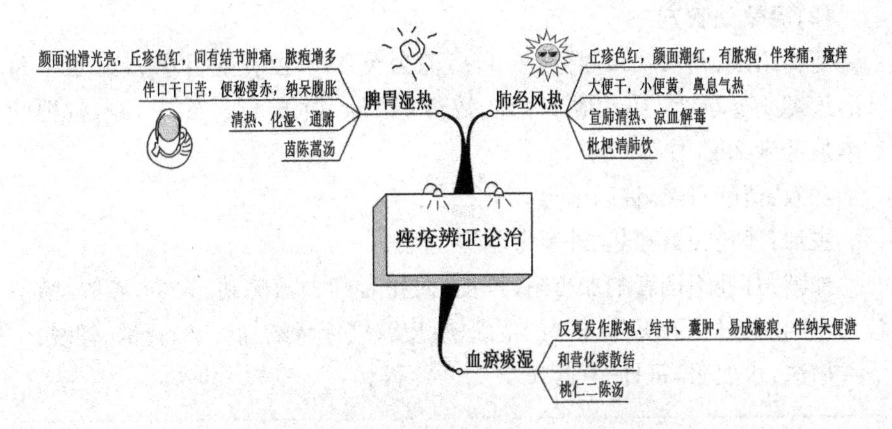

图2 痤疮辨证论治

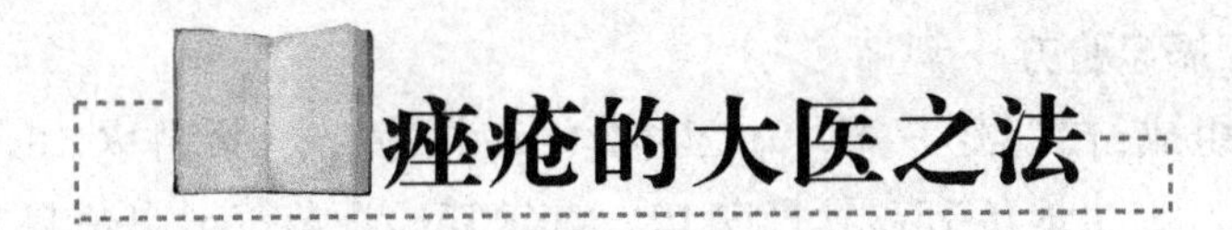

痤疮的大医之法

大医之法一：宣肺清热解毒方

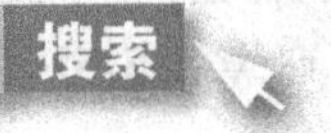

(1)开雁验方

药物组成：①口服：生桑皮 10g，黄芩 15g，栀子 12g，连翘 12g，蒲公英 30g，丹参 10g；②外敷：取浙贝母粉 30g。

功效：清泄肺胃湿热，解毒散结。

主治：痤疮肺胃湿热型。

加减：丘疹较密集者加薄荷、蝉蜕；大便秘结不通者加大黄、枳实。

制法及用法：口服中药每日一剂，水煎分 2 次服用；外敷中药用开水调成糊状，放凉后，用消毒棉签取适量涂抹于患处，干燥后洗掉，每日早、晚各一次。

[开雁．中药内服外敷治疗轻中度寻常痤疮 82 例．中国实验方剂学杂志，2011，17(1)：227.]

(2)温秉强验方

药物组成:丹参25g,益母草15g,蒲公英15g,白花蛇舌草20g,水牛角25g,连翘15g,赤芍15g,地丁15g,败酱草15g,栀子12g,黄芩12g,枇杷叶12g,炒薏米25g,甘草9g。

功效:清肺胃热,佐以解毒。

主治:痤疮肺胃蕴热、外感毒邪型。

加减:月经不调者酌加香附、丹皮;便秘者酌加茵陈蒿、大黄;囊肿、结节较多者酌加桃仁、浙贝母、僵蚕、生山楂;皮肤瘙痒者酌加苦参、百部、蝉蜕。

用法:水煎服,每日一剂,15日为一疗程。

[温秉强,等.自拟消痤饮治疗痤疮87例疗效观察.内蒙古中医药,2011,30(1):14.]

(3)程振忠验方

药物组成:白花蛇舌草30g,蚤休15g,黄芩15g,桑白皮10g,车前子10g,茯苓15g,生地黄15g,牡丹皮10g,赤芍15g,丹参30g,皂角刺15g,连翘15g。

功效:清热祛湿,凉血消痤。

主治:痤疮血燥湿热型。

[程振忠,等.自拟平痤汤治疗血燥湿热型痤疮56例临床观察.中医药学报,2010,38(6):82.]

大医有话说

痤疮属于中医学"粉刺"、"肺风"范畴,《医宗金鉴》认为"此症由肺经血热而成"。中医认为,痤疮多为肺经风热、气血失调、阻于肌肤所致,或湿热内生,向上熏蒸于肺,蕴阻肌肤。正如明代《外科启玄》认为本病"盖受湿热",临床辨证以湿热证居多,故以上三家均以清泄肺胃湿热、解毒散结为治疗原则。开雁方中生桑皮、黄芩长于清泄肺热,疏上焦风热;黄芩兼疗胃中积热;栀子、连翘、蒲公英清热解毒、消肿散结;丹参活血通络祛瘀。诸药合用,共奏清泻肺胃湿热、解毒散结消痤之功。配合外敷浙贝母,具有清热解毒、散结消肿、止血敛疮的功效。外敷疗法直接作用于皮肤,可消除局部炎症,促进皮损处修复。温秉强方中枇杷叶、黄芩、水牛角入肺经,善清肺泻热，兼清肌表之热；丹参、益母草、赤芍活血化瘀，软坚消肿；地丁、败酱草、栀子、蒲公英、白花蛇舌草、连翘清热解毒，临床药理研究发现既有抗雄激素活性，又有温和的雌激素样活性。炒薏米、甘草补脾益气，利湿邪，以防苦寒之品损伤中阳。上述药物配伍，共奏清热解毒、活血祛瘀、凉血消肿之功。现代药理研究显示，上述药物可有效升高患者血清中雌二醇水平，对痤疮丙酸杆菌有抑制作用，对葡萄球菌、糠秕孢子菌具有抑制作用，并可增加免疫功能，对痤疮皮损有良好的修复作用。程振忠方中以白花蛇舌草为君药，其味甘、淡、微苦，性凉，归胃、肺、大肠、膀胱经，清热解毒，消痈散结，利尿除湿；连翘、蚤休为臣药，清热解毒、消肿散结止痛；佐以黄芩、桑白皮清泻肺热，生地清热凉血，丹皮、丹参活血祛瘀凉血，皂角刺消肿排脓、软坚散结，茯苓、车前子清热利水，使湿热有所出路。诸药合用具有清热祛湿、凉血消痤之功效。此方可改善痤疮患者的性激素水平，降低睾酮水平，纠正内分泌紊乱，从现代药理角度揭示出治疗痤疮的内在机制。

大医之法二：清热祛湿类方

搜索

(1)马中建验方

药物组成：生薏苡仁、滑石粉各 20g，杏仁、厚朴、白通草、竹叶、制半夏各 10g，白蔻仁 6g。

功效：清热利湿。

主治：痤疮脾胃湿热蕴结型。

加减：大便秘结不通者加大黄、枳实；口臭甚者加佩兰叶、石菖蒲；皮损以暗红结节、囊肿为主者加红花、皂角刺；皮疹色红有继发感染者加黄芩、蒲公英；皮脂溢出多者加生枳壳、生白术。

用法：每日一剂，水煎取汁 300ml，分早晚 2 次口服，同时用棉签蘸取药汁擦洗患处，每日 2 次。

[马中建．运用清热祛湿法治疗寻常型痤疮 32 例疗效观察．中医药导报，2010，16(12)：64－65.]

(2)李凤仙验方

药物组成：土茯苓 60g，茵陈 50g，猪苓 30g，白头翁、萆薢各 20g，山慈姑、大黄、当归、赤芍、炮甲珠各 9g，白花蛇舌草 40g，黄芩、金银花、蒲公英各 15g。

功效：利湿解毒，活血散结。

主治：痤疮湿热蕴毒型。

[李凤仙．玉肤炎宁胶囊治疗湿热型痤疮临床观察．山西中医，2010，26(8)：12—13.]

大医有话说

痤疮多发于青春期男女，好发于面部、背部等皮脂腺丰富的部位，形成丘疹、粉刺、脓疱、结节或囊肿。痤疮的生成与湿热关系密切，明代《外科启玄》认为本病的病因是“盖受湿热”。本病可由人体感受湿热之邪，或偏嗜辛辣、鱼腥、油腻肥甘之品，或酗酒等，使中焦运化不周，湿热内生，湿热不得清利，循经上攻于颜面，郁聚于毛孔而发病。马中建治疗本病时紧扣“祛湿”与“清热”两大原则，湿与热结合，湿包热外，热处湿中，湿不去则热不清，但若单清热则湿不退，徒祛湿则热愈炽。方中杏仁苦辛，善开上焦、宣气化湿，气化则湿亦化；白蔻仁芳香苦辛，转枢中焦，行气化湿醒脾；生苡仁甘淡，清利湿热，三仁合而为君药，共奏宣通气机而化湿之功；制半夏、厚朴行气化湿；滑石、通草、竹叶增强利湿清热之功。临床应用，随症加减，使热从湿中分离，湿去热清，脏腑功能恢复正常，皮肤腠理安康，痤疮自除。李凤仙方中重用土茯苓解毒利湿，搜剔湿热之蕴毒，为湿热引起疮肿之有效药物；茵陈清热利湿，既能除里湿，又能祛外湿，药理研究对多种杆菌又有抑制作用；猪苓淡渗利湿，使湿热从下焦而出；白头翁凉血燥湿，可用于湿热毒盛性痈疡；萆薢利湿化浊，使湿浊从小便而行；山慈姑化痰散结，清热利湿，善治因痰热而诱发的痈疮，对囊肿性痤疮有良效。诸药合用，可清热利湿，燥湿除油，抑制皮脂腺分泌。大黄、黄芩清热燥湿，泻火解毒，既可祛脂又可抑菌消炎；白花蛇舌草、金银花、蒲公英清热解毒，抑制痤疮杆菌繁殖；炮甲珠解毒排脓，软坚散结，治疗脓疱性、硬结性、囊肿性痤疮；当归、赤芍活血化瘀，调理冲任，平衡激素水平，可配合炮甲珠软坚散结。诸药合用，具有清热利湿、解毒活血、软坚散结、调和冲任之功效。

大医之法三：疏肝理气调经方

搜索

(1)李润生验方

药物组成：白芍药 10g，当归 10g，牡丹皮 6g，白芥子 10g，醋柴胡 10g，香附 10g，郁金 10g，栀子 6g，黄芩 6g，甘草 6g，浮萍 10g。

功效：疏肝理气，行气止痛，佐以托表。

主治：痤疮肝郁气滞血瘀型。

［李润生．宣郁痛经汤加减治疗痤疮 1 例．河北中医，2010，32(12)：1816.］

(2)段行武验方

药物组成：夏枯草 15g，当归 10g，香附 10g，丹皮 10g，连翘 12g，银花 10g，虎杖 10g，生白术 30g，生甘草 10g，益母草 30g。

功效：疏肝清热，散瘀去结。

主治：痤疮肝气郁结、冲任不调型。

［夏梦．段行武老师从肝论治痤疮经验举隅．现代中医药，2011，31(1)：6—7.］

大医有话说

肺经风热，根本在肝；脾胃湿热，首责于肝；热毒壅滞，必伤及肝；血瘀痰凝，本质在肝。情志失调和月经不调是女子痤疮发病的两个客观因素，其实际为肝气与肝血的关系失调所致。西医认为痤疮和月经失调伴行发作，是由于卵巢排卵功能障碍，肾上腺功能亢进，雄性激素分泌过多造成的。中医学则认为是由于平素痰湿较重，加上肝失疏泄，郁而化热，损伤冲任，以致月经不调，日久气血郁滞，蕴结于面部肌肤而发为粉刺。李润生认为痤疮可因痛经所致，诚如《景岳全书·求本论》提到“起病之因，便是病本”。痛经之病机当属气滞血瘀，肝气郁滞影响肺的宣发功能，一些代谢产物不能随汗液顺利排出体外，壅滞于肌肤而成本病。《素问·阴阳应象大论》曰“治病必求于本”。故治以调经为主佐以托表，经前以调气为主。方中白芍药、当归养肝柔肝;醋柴胡、白芥子、郁金、香附疏肝理气;肝郁则易化火,加黄芩、牡丹皮、栀子清肝火;甘草调和诸药,且甘草与白芍药相伍有缓急柔肝止痛之用;加浮萍以发散肌肤之邪。在经期当以活血化瘀为主,故以上方去白芍药、黄芩,加赤芍药、桃仁、红花。经后以调养肝肾为主,宣郁通经汤去柴胡、香附、黄芩,加山药、阿胶、山茱萸以固冲。通过调经三部曲,即经前调气、经期调血、经后固冲任,而使经调痛止,气机通畅,肺宣降有职,毒邪得以通过肺的宣发顺利从皮肤排出体外,痤疮得以痊愈。段行武认为月经前,阴血下聚于胞宫,阳热虚火浮越于上而致经前痤疮皮损增多加重,更加决定了疏肝气、清肝火以及敛肝肾虚火为重点治疗方向。方中用夏枯草清肝气郁结,夏枯草辛、苦、寒,入肝、胆经,具有明目、散结、清火和消肿的作用,对于清利肝经郁火效果显著,且夏枯草清利而不伤正气,性情和缓,为君药。香附、当归、丹皮活血、理气、行瘀,其中香附性味辛微苦甘、平,归肝经、三焦经,功用为理气解郁,调经止痛;当归性甘、辛、温,入心、肝、脾经,功用为补血活血,调经止血,润肠通便,一方面可以配合香附共同完成温经温暖胞宫、散除郁结的作用,另外还可与白术、虎杖完成通便之责。牡丹皮性苦辛微寒,入心、肝、肾经,主要用于清热凉血,活血散瘀,一方面和当归、香附共奏清利胞宫瘀滞之效,另一方面与银翘、虎杖配合,防止当归、香附温燥太过,因痤疮本质乃实热之证,上三药为臣药。方中佐以益母草活血养血,滋养胞宫,并且将宫中瘀血散除。甘草调和诸药,为使药。诸药共奏疏肝清热、散瘀去结之功。

大医之法四:清热凉血滋阴方

搜索

(1)任海平验方

药物组成:①内服:枇杷叶 12g,桑白皮 25g,黄芩 15g,栀子 12g,连翘 12g,石膏 25g(先煎),知母 12g,生地 10g,黄柏 15g,生槐花 12g,丹参 24g,赤芍 12g,甘草 12g;②外敷:白花蛇舌草 40g,鱼腥草 40g,苦参 40g,珍珠粉 40g,冰片 15g,薄荷 20g。

功效:清肺胃热,清心泻火,滋阴凉血。

主治:痤疮肺胃蕴热、肾阴不足、心火偏旺型。

加减:内服药:皮脂溢出多者加玉米 30g,生山楂 15g;痒甚者加苦参 10g,地肤子 10g;大便秘结者加生大黄 10g;结节性囊肿难消者加夏枯草

10g，川贝 10g；女性患者，经前皮疹明显增多者，如经前 5 天，加柴胡 12g，香附 15g，减丹参 24g；月经不调者加当归 20g，益母草 20g，赤芍换白芍。

制法及用法：①内服药：水煎服，每日一剂，4 周为一疗程；②外敷药：将药物研细，过 100 目筛，装瓶备用。使用时，患者平卧，用毛巾将头发包扎，洁面后，顺皮纹由内到外按摩 10 分钟，负离子蒸面 10 分钟，用医用镊子清除堵塞在毛囊内的脂栓和脓栓等，取瓶中药粉 150g，医用石膏粉 200g，用蒸馏水调成糊状，用木质压舌板自鼻根部向下摊成面具型涂在脸上，周围用毛巾围护，眉毛用凡士林纱布条覆盖。每周 2 次，8 次为一疗程。

［任海平．中药面膜联合煎剂内服治疗寻常性痤疮 72 例疗效观察．世界中西医结合杂志，2010，5(12)：1070－1071.］

(2)王灿晖验方

药物组成：夏枯草 10g，紫草 10g，丹皮 10g，生地 15g，羊蹄根 12g，黄芩 10g，金银花 15g，薏苡仁 20g，太子参 20g，知母 10g，山茱萸 10g，怀牛膝 10g，炙甘草 5g。

功效：清热凉血，滋阴补肾。

主治：痤疮肾阴不足型。

［胡艳艳．王灿晖教授清热凉血滋肾法治疗痤疮临证经验探要．实用中医内科杂志，2010，24(11)：12－13.］

大医有话说

痤疮的发病机制有以下四方面：肺经血热、胃经积热、肾阴不足、心火偏旺。任海平依据上述中医观点，自拟中药痤疮汤联合中药面膜外用，方中枇杷叶、桑白皮、黄芩清泻肺热；栀子、连翘清心火；石膏、知母清胃火；生地、黄柏滋阴降肾火；生槐花清大肠热，因肺与大肠相表里，清大肠热，则可解除肺热；丹参凉血活血，内含丹参酮，现代药理研究证实其具有抗感染、改善血液循环、调节免疫和内分泌功能，是治疗痤疮之要药；赤芍、生地活血凉血、清热消斑。中药面膜是药物与理疗相结合的新方法；按摩和负离子喷面能促进血液循环及毛孔微小血管扩张，加速药物向皮肤渗透。其中，白花蛇舌草、虎杖清热解毒、消疮散结，现代药理学研究证实，白花蛇舌草具有抗雄激素、抑制皮脂腺分泌作用。苦参研末外用能清热燥湿、杀螨虫；珍珠粉收敛生肌;冰片外用能清热止痛、防腐生肌止痒;石膏清热收敛。该法能使药物直接作用于皮肤黏膜,通过局部吸收,改善局部血液循环,消肿定痛,杀虫止痒,抑制表皮雄激素。王灿晖强调肾阴不足是痤疮发病之根本,肾阴不足致虚火上炎,阴液失于濡养,日久虚火炼为痰,或冲任不调,肌肤疏泄功能失常,瘀阻脉络,凝于肌腠而发。治疗本病应当遵循"扶正祛邪"的基本法则,用药多选用清热解毒、凉血活血、滋肾养阴之品。治疗本病时王灿辉教授喜用紫草。紫草性甘、咸、寒。《本草纲目》中指出紫草主治"心腹邪气、五疸、补中益气、利九窍、通水道、疗肿胀满痛,以合膏治疗小儿疮及面治恶疮顽癣,斑疹痘毒,活血凉血之。"《本草备要》述:"血热则毒闭,得紫草凉之,则血行而毒出。"说明紫草有凉血、活血、解毒透疹之功效。而现代药理研究表明:紫草含有乙酰紫草素、紫草素等多种萘醌色素,为抗感染有效成分。另外,现代动物实验研究表明:紫草可抑制雌性大鼠脑下垂体性腺轴分泌促黄体生成激素、卵泡刺激素、雌激素 E_2 水平。内分泌失调,雄性激素偏高是痤疮的主要原因,故治疗本病时常用此药。

第2章 名方巧治脂溢性皮炎

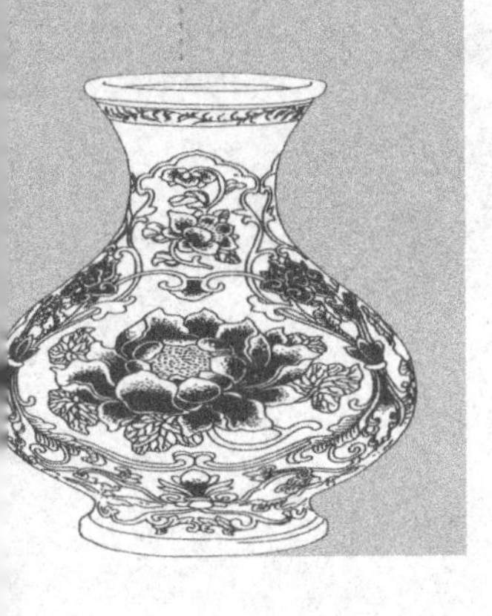

脂溢性皮炎是一种好发于皮脂溢出较多部位的慢性或亚急性炎症性皮肤病，成年人及新生儿多见，大多自头面部开始发疹，渐延至耳后、肩胛间、胸骨部、腋窝及腹股沟等，皮疹初起为毛囊性丘疹，渐扩大融合成暗红或黄红色斑，被覆油腻鳞屑或痂，可出现渗出、结痂和糜烂并呈湿疹样表现，常伴有不同程度的瘙痒。严重者皮损泛发全身，呈弥漫性潮红和显著脱屑。本病呈慢性经过，可反复发作，病属中医“白屑风”、“面游风”等范畴，临床上常分为干性与湿性两种类型。现代医学认为该病病因不明，可能与感染、免疫、遗传、激素、神经和环境因素有关。

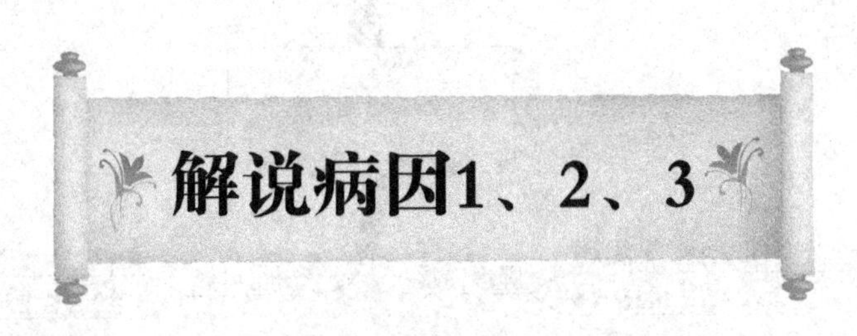

1. 风热血燥

风热之邪外袭机体，郁久化热，热伏于血，血热化燥，燥伤阴血，阴血不足亦能生风，风燥热邪蕴阻肌肤，肌肤失去濡养，以致皮肤粗糙。干燥者，临床上多见于干性脂溢性皮炎。

2. 阴伤血燥

风为阳邪，久郁不散，导致阴血暗伤；血虚伤阴，肌腠失其温煦，则愈生风化燥，两者互为因果，形成恶性循环。症见肤燥脱皮，瘙痒无度，临床上多见于干性脂溢性皮炎。

3. 胃肠湿热

过食肥肉油腻、辛辣酒类刺激之物，皆可致肠胃运化失常，水湿停滞，郁而化热，湿热蕴积肌肤而成，临床上多见于湿性、玫瑰糠疹型脂溢性皮炎。

4. 脾虚内湿

患者素体脾胃虚弱，或饮食过度伤及脾胃，致脾胃虚弱，不能运化水谷，水湿内生，外溢肌肤而发本病。临床上多见于玫瑰糠疹型脂溢性皮炎。

《医宗金鉴》："面游风燥热湿盛，面目浮肿，痒若虫行，肌肤干燥，时起白屑。此后极痒，抓破，热湿盛者津黄水，风燥盛者津血，痛楚难堪。"说明本病多因湿热内蕴，外感风邪，蕴阻肌肤，湿热上蒸所致，或因湿热蕴久，耗伤阴血，血虚风燥，肌肤失养所致。其发病的关键是脾胃运化功能正常与否，外加饮食失节，外感风热，两者结合，搏于肌肤，即可发生本病(见图3)。

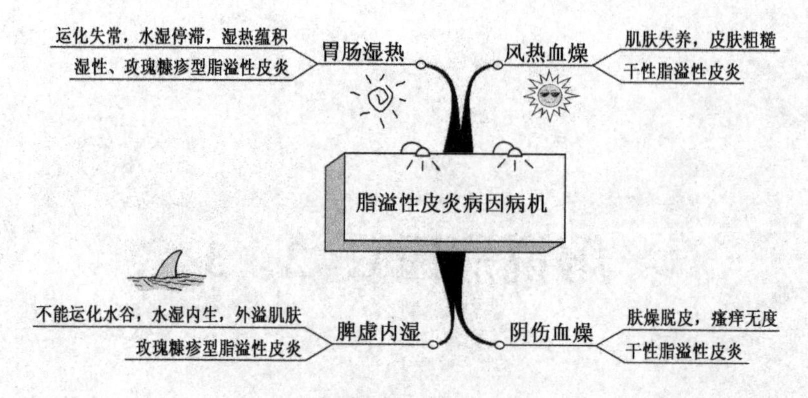

图 3　脂溢性皮炎病因病机

中医治病，先要辨证

1. 肺胃热盛证

急性发病，皮损色红，瘙痒，并有渗出，伴心烦，口渴，便秘，舌红苔薄黄，脉滑数。治以宣肺疏风，清热止痒，方以三皮饮加减。

2. 脾虚湿困证

起病缓慢，皮损淡红或黄，伴灰白鳞屑，舌质多淡红，体胖大或边有齿痕，苔白厚，脉滑或沉滑。治以健脾除湿止痒，方以三仁汤加减。

3. 肺脾气虚证

久治不愈的慢性患者，面部小丘疹，瘙痒不甚，有鳞屑，易外感，自汗，纳差，泄泻与便秘交错，舌质多淡白，体胖大或边有齿痕，苔薄白或白厚，脉沉细。治以益气固表，健脾养阴，方以玉屏风散合二至丸加减。

4. 血虚风燥症

皮肤干燥，糠秕状鳞屑瘙痒，头部脱屑，头发干燥，脱发严重，舌质淡红或红，苔白或淡黄，脉沉细。治以养血润燥，祛风止痒，方以十二味地黄饮加减（见图 4）。

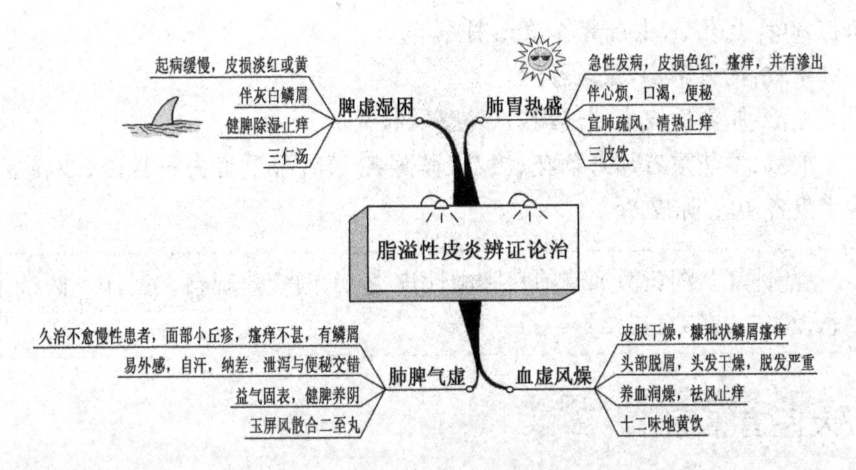

图4　脂溢性皮炎辨证论治

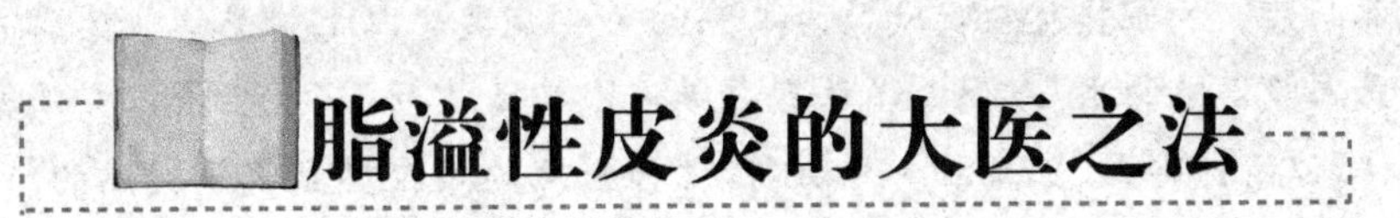

脂溢性皮炎的大医之法

大医之法一：清热利湿方

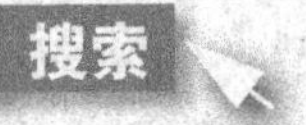

搜索

(1)潘慧宜验方

药物组成：①口服：杏仁10g，白蔻仁8g，薏苡仁20g，法半夏10g，厚朴6g，滑石20g，扁豆花15g，竹叶10g，佩兰10g，蒲公英10g，黄芩10g，生地10g，甘草5g；②外用：取上药药渣加苦参20g，百部20g，野菊花15g。

功效：健脾利湿，清热解毒。

主治：脂溢性皮炎湿热蕴结型。

[潘慧宜，等．加味三仁汤治疗脂溢性皮炎80例临床观察．江苏中医药，2008，40(10)：66.]

(2)钟江验方

药物组成：黄芩、山楂、防风各15g，荆芥、焦山栀、皂角刺、藿香各10g，薏苡仁 30g，土茯苓、生石膏各 20g，甘草 6g。

功效：泻火解毒，祛风除湿。

主治：脂溢性皮炎湿热蕴阻、外感风邪型。

加减：毒热重者加野菊花、银花、茵陈各 15g；湿重者去石膏，加炒扁豆、法半夏各 10g，陈皮 6g。

[钟江．泻黄散加味治疗脂溢性皮炎 41 例疗效观察．浙江中医杂志，2007，42(8)：454.]

大医有话说

中医认为，脂溢性皮炎多因肌热当风，风邪入侵汗孔，日久化燥，肌失濡养或素体血燥，复因过食辛辣厚味，以致脾胃运化失常，蕴久化湿生热，又感风邪而致。故血热、湿热、风燥为本病的主要病因。以上诸家均认为脾胃湿热是本病发病的主要病机，潘慧宜遵循湿温病清热祛湿的原则，以分消走泄为法，以清热解毒、凉血活血为原则，结合当地雨湿较盛且气候炎热的特点，选用加味三仁汤。方中杏仁、白蔻仁、薏苡仁共为君药，其中杏仁宣利上焦肺气，盖肺主一身之气，气化则湿亦化；白蔻仁芳香化湿，行气宽中；薏苡仁甘淡性寒，渗利湿热而健脾；加入滑石、扁豆花、竹叶甘寒淡渗，增加利湿清热之功；法半夏、厚朴行气化湿，散结消痞；佩兰芳香化湿解暑，增加化湿之力；再以蒲公英、黄芩、生地清热解毒利湿；甘草调和诸药。诸药相合，三仁相伍，宣上畅中渗下，使气畅湿化。热清脾健，三焦通畅，湿热之邪祛除，脏腑功能恢复正常，皮肤腠理安康，脂溢性皮炎亦消除。钟江方中石膏辛甘寒，直入脾胃以清其热；山栀子苦寒以泻其火；防风升散脾中伏火，与石膏、栀子配伍合用使之清降而不伤脾胃之阳，并散解伏积之火；藿香芳香醒脾以振奋脾胃气机，并助升散脾中伏火；黄芩清热泻火解毒；荆芥散风止痒、宣毒透疹；薏苡仁、土茯苓、山楂清热解毒、消食化积、除湿祛脂；皂角刺活血消肿、搜风止痒；甘草泻火和中而调诸药。诸药和用，共奏清泻脾胃实火之功，使中热得泄，伏火潜消，诸症随之而退。

大医之法二：利湿凉血祛风方

搜索

(1)王丽验方

药物组成：①口服：川萆薢15g，绵茵陈30g，布渣叶12g，茯苓15g，牡丹皮15g，赤芍10g，荆芥12g，防风12g，蝉衣6g，甘草3g；②外用：硫黄、大黄。

功效：清热利湿，疏风活血。

主治：脂溢性皮炎脾胃湿热型。

加减：口服：湿偏胜者加生苡仁30g，泽泻12g；大便干加大黄10g，桃仁12g；湿热偏盛加黄芩12g，黄柏10g。

用法：①口服药：每日一剂，水煎30ml，分2次服；②外用药：用温水调至糊状，涂于患部。每次敷20～30分钟，每日2次。以上治疗一周为一疗程，连续治疗1～2个疗程。

［王丽，等．中药内服加颠倒散外敷治疗面部脂溢性皮炎脾胃湿热证40例疗效观察．四川中医，2008，26(5)：103－104.］

(2)周云燕验方

药物组成：银花12g，连翘10g，蒲公英、蛇舌草、钩藤各15g，竹叶10g，生地15g，丹皮6g，银柴胡10g，珍珠母15g，白芍、白鲜皮各10g，甘草6g。

功效：清热利湿，凉血祛风。

主治：脂溢性皮炎脾胃湿热、血热风燥型。

用法：每日一剂，水煎2次，取汁300ml，每日2次，饭后服，15天为一个疗程，连服2～3个疗程，同时嘱患者清淡饮食，保持面部清洁滋润。

［周云燕．自拟清脂方治疗面部脂溢性皮炎．浙江中西医结合杂志，2008，18(8)：512－513.］

(3)魏静验方

药物组成：①内服：生地15g，丹皮、当归、赤芍、生槐花、野菊花、桑白皮、地骨皮、萆薢、芡实、白术、白鲜皮各10g，生山楂、白花蛇舌草各15g，苦参12g，车前子9g；②外用：黄柏、重楼、土大黄、金果榄、苦参、野菊花、地丁、雪胆、姜黄、地榆、黄药子、朱砂根。

功效：清热解毒利湿，养血润肤止痒。

主治：脂溢性皮炎湿热内蕴、血虚风燥型。

加减：肺胃湿热重者，酌加黄芩、知母、龙胆草、栀子各10g，生石膏15g，黄连6g；脾虚湿盛者，酌加苍术、陈皮、厚朴、云苓各10g，冬瓜皮、生苡米各15g；大便秘结者，酌加全瓜蒌15g，枳实10g，生大黄6g(后下)，麻仁12g；糜烂渗出者，酌加大青叶、茵陈、败酱草、蒲公英各15g，六一散30g(包)；久病气阴两虚者，酌加玄参、麦冬、花粉各10g，女贞子12g。

[魏静．中药内服外治治疗脂溢性皮炎80例临床观察．新疆中医药，2008，，2(4)：33—34.]

大医有话说

过食肥甘厚味、辛辣发物及饮酒，致使湿热内蕴，上蒸头面及胸腹，形成本病。湿热久蕴，耗伤阴血，血虚风燥，肌肤失养，更成瘤疾难愈。《医宗金鉴·外科心法要诀》："此证生于面上，初发面目浮肿，痒若虫行，肌肤干燥，时起白屑。此后极痒，抓破，湿热盛者津黄水，风燥盛津血，痛楚难堪。"以上诸家多治以清热利湿，养血润肤，散风止痒。王丽方中以川萆薢、绵茵陈、布渣叶、茯苓清热利湿；荆芥、防风、蝉衣疏风止痒；牡丹皮、赤芍凉血活血祛瘀；甘草调和诸药。中药外洗方颠倒散中的硫黄、大黄，有解毒杀虫止痒的作用。周云燕方中银花、连翘、蒲公英、蛇舌草清热利湿；钩藤清热平肝；竹叶清热除烦；生地、丹皮、银柴胡清热凉血；白鲜皮清热祛风；珍珠母、白芍镇静收敛；甘草调和诸药。全方在清热的基础上，兼顾病因治疗，尤其对血热、湿热、风燥偏甚者疗效确切。魏静方中桑白皮、地骨皮、生槐花、野菊花清利肺胃湿热，兼散风邪；芡实、白术、茯苓清脾除湿；苦参、白鲜皮、萆薢、车前子祛湿止痒；生地、丹皮、当归、赤芍、白花蛇舌草滋阴养血，润肤止痒；生山楂降脂消食，活血化瘀。全方共成清热解毒利湿、养血润肤止痒功效。另外，现代药理研究黄柏、苦参、野菊花、地丁、雪胆、姜黄、地榆、黄药子、朱砂根等均有较强的抗金黄色葡萄球菌、大肠杆菌、绿脓杆菌及多种皮肤真菌的作用，有效抑制皮肤上各类菌群的繁殖，从而减轻其分解产生的多种化学物质对皮肤产生的侵害，减少皮脂的溢出。本方作为一种纯中药制剂具有凉血、解毒、止痒的功效，既无刺激性，又无依赖性，可长期大面积使用。

大医之法三：祛风活血止痒方

搜索

(1)宋文英验方

药物组成：①内服：防风10g，荆芥10g，生地25g，蝉蜕8g，白蒺藜15g，牡丹皮15g，赤芍15g，白鲜皮15g，当归10g，何首乌10g；②外用：硫黄、大黄等。

功效：清热凉血，祛风止痒。

主治：脂溢性皮炎血虚风燥型。

制法及用法：①内服：上述诸药加清水400ml，煎至100ml，复煎，温服，每日2次；②外用：用温水调成糊状，涂于患部，每次敷20～30分钟，每日2次。

[宋文英．中药内外结合治疗面部脂溢性皮炎观察．吉林中医药，2004,24(2):26.]

(2)韦家杰验方

药物组成：①内服：白鲜皮、地肤子、重楼各10g，白花蛇舌草、紫草、侧柏叶各15g，甘草6g，熟地黄、白芍、当归、川芎各10g；②外用：苦参、黄柏、白鲜皮、侧柏叶各30g，冰片10g。

功效：养血活血，清热祛湿解毒。

主治：脂溢性皮炎风热血燥型。

[韦家杰．中药内服外搽治疗白屑风62例．安徽中医学院学报，2002,21(4).]

大医有话说

脂溢性皮炎属中医“面游风”、“白屑风”范畴，多由平素血燥之体，复感风热之邪，风为阳邪，久郁不散，导致阴血暗伤，血虚阴伤，肌肤失于濡养而致。宋文英内服方中防风具有散风解表、胜湿止痒及抗菌作用；荆芥有散风止痒、宣毒透疹的功效，所含挥发油有解痉作用，能促进血液循环；生地、牡丹皮、赤芍凉血清热；白鲜皮具有清热燥湿、祛风止痒的功效，其所含的白鲜碱、白鲜脑内脂等有止痒和抑菌抗菌作用;蝉蜕、白蒺藜消风止痒;当归、何首乌养血活血。诸药合用,具有清热凉血、祛风止痒的作用。因本病尚可能与螨虫感染有关,其外洗方中硫黄、大黄有解毒杀虫止痒的作用。韦家杰采用清热活血之大法,辅以化湿、补血等法而治之。其内服方中四物汤补血活血;白鲜皮、地肤子清热祛湿;白花蛇舌草、重楼清热解毒;紫草、侧柏叶凉血清热、甘草解毒和中。同时使用中药外擦,更加强了清热解毒、祛邪止痒之功。现代医学认为,本病的产生与皮脂分泌增多有关。由于皮脂分泌增多和化学成分的改变,使正常菌群卵圆形糠秕孢子菌等大量繁殖而引起炎症,并导致脱屑、瘙痒等症状。内服方中的白鲜皮、地肤子、蚤休、紫草和侧柏叶等均有杀菌和抑菌作用,特别是白花蛇舌草能刺激网状内皮细胞增生,促进吞噬能力增加和抗体形成,刺激嗜银物质倾向于致密化改变等,达到抗感染抗炎的目的。外用方中的苦参、黄柏等亦有很好的抑制多种皮肤真菌作用,从而改善瘙痒和脱屑等临床症状,达到治疗效果。

大医之法四:益肾健脾方

搜索

罗维丹验方

药物组成:葛根 30g,丹参 30g,白花蛇舌草 15g,黄连 5g,枸杞子 15g,菟丝子 9g,车前子 9g,覆盆子 9g,生白术 15g,生山楂 15g,生枳壳 6g。

功效:益肾健脾,温下清上。

主治:脂溢性皮炎脾肾亏虚型。

加减:面部皮肤干燥有紧绷感者加熟地 12g;皮脂溢出旺盛者加煅龙骨、牡蛎各 15g;月经期去葛根;痛经者加益母草 30g;苔黄腻者加黄芩 9g,龙胆草 3~6g;苔白腻者加苍术 12g;畏寒肢冷者加仙灵脾 12g。

[罗维丹,等.温清汤治疗女性面部脂溢性皮炎 55 例临床观察.中国中医药科技 2010,17(1):77-78.]

大医有话说

现代医学认为,脂溢性皮炎是由于皮脂分泌过多和化学成分的改变引起原存于皮肤上的正常菌群马拉色菌、痤疮丙酸杆菌大量繁殖刺激皮肤产生的炎症。本病属中医“白屑风”的范畴。罗维丹认为本病由先天脾胃虚弱，湿热内生，或血燥之体，复感风热之邪所致，强调脂溢性皮炎的本质是脾肾虚，却多表现为热盛、湿阻、气滞、血瘀，故治疗以益肾健脾为本，辅以或清热，或化湿、或理气活血。方中葛根性凉味甘辛，功能发表退疹、升阳生津，据现代药理学研究，葛根中的主要有效成分葛根异黄酮具有雌激素样活性，对雌激素有双向调节作用；丹参凉血养血活血，丹参所含丹参酮对皮损表面卵圆形糠秕孢子菌有一定的抑制作用；菟丝子、枸杞子、覆盆子温补肾精；车前子疏利肾气，泻下焦之火；生白术、生山楂、生枳壳健脾化湿理气；黄连、白花蛇舌草清热利湿解毒。此方益肾健脾、温下清上，是中医传统理论与现代药理研究的结合。

第3章 辨证用中药，摆脱恼人酒渣鼻

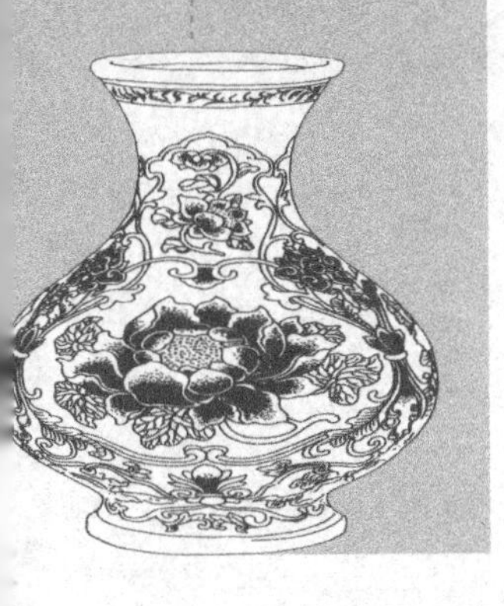

酒渣鼻又称玫瑰痤疮，是一种好发于中年人面部和鼻部的慢性炎症性皮肤病，临床上主要表现为颜面中部弥漫性潮红，毛细血管扩张及丘疹、脓疱。其发病机制仍然不清，可能与局部血管舒缩神经失调，导致毛细血管长期扩张有关，毛囊虫及局部反复感染是发病的重要因素之一。此外，嗜酒、辛辣刺激、高温及寒冷刺激、情绪激动、内分泌障碍等均可促使发病。本病可分为四种亚型：红斑毛细血管扩张型、丘疹脓疱型、赘生型、眼型。本病早期皮损时隐时现，时轻时重，常伴有不同程度的瘙痒、灼热感、充血感。中期则表现在红斑、毛细血管的基础上发生丘疹、脓疱、囊肿、痤疮样皮疹，而晚期皮肤不规则地变粗糙、增厚，鼻部逐渐肥大，形成高出于皮面的分叶状且大小不等和不平的结节，最终导致畸形的鼻赘，严重影响美观。

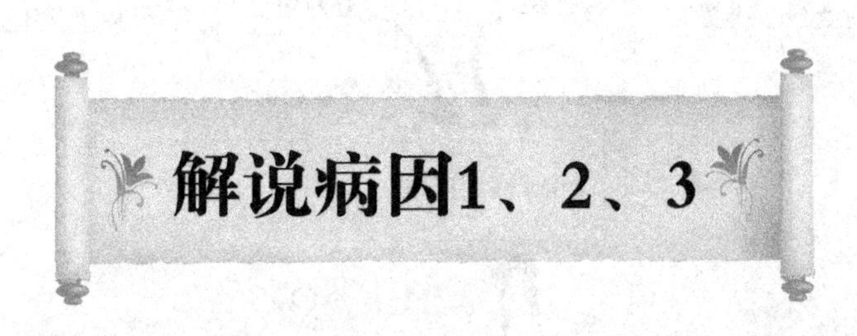

解说病因1、2、3

1. 脾胃积热

脾胃素有积热，或素嗜饮酒，过食辛辣之品，故生热化火，胃火循经熏蒸，则络脉充盈，鼻部出现潮红。

2. 肺经积热

肺开窍于鼻，感受外邪，郁而化热，热与血相搏，毒热外发肌肤，蒸于肺窍而发为本病。

3. 寒凝血瘀

湿热积于胃，蒸于肺，复遇风寒之邪客于皮肤，或以冷水洗面，寒主收引，以致瘀血凝结，鼻部先红后紫，久则变为黯红。

4. 肝郁气滞

肝主疏泄，主情志，若因忧思郁怒太过，致肝气不疏，气机郁结，气郁化火，可致肌肤气血运行不畅，气滞血瘀搏于肌肤而发。

中医认为酒渣疹色发紫发红，发生于鼻部或鼻唇沟侧，多由肺热受风或气血热盛生风所致，久之皮损呈紫红色，且有肝气抑郁之证，乃是肝郁气滞、经络受瘀血阻滞所致。脓疱、丘疹、结节之皮损则是由于毒邪作祟引起。鼻赘期乃是气血凝滞、毒邪内蕴造成。总之，本病的发生与热、瘀邪有关，脏腑多与肺、胃、肝有关(见图 5)。

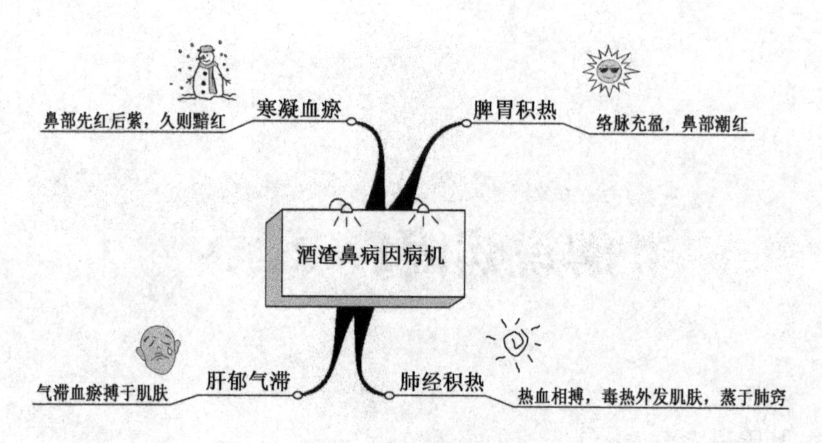

图5　酒渣鼻病因病机

中医治病，先要辨证

1. 肺胃积热证

相当于红斑期。鼻部以毛细血管扩张及红斑为主，热饮或受热后更红。可伴口渴、喜冷饮、消谷善饥、口臭、大便干燥、小便黄，舌质红，苔白或黄，脉滑数或弦。治以清宣肺胃温热，方以枇杷清肺饮加减。

2. 热毒炽盛证

相当于丘疹期。除毛细血管扩张性红斑外，常散在丘疹及脓疱，大便干结，舌黄燥，脉数。治清热解毒，方以黄连解毒汤加减。

3. 血瘀凝结证

相当于鼻赘期。晚期皮损浸润肥厚，暗红或紫红色，逐渐形成鼻赘，舌质暗红或有紫斑，边有齿痕，苔薄白，脉沉涩。治以清热凉血、活血化瘀，方以桃红四物汤或通窍活血汤加减。

4. 肝郁气滞证

除有各期所见的皮疹外，伴有皮疹在精神紧张、情绪激动时加重，烦躁易怒，胸闷胁胀，口苦，失眠，舌质红，苔薄黄，脉弦细数。治以疏肝解郁，方以逍遥散加减(见图6)。

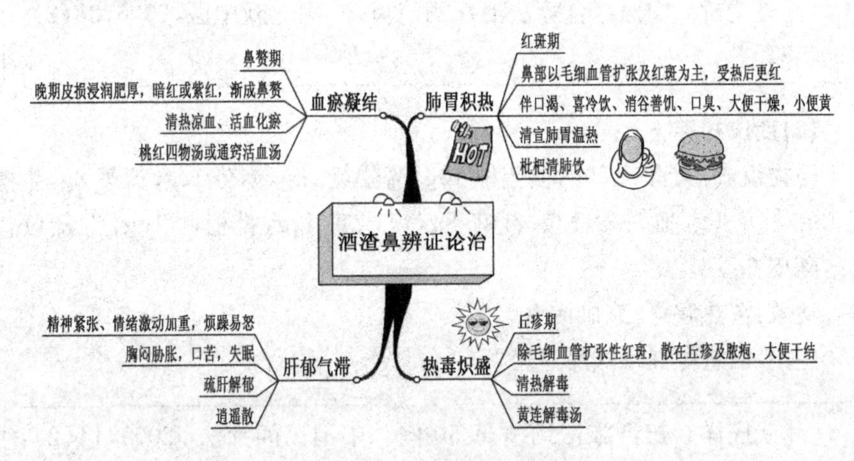

图6　酒渣鼻辨证论治

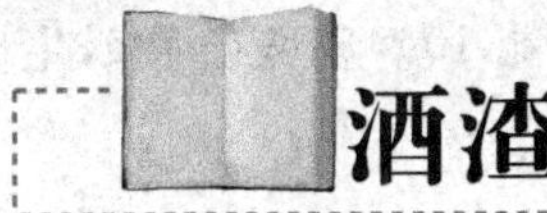

酒渣鼻的大医之法

大医之法一：清热活血类方

搜索

(1)肖建桥验方

药物组成：桑白皮、枇杷叶、黄芩、虎杖、白花蛇舌草、赤芍各15g，丹参30g，白芷、生山楂、红花各10g。

功效：宣肺泄热，活血化瘀。

主治：酒渣鼻肺胃积热型。

加减：热象明显者，加野菊花、连翘各15g；血热偏盛者，加牡丹皮、地骨皮各15g；湿热明显者，加茵陈15～30g；大便干结者，加瓜蒌15g；有鼻赘者，加浙贝母10g，昆布、海藻各15g。

服法：每天一剂，水煎，分2次服，4周为1个疗程，一般可连续用药1～2个疗程。

[肖建桥．中医综合疗法治疗酒渣鼻 20 例．新中医，2006，38(2)：80—81.]

(2)武庆祥验方

药物组成：大青叶 30g，板蓝根 10g，蒲公英 15g，赤芍 10g，黄芩 8g，生槐花 15g，甘草 6g，血丹参 12g，红花 8g，鸡冠花 12g，枇杷叶 10g，生薏苡仁 15g，陈皮 6g。

功效：清热解毒，凉血活血。

主治：酒渣鼻热毒气滞血瘀型。

[武庆祥．辨证施治酒渣鼻 50 例．中国民间疗法．2009，14(2)：46—47.]

(3)张淑霞验方

药物组成：白茅根 10g，红花 10g，鸡冠花 10g，玫瑰花 10g，生槐花 15g，金银花 15g，栀子 10g，黄芩 10g，焦三仙 30g。

功效：清热凉血，活血化瘀。

主治：酒渣鼻血热瘀滞型。

加减：红斑期加枇杷叶 10g，桑白皮 10g，丹皮 10g；丘疹脓疱期加野菊花 20g，蒲公英 10g，地丁 15g，白芷 10g；鼻赘期加鬼箭羽 10g，夏枯草 10g，土茯苓 30g，连翘 15g。

用法：将上述药物用水煎服，每日一剂，分早、晚 2 次服用，所余药渣再浓煎取汁洗浴局部。

[张淑霞，等．凉血汤治疗酒渣鼻．中国中西医结合皮肤性病学杂志．2002，1(1)：57.]

大医有话说

本病中医学早有记载，如《诸病源候论》记载："此由饮酒，热势冲面，而遇风冷之气相搏所生，故令鼻面生皶赤疱匝匝然也。"上述各医家在病因病机方面的认识一致，认为本病的发生多与肺胃积热上蒸，复遇风寒外束，血瘀凝滞而成，或因嗜酒，酒气熏蒸，复遇风寒之邪，交阻肌肤所致。肖建桥临证中针对酒渣鼻为肺胃积热熏蒸、复受寒凝，以致气滞血瘀的发病机理，拟清热活血饮治疗。方中桑白皮、枇杷叶、黄芩宣肺泄热；白花蛇舌草、白芷、虎杖、薏苡仁化湿解毒；生山楂、赤芍、红花、丹参活血化瘀。诸药配合，共奏清热化湿解毒、活血化瘀之功。他认为，酒渣鼻红斑期是疾病的早期阶段，血热偏盛，可加用清热凉血之品；丘疹期常见红色皮疹及脓疱，热毒偏盛，可加强清热解毒力度；鼻赘期是酒渣鼻最重的证型，不仅气血瘀滞，而且痰凝结聚，顽固难治，必须加用化痰软坚散结中药，若配合割刺疗法，效果更好。割刺疗法既有泄热解毒之功，又有活血通络之妙，对鼻赘增生、毛细血管扩张有独特疗效。后两位医家亦主张重用清热解毒、凉血活血类药物，如武庆祥方中以大青叶、槐花、枇杷叶、黄芩、赤芍清热解毒凉血，丹参、红花、鸡冠花活血化瘀散结。张淑霞方中用栀子、黄芩、枇杷叶、桑白皮、金银花清肺胃热；白茅根、丹皮、生槐花清热凉血；红花、鸡冠花、玫瑰花活血化瘀；野菊花、公英、鬼箭羽清热解毒；鼻赘期加白芷、夏枯草、土茯苓，有清热排脓、消肿散结的作用。湿热积于脾胃，蒸于肺而发本病，故在清热解毒、凉血活血的基础上，三方中还兼用健脾燥湿之品，如生薏苡仁、陈皮、焦三仙，可起到协同作用，加强疗效。

大医之法二：疏肝活血方

搜索

(1)刘颖验方

药物组成：柴胡、薄荷、黄芩、栀子、当归、赤芍、红花、莪术、陈皮各10g，甘草5g。

功效：疏肝理气，活血化瘀。

主治：酒渣鼻肝郁气滞血瘀型。

加减：酒后加重者加制大黄；大便秘结者加生大黄或麻仁；食辣椒后加重者加黄连。

制作方法：将上述药物用冷水浸泡30分钟，武火煎20分钟，然后文火煎10分钟，取浓缩液100ml，纱布过滤后装入无菌瓶中。

服法：每日2次，每次50ml，温热内服，15天为1个疗程，休息3天，进行第2个疗程治疗。

[刘颖,等.舒肝活血汤治疗酒渣鼻106例疗效观察.天津药学,2006,18(3):45—46.]

(2)黄泰康验方

药物组成:柴胡10g,黄芩10g,白芍10g,当归10g,赤芍10g,桃仁10g,红花10g,云苓10g,黄连10g,薄荷10g。

功效:疏肝解郁,活血化瘀。

主治:酒渣鼻肝郁气滞血瘀型。

服法:将上述药物用水煎服,每日1剂,分2次口服,7剂为1个疗程。局部外用灭滴灵注射液、氯霉素、复方丹参注射液等份,用50%乙醇配制酊剂外擦,每日2次,每次轻轻按摩10分钟。

[黄泰康,等.中医皮肤病性病学.北京:中国医药科技出版社,2000:462.]

大医有话说

本病皮疹往往在精神紧张、情绪激动时加重,以上两家皆认为这是由于肝气不疏,气机郁结,致肌肤气血运行不畅,气滞血瘀搏于肌肤所致,故均主张以疏肝解郁、活血化瘀为治疗法则。两方中均集疏肝、清热、活血、凉血于一功。以柴胡疏肝解郁;以栀子、黄芩、黄连清肝火、肺胃热;此因肝气郁久化热,上炎肺胃,致肺胃积热,配以赤芍清热凉血,调和气血;薄荷辛凉,助柴胡以疏肝气、解郁热;当归、白芍养血柔肝,助柴胡恢复肝正常的顺达之性。当归之芳香可以行气,与红花、桃仁配伍共奏行气活血之功。刘颖方中配以陈皮,乃理气燥湿之品,可行气活血,还可减少皮脂的分泌;又配以莪术,在活血的同时加强祛瘀散结之效,使气血运行得畅。黄泰康认为肝气郁久乘脾,脾为后天之本,脾胃之气为一身之气的枢机,脾失健运,可致痰湿内生,气血运行受阻,故方中引入云苓,健脾利水,畅通气机。两方如此配伍既补肝体,又助肝用,气血兼顾,用药周到。

大医之法三：泻火解毒杀虫方

搜索

(1)包佐义验方

药物组成：大黄 30g，百部 30g，铅丹 5g，乙醇 200ml，升华硫黄 10g，甲硝唑 0.2g×40 片。

功效：泻火解毒，杀虫灭菌。

主治：酒渣鼻毒虫作祟型。

制作方法：将大黄、百部(共为粗末)和铅丹，用 75%乙醇 200ml 密封浸泡 72 小时后用纱布过滤，去渣取汁，药汁中再加升华硫黄 10g，甲硝唑 0.2g×40 片(研末混入药汁中)，装瓶备用。

[包佐义，等．中西医结合治疗酒渣鼻 33 例．甘肃中医学院报，1995(4)：29.]

(2)谭生顺验方

药物组成：百部、苦参、蛇床子、土槿皮、黄柏、乌梅、野菊花、土茯苓各 15g。

功效：杀虫止痒，清热燥湿。

主治：酒渣鼻热毒挟湿型。

用法：将上述药物加水 1 千克，每日一剂，煎水作冷湿敷，早、晚各一次，每次 15～20 分钟。

[谭生顺，等．中药灭螨方治疗酒渣样皮炎的疗效观察．中医杂志，1989，30(8)：42.]

(3)洪鸾验方

药物组成：百部、黄柏、苦参、白鲜皮、蛇床子、赤芍各 15g，土茯苓、丹参各 30g。

功效：利湿杀虫，活血化瘀。

主治：酒渣鼻热毒挟湿挟瘀型。

用法：每日一剂，每剂煎两次，第一煎约加水 2000ml，文火煎至 500ml 口服；第二煎加水约 1000ml，文火煎至 200ml，再浓缩至 100ml 后加 95%乙醇

20ml，每日早、晚各涂搽1次，每次20分钟，一个月为1个疗程。

［洪鸾，等．除螨方剂治疗酒渣样皮炎36例疗效观察．中国寄生虫病防治杂志，2004，17(2)：124.］

大医有话说

目前多认为蠕形螨感染是引起酒渣样皮炎发生的主要原因之一。人体面部皮脂腺丰富，皮肤温度适宜，为蠕形螨常栖息之所。蠕形螨是一种条件致病虫，以皮脂和细胞碎屑为食，如皮肤不洁，毛孔堵塞，皮脂排泄不畅，蠕形螨可大量繁殖而导致本病。同时，滥用类固醇素类药膏涂搽面部，可导致蠕形螨的大量繁殖，其机械性刺激和排泄物及丝虫崩解物的化学性刺激，使面部产生红斑、丘疹、脓疱、结节等炎性及变态反应；加之蠕形螨在毛囊口交配的进出活动，且不断繁殖，易导致化脓，产生毛囊肿大和皮脂腺扩张而形成鼻赘等损害。从中医的观点看，本病多由肺经血热内蒸、复遇风寒外束、血瘀凝结而成。以上三方均以清热利湿、杀虫止痒为主要治则。包佐义方中用大黄为泻火解毒要药；百部杀虫；铅丹有拔毒生肌、杀虫灭菌及制止黏液分泌、消炎收敛的作用；升华硫黄除有杀菌、杀虫作用，还有抑制皮脂分泌的作用；甲硝唑对蠕形螨有可靠的杀灭作用。诸药合用，相得益彰，故对红斑、丘疹脓疱期酒渣鼻有较好的疗效。谭生顺与洪鸾选方时主要从清热利湿、杀虫止痒的角度出发，选用百部、苦参、黄柏、白鲜皮、土槿皮、土茯苓等药物。现代药理证明，百部碱、苦参碱、白鲜皮碱等对多种皮肤真菌有抑制作用。洪鸾方中还兼用赤芍、丹参，以收活血化瘀之效。三方外用局部刺激性较大，见效较快。患者在治疗期间及治愈后忌食或限制食用辛辣、酒类及鱼、虾等刺激性食物，以免影响疗效或导致疗后复发。

第4章 中医除雀斑，安全又可靠

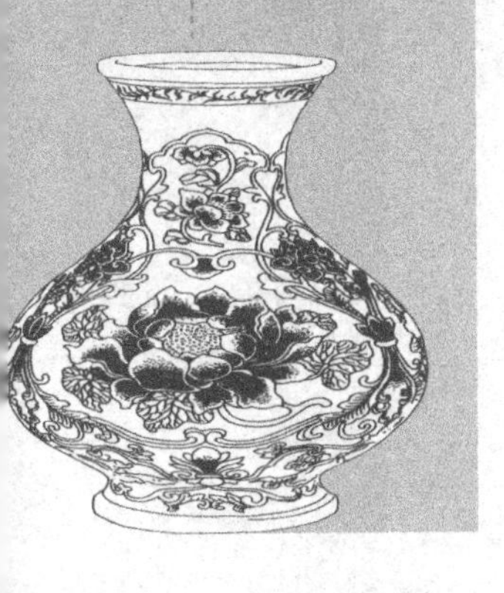

雀斑是常见于面部较小的黄褐色或褐色的色素沉着斑点，为常染色体显性遗传，多有家族史，多于5岁左右出现，女多男少，青春后期最重，中年后逐渐减轻。皮损好发于暴露部位，如面部，尤以鼻梁、两颊最常见，皮损的直径多小于5mm，边缘清楚，孤立而不融合，数目多少不一，分布对称。与日晒关系显著，夏季加重，冬季减轻。组织病理显示表皮基底层黑素细胞内黑素增加，而黑素细胞的数目并不增加。由于皮损多发生于面部，影响美观，给患者造成一定的困扰。

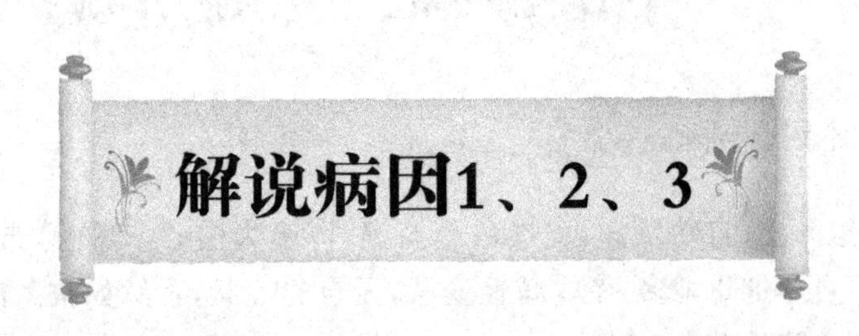

解说病因1、2、3

1. 肾水不足

多因禀赋素弱，肾水不足，不能上荣于面，水亏则虚火郁于孙络血分，肾之本色显于外，故皮损多呈淡黑斑点；火性炎上，故好发于鼻面；夏日阳气亢盛，肾阴受损，故多加重；冬日精血蛰藏于内，故暂减轻。

2. 风邪外搏

素禀血热内蕴之体，或七情郁结，心绪烦扰，或多食辛辣，则血热旺盛，再外受风邪，血热与风邪相搏，不能荣润肌肤，则生雀斑。

综上，本病多因禀赋素弱，肾水不足，不能上荣于面，虚火滞血而为斑，或素禀血热内滞之体，触犯风邪，血热及风邪相搏阻于孙络，不能荣润肌肤，则生雀斑。本病的病机以虚实夹杂为主，虚以肾虚为主，实或为瘀，或为热、或为风，在脏腑则与肝、肾、脾有关（见图7）。

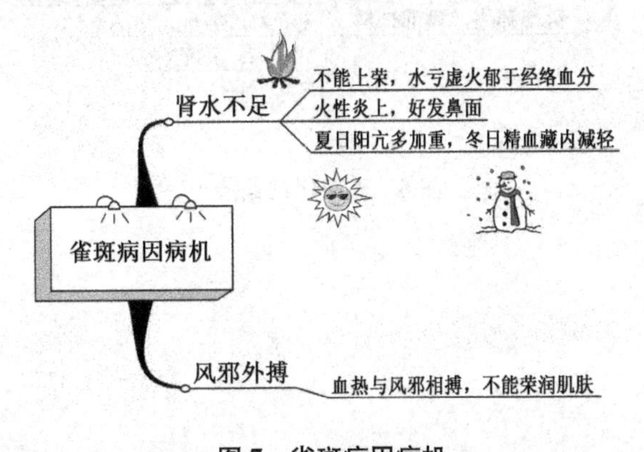

图7　雀斑病因病机

中医治病，先要辨证

1. 肾水不足、火滞郁结证

多有家族史，自幼发病，皮损色泽淡黑，以鼻为中心，对称分布于颜面，互不融合，夏季加重增多，冬季减轻变淡，无自觉症状，舌脉如常。治以滋阴补肾，方以六味地黄丸加减。

2. 火郁孙络、风邪外搏证

皮损呈针尖、粟粒大小的黄褐色或咖啡色斑点，以颜面、前臂、手背等暴露部位为多，夏季或日晒后加剧，无自觉症状，舌脉如常。治以凉血活血、祛风散火，方以犀角升麻汤加减（见图8）。

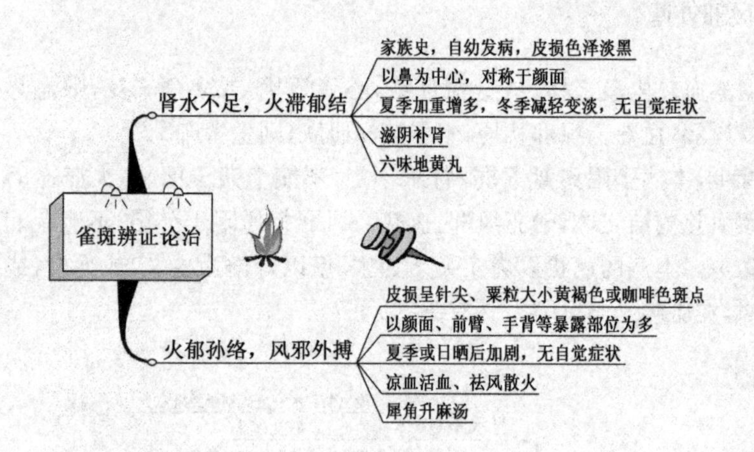

图8　雀斑辨证论治

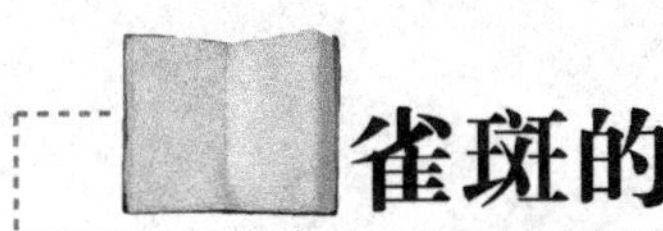

雀斑的大医之法

大医之法一：益气养阴方

搜索

吴菊生验方

药物组成：生黄芪 30g，生地黄 12g，玄参 12g，麦冬 12g，黄芩 9g，炙麻黄 10g，桑白皮 12g，生山楂 30g。

功效：益气养阴，清肺胃郁热。

主治：雀斑属气阴不足、肺胃郁热型。

制作方法：每日一剂，常规煎煮 2 次，混匀分 2 次口服，第 3 煎多加水至沸腾，蒸汽熏脸，稍冷却后反复拍洗面部，每日一次，每次 10 分钟。3 个月为 1 个疗程。

[吴菊生，等．消斑方内服外熏治疗雀斑 105 例．上海中医药杂志，2005，39(8)：49.]

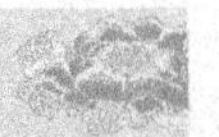

大医有话说

中医对雀斑的病因病机的认识，早在隋代《诸病源候论·面体病诸候》就有记载："五脏六腑十二经血，皆上于面，夫血之行俱荣表里，或痰饮渍脏，或腠理受风，致气血不和，或涩或浊，不能荣于肌肤，故发生黑斑。"吴菊生认为气阴不足、肺胃郁热为本病的基本病机，气阴不足为其本，肺胃郁热为其标。故治疗采用益气养阴、清肺胃郁热之法，自拟消斑方中以生黄芪、生地黄、玄参、麦冬益气养阴，黄芩泻上焦邪热，桑白皮清肺行水，炙麻黄为引经药；配合外用熏洗，有疏通气血、促进皮肤代谢的作用。

大医之法二:滋补肝肾方

搜索

(1)王英验方

药物组成:熟地、黄芪、当归各15g,山萸肉、川芎、防风各10g,赤白芍、枸杞子、山药、茯苓、白蒺藜各12g,蝉衣9g,升麻6g。

功效:滋补肝肾,益精养血,活血化瘀。

主治:雀斑属肝肾亏虚、精血不足型。

[王英,等.雀斑治疗经验1则.新疆中医药,2000,(4):66.]

(2)律治验方

①内服方组成:山药30g,茯苓20g,生地、熟地、山茱萸、炒丹皮各15g,升麻、白附子、巴戟天、黄柏、炙甘草各20g。

功效:滋阴补肾,降火凉血祛斑。

主治:雀斑肾精亏损、火郁经络型。

用法:上方每日一剂,水煎服,分2次口服。亦可上药研末,炼蜜为丸,每次6~9g,每日3次口服。

②外用方组成:绿豆粉250g,滑石粉100g,花粉60g,白芷、白艾、白蔹、白茯苓各50g,葛根40g,川芎30g,石菖蒲20g,白附子、白僵蚕各15个,冰片1g。

功效:清热解毒,润肤祛斑。

主治:雀斑热毒内蕴型。

用法:以上诸药共研细末备用,每晚用鸡蛋清调涂于面部,待次晨以温水洗去。

[律治,等.中药制剂外敷内服治疗雀斑的体会.黑龙江中医药,2005,(1):33.]

(3)钟翠琼验方

药物组成:桑寄生30g,杜仲20g,牛膝20g,当归15g,川芎8g,仙灵脾10g,仙茅10g,秦艽10g,防风10g,细辛2g,独活10g,肉桂4g,吴茱萸5g,炙甘草5g。

功效：温肾暖宫，活血化瘀。

主治：雀斑肾虚宫寒、气血瘀滞型。

［钟翠琼．独活寄生汤新用举隅．江苏中医药，2002，23(2)：41.］

大医有话说

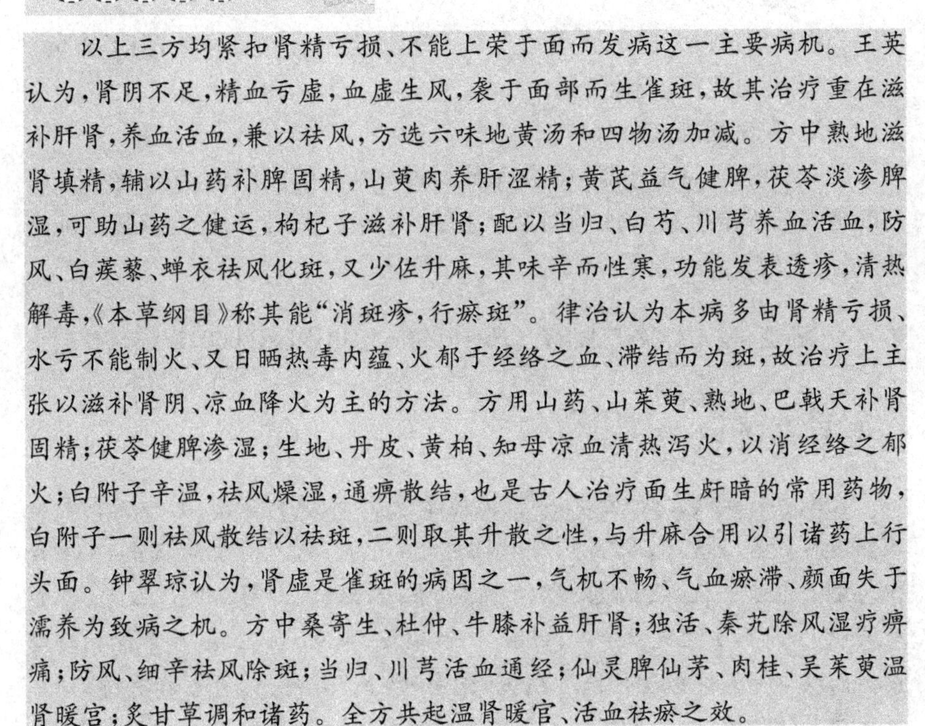

以上三方均紧扣肾精亏损、不能上荣于面而发病这一主要病机。王英认为，肾阴不足，精血亏虚，血虚生风，袭于面部而生雀斑，故其治疗重在滋补肝肾，养血活血，兼以祛风，方选六味地黄汤和四物汤加减。方中熟地滋肾填精，辅以山药补脾固精，山萸肉养肝涩精；黄芪益气健脾，茯苓淡渗脾湿，可助山药之健运，枸杞子滋补肝肾；配以当归、白芍、川芎养血活血，防风、白蒺藜、蝉衣祛风化斑，又少佐升麻，其味辛而性寒，功能发表透疹，清热解毒，《本草纲目》称其能“消斑疹，行瘀斑”。律治认为本病多由肾精亏损、水亏不能制火、又日晒热毒内蕴、火郁于经络之血、滞结而为斑，故治疗上主张以滋补肾阴、凉血降火为主的方法。方用山药、山茱萸、熟地、巴戟天补肾固精；茯苓健脾渗湿；生地、丹皮、黄柏、知母凉血清热泻火，以消经络之郁火；白附子辛温，祛风燥湿，通痹散结，也是古人治疗面生皯暗的常用药物，白附子一则祛风散结以祛斑，二则取其升散之性，与升麻合用以引诸药上行头面。钟翠琼认为，肾虚是雀斑的病因之一，气机不畅、气血瘀滞、颜面失于濡养为致病之机。方中桑寄生、杜仲、牛膝补益肝肾；独活、秦艽除风湿疗痹痛；防风、细辛祛风除斑；当归、川芎活血通经；仙灵脾仙茅、肉桂、吴茱萸温肾暖宫；炙甘草调和诸药。全方共起温肾暖宫、活血祛瘀之效。

大医之法三：活血通络方

搜索

(1)胡卫东验方

药物组成：桃仁12g，红花12g，党参25g，黄芪25g，当归20g，熟地20g，白芍20g，川芎15g，白术15g，白附子12g，白僵蚕15g，白及9g，白芷9g，茯苓15g，丹参25g，益母草25g。

功效：活血化瘀，养血益气。

主治：雀斑瘀滞孙络型。

用法：水煎服，于每月月经期第5天开始服用，每日一剂，连服7日为一周期，连续用药5个周期为一个疗程。

［胡卫东，等．桃红圣愈祛斑汤周期性用药治疗面部色斑125例．江西中医药，2005，36(7)：39.］

(2)孙敏验方

药物组成：甘松、白附子、天花粉各15g，白僵蚕、白芷各10g，白丁香5g。

功效：活血化瘀，疏通气机。

主治：雀斑气滞血瘀型。

制法及用法：将上述药物经加工研磨过200目筛成细粉，于冷冻2天后每晚临睡前以维生素C液调糊涂于患处，次晨洗净。同时联合液氮冷冻疗法，每周1次。

［孙敏，等．二联疗法治疗雀斑40例．四川中医，2000，18(3)：42.］

大医有话说

雀斑多因禀赋素弱、肾水不足、不能上荣于面、虚火滞血而为斑，或素禀血热内滞之体，触犯风邪，血热及风邪相搏阻于孙络，不能荣润肌肤，则生雀斑。胡卫东方中桃仁、红花、党参、黄芪、当归、熟地、白芍、川芎、白术、丹参能活血化瘀、养血益气以治本，白附子、白僵蚕、白及、白芷、益母草能祛斑增白泽面以治标。根据现代药理研究，党参、黄芪、当归、白芍等具有抗氧化、延缓衰老的作用；丹参具有改变血液流变的黏、浓、凝聚状态的作用，清除体内自由基及减少体内脂褐素形成和沉积。白芷是古人用来治疗“面皯疵瘢，疮痍疥癣”之良药，现代药理证明，它所含的白芷香豆素能降低皮肤对紫外线的敏感性，抑制酪氨酸的活性，减少黑色素的分泌。孙敏认为，西医上雀斑发病与表皮色素沉着、血管舒张、腺体分泌紊乱等因素有关，中医辨证当属气滞血瘀、经络运行不畅而致。其自制配方具有凉血活血、舒通气机之功，联合液氮冷冻治疗更增加其调节皮脂腺组织功能，促进上皮细胞正常代谢。

大医之法四：凉血活血方

搜索

（1）黄勇验方

药物组成：①内服方：水牛角 18g，升麻 8g，羌活 8g，白附子 3g，生地黄 8g，红花 3g，防风 8g，白芷 4g，川芎 3g，黄芩 3g，甘草 2g。②外用方：蒲公英 20g，皂角刺 30g，紫花地丁 20g，白梅肉 30g，地鲜皮 10g，紫背浮萍 30g，樱桃枝 30g。

功效：凉血解毒，祛风清热，消斑增白。

主治：雀斑火郁孙络、风邪外搏型。

加减：病程在 5 年以上者，红花加至 4g，川芎加至 5g，白附子加至 4.5g；虚火旺者加山萸肉 5g，枸杞 8g。

用法：①内服方：每日一剂，水煎 2 次早、晚服，15 日为一疗程。每服一疗程，间隔 3 日后再服第 2 个疗程。②外用方：上方焙干，粉细为末，过 100 目筛，与 100 克滑石粉混匀，每日早、晚取少许加凉开水及少许嫩蜜调成浓糊状，薄敷于面部。15 分钟后用温开水洗净。

［黄勇．中草药内服外敷治疗雀斑 42 例报告．咸宁学院学报（医学版），2006，20（6）：529.］

（2）李清验方

药物组成：白花蛇舌草 30g，当归、鸡血藤各 15g，生地 12g，浮萍 20g，红花、甘草各 10g。

功效：凉血解毒，活血化瘀。

主治：雀斑肺火郁结、脉络瘀滞型。

用法：每日一剂，煎服，药渣汁涂面。

［李清．白花蛇舌草的临床新用．四川中医，2001，19（6）：22.］

大医有话说

黄勇认为雀斑是由于阴阳不调，从而火（虚火或实火）郁结于人体之经络，造成血行不畅；加之风邪在外长期与不畅之血络相作用，而在面部形成的征象。故应本着“治病求其本源”的原则，究其“火郁结于经络、气血不畅、在表而发为斑”的本源，以调节阴阳平衡之法，活经络，行气血，润燥养颜。他以犀角升麻丸组方加减为汤剂，方中犀角味苦咸而性寒，功专清热凉血，解毒消斑，是一味凉血除血热之雀斑之良药；升麻味辛而性寒，功能发表透疹，清热解毒，《本草纲目》称其能“消斑疹，行瘀斑”，与犀角相配，既能清热凉血，又能透邪消斑而共为君药。生地甘寒，功能清热滋阴凉血，可加强犀角清热凉血之功，黄芩味苦性寒，功能清热燥湿，泻火解毒，以增强升麻清热解毒之功，二者共为臣药。羌活、防风、白芷、白附子均为祛风解表之剂，其中羌活气味浓烈，以祛上身之风邪为专长；防风为“风中之润药”，可“主三百六十五般风”，“通治一切风邪”；白芷是古人用来治疗“面皯疵瘢、疮痍疥癣”之良药，现代药理证明，它所含的白芷香豆素，能降低皮肤对紫外线的敏感性，抑制酪氨酸的活性，减少黑色素的分泌；白附子辛温，功能祛风燥湿，通痹散结，也是古人治疗面生皯暗的常用药物，白附子在方中作用有二，一则祛风散结以祛斑，二则取其升散之性而引诸药上行头面。血热易致血瘀，故佐以川芎、红花，一方面二者在方中起到促进皮肤血液循环、改善局部营养状况的作用；另一方面川芎富含维生素E，有抗氧化和滋养皮肤、防止皮肤衰老的作用，并且它还有降低酪氨酸酶活性的效果；甘草生用，能清火泻火解毒，又能调和诸药。另外，甘草中所含的类皮质激素样物质能抑制垂体黑色素细胞刺激激素的分泌。总之，本方有较好的泻火、祛风、凉血、消斑作用。同时配合中药散剂，内服、外敷两法同施之，疗效理想。李清认为雀斑多为肺热、肝郁及外感风邪，脉络瘀滞，化热、化湿、化毒所致，故治疗应以清热凉血、活血化瘀为主。选方用药时他突出了白花蛇舌草的治疗作用，指出白花蛇舌草能清热解毒，凉血活血，疏肝利湿，配伍得当可用于因热、湿、毒、郁引起的全身里外诸证候。

第5章 中医治疗黄褐斑，内外兼治效果好

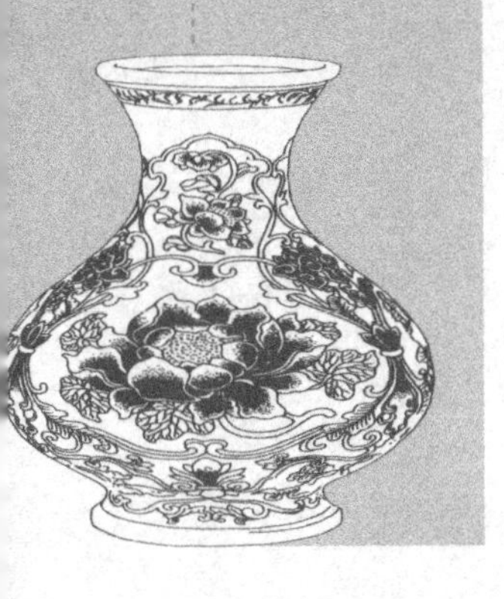

黄褐斑是指颜面皮肤出现局限性的淡褐色或褐色色素改变的一种皮肤病。多累及中青年女性，男性也可患病，常春夏季加重，秋冬季减轻。好对称发生于颜面颧部及颊部而呈蝴蝶形，亦可累及前额、鼻、口周。典型皮损为黄褐色或深褐色斑片，大小不等，边缘清楚，无自觉症状，病程不定，可持续数月或数年。西医认为，紫外线照射、使用化妆品、妊娠、内分泌紊乱、药物（如避孕药、氯丙嗪、苯妥英钠等）、微量元素失衡等均可引起黄褐斑，其中妊娠引起者又称妊娠斑，与雌激素水平升高有关，分娩后可消失；某些慢性疾病（如妇科疾病、肝炎、慢性酒精中毒、甲亢、结核病、内脏肿瘤等）患者也可发生；还可能受遗传因素的影响。本病属中医“黧黑斑”、“面尘”、“肝斑”等范畴。

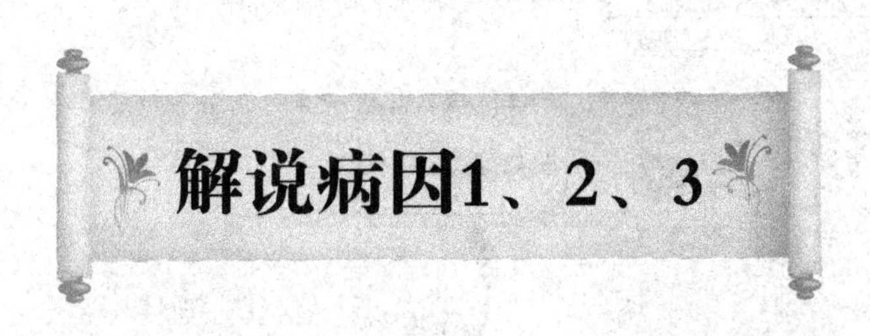

1. 情志内伤

凡情志失调，如肝气郁结、暴怒伤肝、思虑伤脾、惊恐伤肾等，皆可使气机紊乱。气血悖逆，不能上荣于面，则生褐斑。故《医宗金鉴》认为本病“原于忧思抑郁，血弱不华，火燥结滞而生于面上，妇女多有之。”

2. 劳伤脾土

凡饮食不节、劳倦过度、偏嗜五味，使中土传输失职，或土虚不能制水，水气上泛，气血不能濡煦，则变生褐斑。故《诸病源候论》曰：“面黑皯者，或脏腑有痰饮，或皮肤受风邪，皆令气血不调，致生黑皯。”

3. 肾精受损

凡房劳过度，久伤阴津，则水亏不能制火，虚火上炎，颜面不得荣润而酿成褐斑。故《外科正宗》曰：“黛黑斑者，水亏不能制火，血弱不能华肉，以致火燥结成斑黑，色枯不泽。”

总之，本病与肝、脾、肾三脏相关密切，气血不能上荣于面为主要病机。如《诸病源候论》曰：“五脏六腑十二经血，皆上于面。夫血之行俱荣表里，或痰饮渍脏，或腠理受风，致气血不和，或涩或浊，不能荣于皮肤，故变生黑皯。”（见图9）

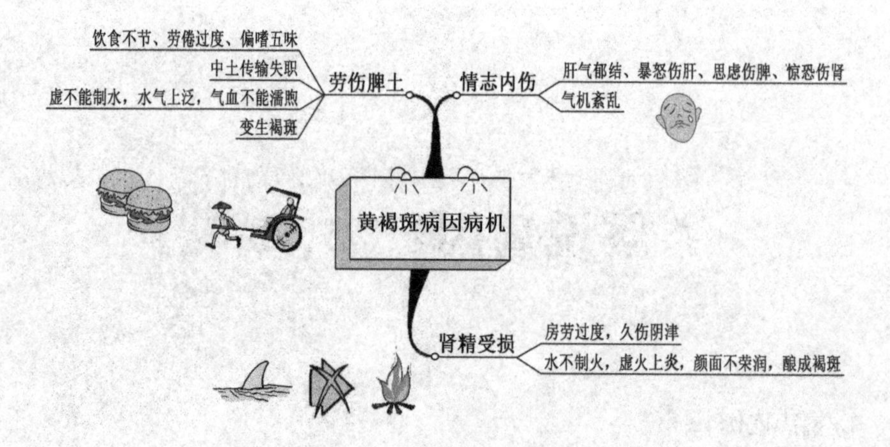

图9　黄褐斑病因病机

中医治病，先要辨证

1. 肝郁气滞证

面部浅褐色或深褐色斑片，边界清楚，分布于面颊、眼周；月经不调，乳房作胀，舌质红，苔薄白，脉弦。治以疏肝解郁，活血消斑，方以柴胡疏肝散加减。

2. 气滞血瘀证

面部皮肤多呈深褐色斑片，边缘清楚，月经不调，经潮前乳房胀痛，经行腹痛，脉弦或细涩，舌质黯或有瘀点，苔少。治以疏肝理气，活血化瘀，方以柴胡疏肝散、桃红四物汤合方加减。

3. 脾虚血弱证

面部淡褐色斑片如尘土，或灰褐色，边界不清，分布于前额、口周，神疲体倦，食少纳呆，脘冷腹胀，舌质淡，脉沉细。治以健脾益气，养血化斑，方以香砂六君子汤加减。

4. 肾水不足证

面部皮肤呈现黑褐色斑片，大小不等，边缘清楚，分布对称，月经不调，量少，腰酸，舌质红，苔干或少苔，脉沉细。治以滋阴补肾，祛风化斑，方以六味地黄丸加减（见图 10）。

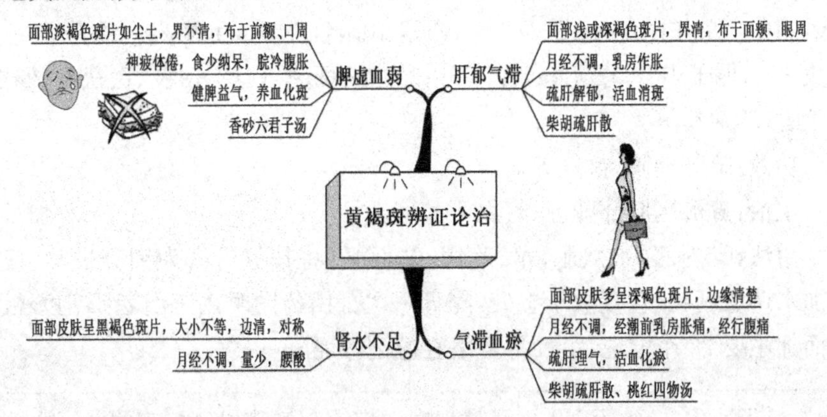

图 10　黄褐斑辨证论治

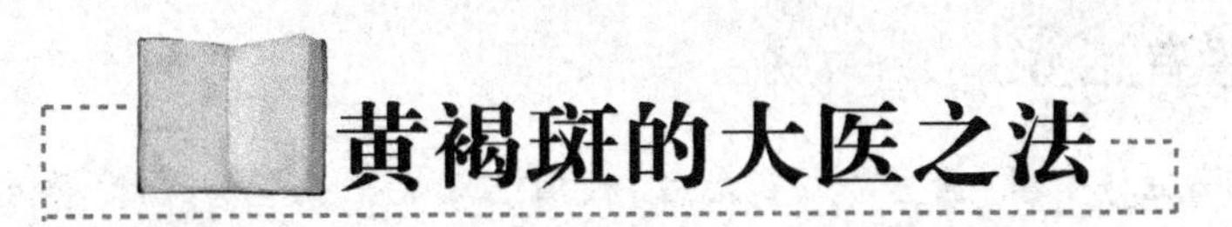

黄褐斑的大医之法

大医之法一：疏肝解郁方

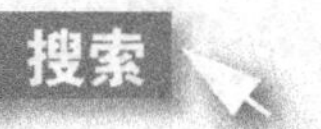

(1)姜兆俊验方

药物组成：生地 12g，熟地 12g，当归 12g，柴胡 9g，香附 9g，茯苓 9g，川芎 9g，白僵蚕 9g，白术 9g，白芷 9g，白鲜皮 15g，白附子 6g，甘草 6g。

功效：疏肝解郁，养血健脾。

主治：黄褐斑肝郁气滞、脾虚血弱型。

加减：月经不调者加益母草 15g。

用法：水煎服，每日一剂。或为水丸，每次 6g，每日 3 次。

［姜兆俊，等．退斑汤治疗黄褐斑 6 例报告．山东中医杂志，1988，7(6)：29.］

(2)闫小宁验方

药物组成:①内服:黄芪 30g,珍珠母 30g,白僵蚕 15g,连翘 10g,柴胡 15g,当归 20g,白芍 15g,茯苓 30g,白术 10g,红花 6g,生地 20g,香附 10g,牡丹皮 10g,栀子 10g,薄荷 6g,甘草 6g;②中药面膜:白芷、白及、白茯苓、僵蚕、白丁香、珍珠粉等。

功效:疏肝健脾,益气养血。

主治:黄褐斑肝郁脾虚、气血不和型。

用法:①内服:水煎服,早、晚服;②面膜:将其等份磨为细分过筛,使用时加水调成糊状,直接敷于患处,隔日一次。用药同时用玉石鱼形刮痧板点按面部主要 23 个穴位,沿面部经络轻盈刮痧,隔日一次。

[闫小宁.珍僵汤结合面膜刮痧治疗 100 例黄褐斑临床体会.中国美容医学,2010,19(4):47.]

大医有话说

黄褐斑与中医"面尘"、"黧黑斑"相似。姜兆俊认为本病主要由于情志抑郁,渐伤肝脾,肝郁化火,脾虚不能生化精微,以致血弱不华,火燥结滞瘀于面部所致。故治宜疏肝解郁、养血健脾为主,佐以凉血化瘀祛风。方中柴胡、香附疏肝解郁;熟地、当归、白术、茯苓、甘草养血健脾;生地、川芎、白鲜皮、白僵蚕、白附子、白芷凉血化瘀祛风。据报道,当归、川芎、白芷、柴胡等有抑制酪氨酸酶的作用,其中当归、川芎、白芷作用显著,从而减少皮肤黑色素沉着。闫小宁认为本病与肝郁脾虚有关,其主要的病机为长期的不良情绪刺激,忧思郁怒,劳倦内伤,伤及肝脾肾,肝失条达,横客脾土,脾失运化,血瘀血虚不能上荣于面,致使色素沉着形成,故治疗主张以疏肝解郁、调和气血、疏通经络为主。方中柴胡为君药疏肝解郁;黄芪益气;当归、白芍养阴补血、柔肝;栀子、茯苓清肝胆虚热及抗光敏;丹皮、红花活血;珍珠母、白僵蚕解郁消斑;薄荷为佐药助本方之疏散条达;甘草健脾并调和诸药。诸药合用具有疏肝健脾、益气养血祛斑容颜之功。现代药理研究表明当归、红花、白茯苓对酪氨酸酶有抑制作用。如当归含有的壬二酸、阿魏酸有抗脂质过氧化作用,保护膜脂质不受氧化,拮抗自由基对组织的损害,有效抑制酪氨酸酶的活性,亦可改善血液循环,促进色素吸收,当归还能抗维生素 E 缺乏;丹皮、红花均提高机能抗氧化能力;茯苓、甘草具有高浓度抑制酪氨酸酶活性作用，诸药共同影响黑色素的形成，对酪氨酸酶有较强的抑制作用，从而达到祛除黄褐斑的作用。同时美白面膜通过皮肤直接给药，使药物直达病所，发挥更为直接的作用，结合刮痧起到疏通经络、调和气血的作用。三者共同作用，达到疏肝解郁、调和气血、疏通经络、美白祛斑的功效。

大医之法二：益肾祛斑方

搜索

(1)莫太安验方

药物组成：熟地黄、淮山药各20g，山茱萸、丹参、菟丝子、肉苁蓉、茯苓各15g，丹皮、僵蚕各10g，红花、泽泻各8g。

功效：益肾化瘀。

主治：黄褐斑肾阴不足、血脉瘀滞型。

加减：偏肾阴虚者熟地易生地，加枸杞子15g；偏肾阳虚者加鹿角霜12g；兼气虚者加黄芪30g；兼肝郁气滞者加柴胡8g；夹湿者，去熟地、丹皮，加薏苡仁、赤小豆各30g。

[莫太安，等．益肾化瘀汤治疗黄褐斑34例．甘肃中医，1996，19(1)：40.]

(2)吴军验方

药物组成：知母20g，黄柏15g，熟地黄20g，山茱萸15g，山药30g，茯苓15g，牡丹皮15g，当归15g，川芎10g，车前子15g，白芍15g，菟丝子30g，桑寄生15g。

功效：补肾柔肝。

主治：黄褐斑肝肾失和型。

加减：睡眠欠佳者加夜交藤、远志、合欢皮；气滞甚者加郁金、柴胡、香附、枳壳。

用法：每日一剂，分3次服用，每次100ml。

[申莎菲，等．中医治疗黄褐斑42例疗效观察．云南中医中药杂志，2010，31(11)：29.]

(3)周继刚验方

药物组成：当归、白芍、制首乌各12g，黄芪、桃仁、白僵蚕、白附子、大枣各9g，山药12g，白术、赤芍、珍珠粉(另包冲服)、白芷各10g。

功效：滋养肝肾，补益脾胃，养血和血，祛斑美容。

主治：黄褐斑肝肾不足、脾胃虚弱、气血失和型。

用法：用水约600ml，文火煎煮成300ml药液，分3次温服。每日一剂。

[周继刚．祛斑美容汤治疗黄褐斑．湖北中医杂志，1997，19(1)：40.]

大医有话说

黄褐斑病机多以情志失调、肝气怫郁、痰瘀内生、血脉瘀滞、精气不能上荣于面使然。莫太安认为该疾以青春期、妊娠期及绝经前后之妇女为常见，盖由此期生理变化较大，肾气易受戕损，肾气不足，五脏失充，血脉瘀滞，头面肌肤失濡乃发为黄褐斑。方以六味地黄丸补肾阴，加菟丝子、肉苁蓉助肾阳，丹参、红花、僵蚕化瘀通络。诸药合用，瘀滞去，阴血足，肾气充，与黄褐斑病机紧扣，从而不同程度地消除色斑和阻滞黑色素形成，增强血液循环，促进新陈代谢，恢复皮肤洁白。在治疗过程中尚须调情志，少肥甘，多进水果蔬菜，慎勿滥涂外用药，避免日光暴晒等则可增效和减少复发。吴军经多年临床观察发现本病多发生于肝肾亏损的妇女，正所谓"有诸内必形于外"。女性以肾为本，以肝为先天，故治疗以补肾柔肝为原则。方中熟地黄滋阴补肾、填精益髓为君药；山茱萸、山药补养肝肾、固精涩精，菟丝子、桑寄生补肾精、益肝肾，作为臣药。山药对滋养皮肤、健美养颜有独特疗效。元代脾胃专家李景说："治皮肤干燥以此物润之。"李时珍在《本草纲目》中写道："山药能润皮毛"，菟丝子有"久服去面黑悦颜色"之效。知母、黄柏滋阴润燥，牡丹皮清热凉血，茯苓善入肝经，健脾补中，渗湿清热健脾，共为佐药。使药用当归、川芎补血活血调经；白芍清肝柔肝，且白芍美白皮肤；香附、枳壳条达肝气，疏肝解郁。现代研究，牡丹皮能够抗过敏、抗紫外线、抗变态反应，从而拮抗黑色素的生成与沉积；当归、川芎有维生素E样功效，有抗氧化作用，并能抑制酪氨酸酶活性，减少黑色素形成，此外还可改善血液循环，促进色素吸收。诸药合用，调节肝肾失和，使肾充肝舒，祛斑、美白、护肤。周继刚认为本病因于脏腑功能失调，肌肤失于濡养；或因肝肾不足，肝郁气结，郁久化热，灼伤阴血；或由脾胃虚弱，运化失调，气血不足，以致颜面皮肤失养，发为本病。方中当归补血活血而祛斑；黄芪补气升阳，与当归配伍可起到气血双补之作用；白芍养血柔肝，调理肝脾；山药补脾胃，润皮毛；桃仁、赤芍活血祛瘀；白术补脾益气固表；白僵蚕、白附子祛风化痰，散结增白；制首乌滋阴补肾，养肝益血；珍珠粉祛翳透斑，养颜润肤；白芷引药上行而治面斑，悦泽增白；大枣补脾胃，缓和诸药。全方共奏滋养肝肾、补益脾胃、养血和血、化斑美容之功。

大医之法三：活血散瘀方

搜索

(1)叶庆莲验方

药物组成：黄芪 10g，当归 10g，熟地黄 12g，川芎 6g，白芷 10g，桃仁 10g(打)，郁金 10g，丝瓜络 10g，三七粉 2g(冲服)，甘草 6g。

功效：益气养血，散瘀消斑。

主治：黄褐斑邪滞腠理、瘀血阻络型。

用法：每日一剂，将初煎、复煎液混匀，分 2 次餐后服。

加减：兼火郁，症见斑色深如蒙尘，心烦，咽干，便结，舌质红，苔薄黄，脉细数，熟地黄易生地黄 15g，加大黄 10g，丹参 12g；兼寒凝，症见斑色淡褐，面浮，神疲，畏寒，足冷，腰酸，舌淡，脉沉或迟，加肉桂 2g，菟丝子 12g，炮山甲 10g；兼肝郁，症见斑色时深时浅，情志抑郁，经常叹息，胸胁或少腹胀痛不适，舌边红，苔薄，脉弦，加柴胡 6g，凌霄花 6g；兼痰浊，症见斑色垢浊，纳呆，嗳气欲呕，脘腹胀闷或痛，舌质淡，苔腻，脉缓，加白术 10g，白芥子 10g。

[叶庆莲．八桂名医精方．广西中医药，1995，18(6)：36.]

(2)阴建军验方

药物组成：黄芩 12g，红花 9g，桃仁 9g，当归 12g，赤芍 12g，益母草 12g，僵蚕 9g，白芍 12g，熟地黄 15g，夏枯草 10g，川芎 9g，黄柏 10g。

功效：活血化瘀，祛黑增白。

主治：黄褐斑气滞血瘀型。

用法：水煎服，每次 100ml，分早、晚两次温服，28 天为一个疗程。

［阴建军．通络祛斑汤结合刮痧法治疗黄褐斑85例临床观察．中国美容益血，2010，19(5)：239.］

(3)苗静验方

药物组成：柴胡15g，当归15g，薄荷15g，桃仁10g，红花10g，菟丝子10g，赤芍15g，白芷10g，枳壳10g，甘草10g。

功效：活血化瘀，疏肝理气。

主治：黄褐斑肝郁气滞血瘀型。

用法：每日一剂，分早、晚饭后口服。

［苗静，等．疏肝活血汤治疗黄褐斑疗效观察．中国现代药物应用，2010，4(19)：56.］

大医有话说

《灵枢·邪气脏腑病形》云："十二经脉，三百六十五络，其血气皆上于面而走空窍。"若邪滞腠理，致血气不和，或病久入深，荣卫行涩，面部络脉血行阻滞，则易形成色斑，故以上诸家均认为治斑当以活血散瘀为首要。叶庆莲方中当归、川芎、熟地黄养血活血，桃仁、三七化瘀消斑，二者相合，既行血又不伤血，养血而不滞血，散中有补，补中有行；加黄芪配当归、熟地黄益气调血以养容颜；佐郁金、丝瓜络散滞通络；白芷辛散祛风通窍以为引。全方共奏益气养血、散瘀消斑之效。阴建军认为"无瘀不成斑"。方中桃仁、红花活血化瘀；当归活血养血，祛黑增白，润泽肌肤；熟地黄滋阴补血，补益精髓；川芎行气开郁；赤芍清热凉血，散瘀止痛；白芍平肝养血；夏枯草、黄柏、黄芩清热散结；僵蚕祛风止痛，增白止痒。全方共奏活血化瘀、祛黑增白之功。苗静等认为本病主要病机为情志不遂，中气郁结，气滞血瘀则生褐斑。方中用桃仁、红花、赤芍活血为主；当归、白芍补血；柴胡、薄荷、枳壳行气疏肝；白芷祛风；菟丝子养肝；甘草调和诸药。诸药合用，通过补益气血、活血化瘀、疏肝理气，使气血充盈畅达，上荣于头面，润皮肤，减轻色素。现代药理研究认为，活血化瘀中药有改善体内环境、降低血液黏度、促进血液循环等功效。另外，当归、菟丝子对酪氨酸酶的活性有较强的抑制作用，从而抑制酪氨酸形成黑色素，淡化色斑；当归、白芷也有抑制黑色素生成的作用。

第6章 白癜风缠身莫着急，名医有名方

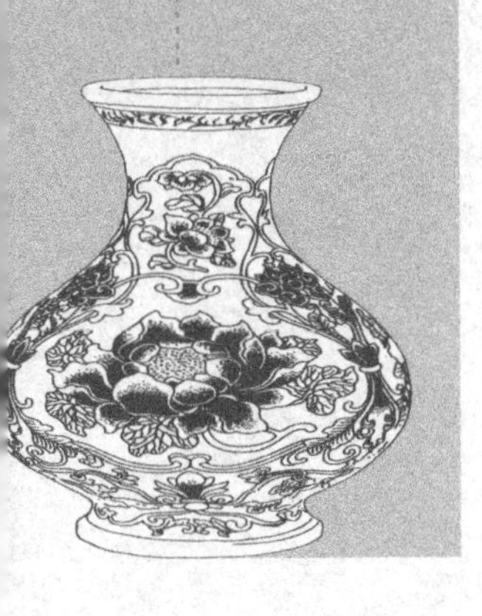

白癜风是一种后天性原发性的色素脱失性皮肤病。任何年龄均可发病，无明显性别差异，可发生于任何部位，但以暴露及摩擦损伤部位（如颜面、颈部、手背、腕部、前臂、腰骶部）多见，口唇、阴唇、龟头、包皮内侧黏膜等亦可累及。其特点是损害为局限性色素脱失斑，斑面光滑，无鳞屑。初为圆形，可单发，亦可对称发生，针尖至手掌大小，有增大趋势，皮损渐呈不规则形，边缘色重，有时中央有正常皮肤或深色斑点，为色素岛。斑内毛发可变白，重者可累及全身大部分皮肤。白癜风属中医“白驳风”范畴。本病治疗困难，影响美观。

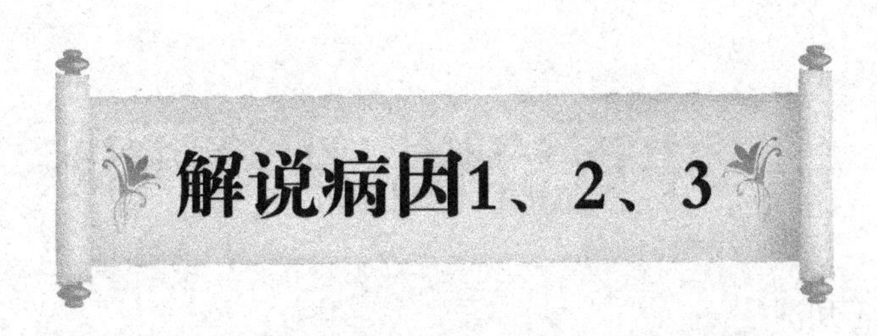

1. 气血不和

凡七情内伤，五志不遂，均可使气机紊乱，气血违和，失其濡煦之职，酿成白斑。故《诸病源候论》:“……血气不和所生也。”

2. 肝肾不足

凡病久失养，亡血失精，或损及精血的各种原因，均可伤及肝肾，肝藏血而肾藏精，精亏不能化血，血虚不能生精。荣卫无畅达之机，皮毛腠理失其所养而致病。

3. 瘀血阻络

凡跌扑损伤，积而化瘀，或愤怒伤肝而气滞血瘀，脉络阻滞不通，则新血不生，或久病因循失治，以致瘀阻络脉，体肤失养，酿成白斑。气血郁滞，则白斑周围紫褐或深褐色，中心有色素岛；瘀血阻络，则局部有轻度刺痛。

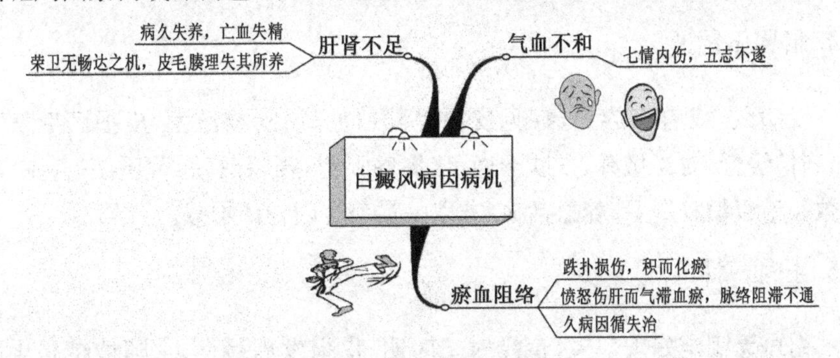

图11 白癜风病因病机

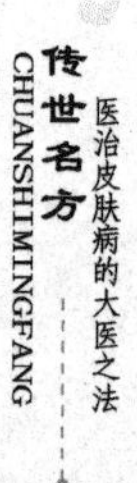

综上所述，情志内伤，肝气郁结，复感风邪，夹湿搏于肌肤，导致肝肾不足，气血不和，血不滋养，从而引起本病的发生。故其病因病机与虚、瘀、风、湿有关（见图 11）。

中医治病，先要辨证

1. 气血不和证

发病时间长短不一，多在半年至三年左右，皮损白斑光亮，好发于头、面、四肢或泛发全身，起病速，蔓延快，常扩散一片，皮损无自觉症状或微痒，舌质淡红，苔薄，脉细滑。治以调和气血，疏风通络，方以除驳丸加减。

2. 湿热内蕴证

症见皮损呈白粉红色，或有淡红色丘疹，发于颜面七窍或颈部，夏秋季发展，冬春季不扩展，常感皮肤微痒，日晒后加重，兼可见肢体困倦，头重，纳呆，舌苔腻，脉濡或滑。治以调和气血，清热除湿，方以萆薢渗湿汤合四物汤加减。

3. 瘀血阻络证

病程日久，皮损局限一处或泛发全身，但可停止发展，亦可发生于外伤的部位，舌暗红，有斑点或瘀斑，脉涩。治以活血化瘀，通经活络，方以通窍活血汤加减。

4. 肝肾不足证

发病久，或有家族史，症见皮损呈乳白色，局限或泛发，皮损区毛发变白，病情缓慢，对光敏感，皮肤干燥，伴头昏眼花，腰膝酸软，舌质红，苔少，脉细数。治以滋补肝肾，养血活血，方以一贯煎合四物汤加减。

5. 肝郁气滞证

白斑无固定好发部位，色泽时暗时明，皮损发展缓慢，常随情绪恶化而加重，以女性多见，伴胸闷嗳气，性情急躁，月经不调，乳胀结块，舌质红，苔薄白，脉弦细。治以疏肝解郁，活血祛风，方以逍遥散合四物汤加减（见图 12）。

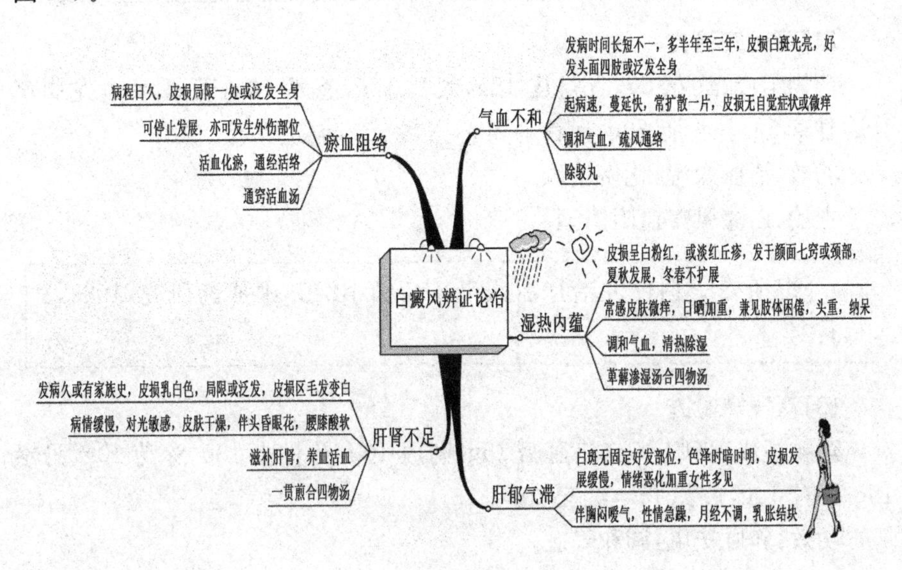

图 12　白癜风辨证论治

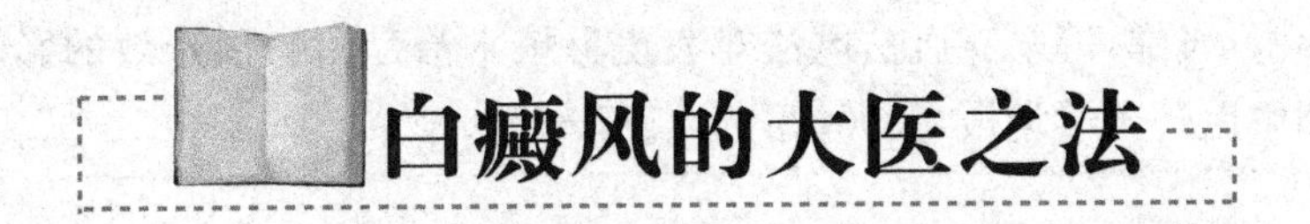

白癜风的大医之法

大医之法一：祛风活血方

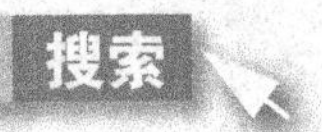

(1)傅魁选验方

药物组成：紫草 25g，草河车 50g，丹参 50g，川芎 15g，浮萍 50g，刘寄奴 25g，琥珀 10g，地龙 10g，丹皮 25g，土鳖虫 10g，威灵仙 25g。

功效：补血活血，通络祛风。

主治：白癜风气血凝滞、经络不通、风邪搏于肌肤型。

用法：每日一剂，水煎，分早、晚各一次服，小儿酌减，孕妇忌服。一个月为一个疗程。

［傅明波．中医杂志，1981，(6)：54.］

(2)冯所安验方

药物组成：红花 5g，牡丹皮 12g，紫草 12g，苍术 10g，蒺藜 18g，龙胆草 10g，甘草 5g，补骨脂 20g，何首乌 20g，丹参 15g，灵芝 12g。

功效：活血燥湿，化瘀祛风。

主治：白癜风瘀血阻络型。

［冯所安．白蚀丸治疗白癜风 458 例小结．中成药研究，1985，8(4)：24.］

(3)崔飞婵验方

药物组成：当归 10g，鸡血藤 15g，防风 10g，补骨脂 10g，赤芍 10g，丹参 15g，白芷 10g，黄芪 15g，红花 10g。

功效：养血祛风，调和气血。

主治：白癜风气血不和型。

用法：水煎 2 次，共 400ml，分 2 次温服，隔日 1 剂。

［崔飞婵，等．养血祛风法对表皮移植术治疗白癜风疗效的影响．广州中医药大学学报，2006，23(2)：137－139.］

大医有话说

白癜风是一种色素代谢异常的皮肤病，中医也称“白驳风”，可由风邪相搏于皮肤、气血失和所致，傅魁选认为关键不在于风，而在于局部的气血凝滞，经络不通，正如《素问·风论篇》所说：“风气藏于皮肤之间，内不得通，外不得泄。”久而血瘀，皮肤失养变白而成此病，故治疗上以补血、活血、通络为主，以祛风为辅，气血得调补，经络得畅通，风邪必能除。方中紫草、丹参、草河车、丹皮清热凉血活血，川芎、刘寄奴、琥珀活血化瘀，地龙、土鳖虫祛风通络化瘀，浮萍祛风和血。冯所安方中红花、牡丹皮、紫草、丹参活血化瘀通络；苍术、龙胆草、甘草、蒺藜化湿祛风消斑；补骨脂、何首乌、灵芝补益肝肾。其中补骨脂是治疗白癜风的要药，现代药理学研究，该药含有吸收紫外线的光敏性物质——补骨脂素和异补骨脂素，二者均能促进皮肤黑色素的新生，并且补骨脂乙素能扩张血管，改善皮肤局部组织营养，使皮肤色素增加。

崔飞婵认为白癜风是由于情志内伤，肝气郁结，气机不畅，复感风邪，阻于肌肤，令气血不和，血不滋养肌肤而发病。故治疗以养血祛风、调和气血为原则。方中补骨脂、黄芪补先天和后天之气以助养血，当归、鸡血藤、赤芍、丹参、红花养血活血，防风、白芷祛风燥湿。现代药理研究显示，丹参、红花可促进黑色素细胞黏附，黄芪可诱导黑色素细胞迁移，补骨脂、白芷可诱导黑色素细胞黏附和迁移。

大医之法二：滋补肝肾方

搜索

(1)杨登科验方

药物组成：①口服：黄精15g，熟地黄10g，补骨脂15g，生地黄10g，当归10g，川芎10g，红花5g，香附10g，白芍15g，荆芥10g，苍耳子6g，浮萍10g，刺蒺藜10g，牡丹皮10g；②外用：补骨脂60g，紫草30g，丹参30g，红花15g。

功效：补益肝肾，调和气血，祛风清热。

主治：白癜风肝肾不足、气血不和、又感风热之邪型。

用法：①内服药：水煎服，每日2次，2日一剂；②外用药：制成酊剂，患处每日涂3次，30分钟～1小时后照射日光数分钟。疗程为3个月。

[杨登科，等．中药内服外用治疗白癜风40例疗效观察．云南中医中药杂志，2009，30(12)：30－31.]

(2)雷进功验方

药物组成：熟地30g，首乌30g，沙苑蒺藜30g，黑芝麻50g，桑葚30g，丹参30g，紫草20g，补骨脂30g，白芷30g，浮萍30g，刺蒺藜30g，黑豆皮30g。

功效：补益肝肾，活血祛风。

主治：白癜风肝肾不足、血虚风乘型。

[雷进功，等．中药配合穴位注射治疗白癜风50例．陕西中医学院学报，2010，33(5)：73－74.]

(3)王冠红验方

药物组成：女贞子20g，墨旱莲20g，制何首乌30g，红花20g，生地黄15g，丹参15g，白芷10g，赤芍药15g，川芎10g，刺蒺藜30g，补骨脂10g。

功效：滋补肝肾，活血化瘀。

主治：白癜风肝肾阴虚、气滞血瘀型。

用法：水煎服，每日一剂。

[王冠红．中西医结合治疗白癜风的临床观察．河北中医，2008，30(8)：834.]

大医有话说

白癜风涉及肺、肝、脾、肾四脏，与外风、内热、气、血有关。杨登科认为本病病机是肝肾不足，气血不和或气血瘀滞，风热之邪外侵，病位在皮肤，故治当以补益肝肾、调和气血、祛风清热为法。方中黄精性甘味平，滋肾润肺，补脾益气；熟地黄补血滋阴，益精填髓；补骨脂辛苦温，补肾壮腰，壮阳固精。三药同用，能补诸虚，补益肝肾之力较强。当归、川芎、红花、白芍活血化瘀，当归甘温质润，既能活血，又能补血，为补血之要药；川芎活血兼能行气、祛风，为血中之气药；白芍酸甘微寒，有养肝阴、调肝气、平肝阳之功效，并配合当归加强补血之力量。刺蒺藜、苍耳子、浮萍、荆芥疏散风邪，刺蒺藜平肝解郁，祛风活血，疏肝理气，尚有疏肝经风热之功效；苍耳子兼能除湿止痒；香附辛平，疏肝理气。生地、牡丹皮凉血清热，生地凉血兼能养阴，牡丹皮清热兼能活血。全方既紧扣病机，又与现代医学调节免疫、改善微循环、促进色素生成等治疗思想吻合，而且该方性味平和，刺激性较小，黄精、补骨脂又能补脾益气，故适合于大多数白癜风患者长期服用。外用药中补骨脂补益肝肾，丹参、红花活血化瘀，紫草清热凉血，化瘀消斑，且酊剂既能活血通络，又能促进药物吸收。现代药理研究显示，补骨脂素系光敏物质，能促进皮肤黑色素的合成，并使之沉积于皮下，并且补骨脂有扩张血管、促进皮肤血液循环、改善皮肤局部组织营养、使皮肤色素增加的功能。紫草、丹参、红花能激活酪氨酸酶的活性，改善微循环，使黑色素生成量增多。其采用中药内服结合补骨脂酊外搽，内外兼顾，标本兼治，疗效显著。雷进功根据中医学理论，认为白癜风乃各种原因导致肝肾不足、血虚风乘、气血失和、气滞血瘀、血不养肤而成，故内治以补益肝肾、活血祛风为主。方中熟地、首乌、沙苑蒺藜、黑芝麻、补骨脂补益肝肾；白芷芳香通窍、散风祛湿；浮萍轻浮升散、善开毛窍；刺蒺藜祛风散结止痒；丹参活血养血、祛瘀生新；紫草凉血活血解毒；黑豆皮补肾增色。诸药合用共奏扶正祛邪、标本兼顾之效而收功。王冠红认为其病机为局部气血不畅，在临床上表现为肝肾阴虚，气滞血瘀，脉络阻滞不通，肌肤失养。方中女贞子、墨旱莲、制何首乌滋阴益肾，生精补血；刺蒺藜平肝疏肝，散肝经风邪；生地黄养血凉血；丹参、赤芍药、红花活血化瘀；川芎行气，气行则血行；白芷解表；补骨脂补肾助阳，温脾。诸药合用，共奏滋补肝肾、活血化瘀之效，使阻滞的经脉畅通，瘀血去，皮肤色泽得以恢复。

大医之法三：理气活血方

搜索

(1)杨秀荣验方

药物组成：白蒺藜、补骨脂、桃仁、红花、当归、川芎、丹参、柴胡、郁金、蝉衣、灵磁石、白芷。

功效：疏肝理气，祛风活血

主治：白癜风肝郁气滞、风邪外侵致气血失和型

加减：发于头面部者加防风、桑叶、菊花；在躯干加枳壳；发于下肢加牛膝。

用法：水煎服，每日一剂，每日 2 次，饭后服用，1 个月为一疗程。

［杨秀荣，等．自拟“解郁消白汤”治疗白癜风 36 例疗效观察．内蒙古中医药，2010，29(18)：21.］

(2)宋文英验方

药物组成：柴胡 12g，赤芍 10g，枳壳 10g，陈皮 10g，香附 10g，川芎 10g，甘草 6g，当归 10g，桃仁 10g，红花 10g，牡丹皮 10g，白芷 15g，补骨脂 15g。

功效：疏肝理气，活血化瘀。

主治：白癜风肝郁气滞血瘀型。

用法：每日一剂，水煎服。

［宋文英．理气活血法治疗进展期白癜风的临床观察．2009，29(2)：128.］

大医有话说

杨秀荣等认为七情内伤、五志不遂、惊恐等因素可造成肝气郁结，气血运行不畅，气滞血瘀，此为病之本；而外界环境影响，风邪客于肌表，搏于肌肤，致令气血失和，运行不畅，此为病之标。其运用疏肝理气、祛风活血之法达到了标本同治的目的。方中白蒺藜、蝉衣、白芷疏风；桃仁、红花、丹参活血祛瘀；柴胡、郁金疏肝解郁；当归、川芎养血祛风；灵磁石重镇祛风。《医林改错》中有“白癜风血瘀于皮里”之说，宋文英强调气滞血瘀在本病发生中的重要性，其结合多年临床观察发现，除少数患者先天禀赋不足外，大多数与七情内伤、五志不遂、精神紧张因素有关。方中柴胡疏肝理气解郁，赤芍凉血活血，枳壳行气，当归养血活血，川芎、桃仁、红花、牡丹皮、陈皮活血化瘀；补骨脂补肾助阳，白芷祛风除湿。诸药合用，共奏疏肝理气、活血化瘀之功。白芷、补骨脂等中药有明显的激活酪氨酸酶的作用，而酪氨酸酶不仅是黑素生成途径中主要限速酶，还是黑素细胞分化成熟的一个特征性标志。

大医之法四：健脾益气方

搜索

(1)马铁牛验方

药物组成：①白斑冲剂：白药子、白薇、白芷、重楼、紫草、补骨脂、降香；②胃苓冲剂：白术、云苓、陈皮、半夏、桂枝、苍术、黄芩、栀子、猪苓、甘草。

功效：健脾祛寒。

主治：白癜风脾胃虚寒型。

用法：每次10g，每日2次。

［马铁牛，等．健脾祛寒法治疗儿童活动期白癜风．天津中医，2000，17(5)：21－22.］

(2)赵秀荣验方

药物组成：生黄芪30g，白术100g，苍术100g，茯苓150g，泽泻150g，冬瓜皮150g，首乌150g，首乌藤300g，生地100g，当归100g，山药100g，豨莶草150g，柴胡60g，白芷100g，防风100g。

功效：健脾益气，辅以利湿通络。

主治:白癜风脾胃虚弱型。

用法:将上述药研粉过80目筛,炼蜜为丸,每丸6g。每日2次,每次2丸。

[赵秀荣,等. 祛白丸治疗脾虚型白癜风疗效观察. 皮肤病与性病,1999,21(3):20—21.]

大医有话说

脾胃共居中州,为后天之本,气血生化之源。当各种内外致病因素作用于脾胃,致使脾胃功能失常,气血生化乏源,纳和化、升和降、燥和湿等方面不能协调统一,则气血亏虚,脉络不充,水谷精微无以营运周身组织器官,肌肤脉络失养,肤色不荣,而生皮肤白斑。以上诸家均运用脾胃学说来解释白癜风复杂发病因素的主要环节。马铁牛等临床观察发现儿童白癜风患者与成年相比有其自身的特点,多伴有胃肠功能紊乱的症候,临床表现为厌食,挑食,时感腹胀,甚至腹痛,遇寒尤甚,大便无规律,不成形,舌象多淡胖或有齿痕,为脾胃虚寒之证。其发病机制可能为肾阳不足,导致脾阳不足,健运失职,气血生化不足,使肌肤不得营养而变白。白斑冲剂中,补骨脂为补肾助阳之剂,重楼、白芥子、白芷、白薇、紫草清热解毒,以阻乘虚而入之外邪,降香、刺蒺藜调气活血,全方有补肾固本、解毒驱邪之功。胃苓冲剂中陈皮、半夏、云苓、白术、苍术健脾除湿,桂枝温阳祛寒,猪苓淡渗祛湿,黄芩、栀子清热泻火,陈皮、甘草入脾胃调和中气,全方有健脾除湿、温阳祛寒之效。两方联用可以在补肾助阳、活血化瘀的同时健脾祛寒,调整脏腑功能。赵秀荣方中以黄芪、白术健脾益气为主,辅以茯苓渗湿健脾,苍术燥湿健脾,山药补脾胃、益肺肾,脾运得健,精微物质化生,在益气的同时又用当归、首乌、生地滋阴养血,使气血之间得以相互资生,加之泽泻、冬瓜皮利水渗湿,豨莶草祛风湿,首乌藤安神通络,柴胡疏理气机,防风、白芷祛风宣肺,使络得通,气机得畅,风湿之邪不得稽留,肺气得宣,精微物质得以宣发输布于皮肤,以恢复正常色泽。据报道,白癜风患者免疫功能往往失调,表现为细胞免疫功能低下,体液免疫亢进。现代药理研究证明,健脾益气药物(黄芪、白术、防风、茯苓等)对机体免疫功能都有双向调节作用。

第7章 控制银屑病，中医辨证治

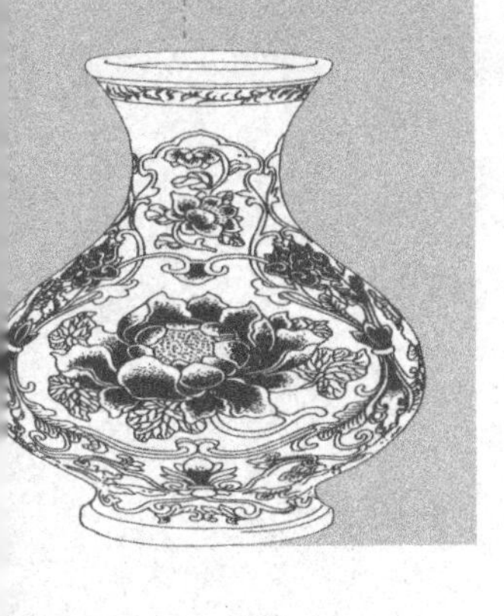

银屑病俗称牛皮癣，是一种常见的慢性复发性炎症性皮肤病，其皮损特征是红色丘疹或斑块上覆有多层银白色鳞屑，剥去鳞屑，可见到点状出血，除红斑、丘疹和鳞屑外，尚可有水疱、脓疱等皮损，有明显的季节性，多数患者秋冬季病情加重，夏季自然缓解。病损可累及全身任何部位，但好发于头皮、躯干和四肢伸侧。本病不分男女老幼，皆可罹患，但多见于青壮年男女，部分患者有家族史。根据其皮损的不同特点，临床上一般可分为四型：寻常型、脓疱型、关节病型、红皮病型。银屑病病因目前仍不清楚，一般与免疫、遗传、感染、精神等因素有关。本病相当于中医学的“白疕”、“松皮癣”等。

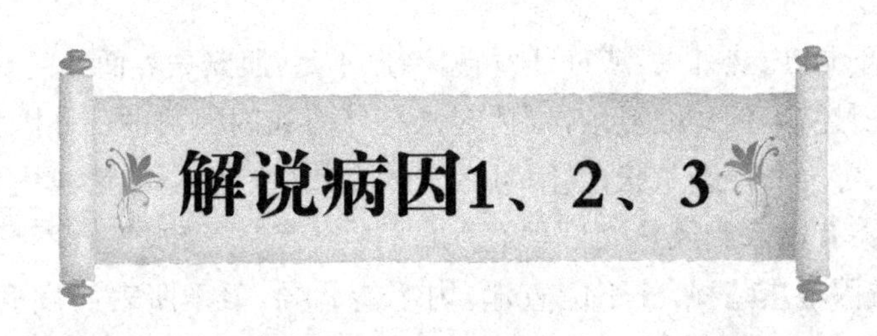

解说病因1、2、3

1. 血热风盛

风寒外袭，腠理密闭，阳气郁络，久而化热；或风热之邪，结聚肌腠；或风湿相兼，怫郁肌肤，毛窍闭塞不通致气滞血瘀及燥金气行均可耗血伤阴而致血热，血热是本病的主要原因。心主血脉，主火，心火内积则热伏营血，或饮食不当，平素嗜好烟酒及辛辣之物、肥甘动风之品，以致脾虚湿盛，郁久化热，血分于热复感风寒、风热、风湿、燥热诸邪，相合而致病。

2. 血虚风燥

素体血虚，外感风邪或风湿痹阻，气滞血瘀，营血亏损，肌肤失养；或病久风邪久羁，风盛化燥，血燥津枯，肌肤失养致病。

3. 瘀滞肌肤

病久风热之邪，结聚肌肤，瘀阻气血，肌肤失养；或阴血耗伤，生风化燥，经络阻隔，气血瘀滞，肌肤失养而致病。

4. 风湿痹阻

湿热内蕴，外受风湿，内外合邪，痹阻经络，怫郁肌肤。

5. 热毒夹湿

湿热内蕴，郁久化毒，毒热互结，郁蒸肌肤。

6. 热毒伤阴

血热偏盛，复感热毒侵袭，外敷强烈刺激药物，或治病不当，血热炽盛，淫蒸肌肤所致。

7. 冲任不调

冲任不调，内热外发，或冲任亏损，精血不足，肌肤失养而致病。

综上所述，本病病因复杂，概括起来有外因和内因两种。外因为风、寒、湿、热、燥、毒之邪侵袭肌肤；内因可由素体血热、饮食不节，情志内伤等。疾病初期多夹有风寒或风热之邪侵袭肌肤，以致营卫不和，气血不畅，阻于肌表而生；或因湿热蕴积，外不能宣泄，内不能利导，阻于肌表而发病；病久不愈，风寒、风热、湿热之邪火化，而耗伤气血，则血虚风燥，肌肤失养所致；或因营血不足，气血循行受阻，以致瘀阻肌肤而成；或因肝肾不足，冲任失调，更使营血亏损，血虚生风所致(见图 13)。

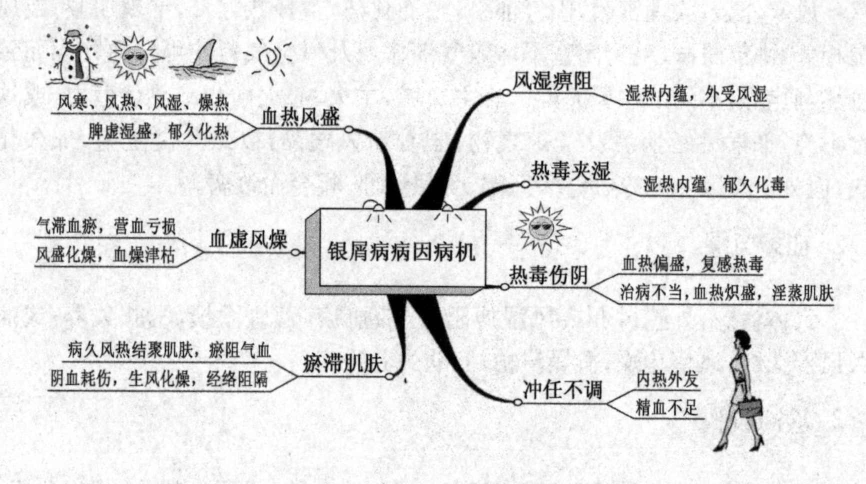

图 13　银屑病病因病机

中医治病，先要辨证

1. 风热证

初发或复发病不久，皮疹发展迅速，红色或深红色丘疹、斑丘疹及小片红斑散布于躯干、四肢，亦可见于头皮、颜面，表面覆有银白色鳞屑，易脱落，剥刮后有点状出血；伴有瘙痒，发热，口渴，咽干咽痛；舌质红，苔薄黄，脉浮数。治以疏风解表，清热凉血，方以疏风散加减。

2. 风寒证

皮损形态或呈点滴状，或如钱币，或呈红片状，上覆鳞屑极易脱落，虽然四季可发，但以冬季较剧，至夏多能缓和消退。舌质淡红，苔薄白，脉浮紧。治以疏风散寒，活血调营，方以四物麻黄汤加减。

3. 湿热证

皮疹好发于皮肤皱褶处，如腋窝、乳房下部、腹股沟等，皮损基底较薄，潮红或浅红，常互相融合成大斑片，局部湿润或有渗液，鳞屑少而薄；伴微痒，口干不渴，身热，体倦；舌质红，苔黄或根腻，脉滑数。治以清热利湿，凉血解毒，方以消银二号汤加减。

4. 风湿痹阻证

除有红斑、丘疹、银白色鳞屑、点状出血等银屑病典型皮疹外，尚有关节肿痛，屈伸不利，受累关节以手足等小关节多见，特别是指（趾）末端关节受累较为常见，舌质红，苔黄腻，脉弦数或滑数。治以祛湿清热，解毒通络，方以独活寄生汤加减。

5. 血热证

初发或复发病不久，皮疹发展迅速，呈点滴状、钱币状或混合状，常见丘疹、斑丘疹，大小不等，鲜红或深红色，散布于体表各处或几处，以躯干、四肢多见，亦可先从头面开始，逐渐发展到全身，新发疹不断出现，表面覆有银白色鳞屑，干燥易脱落，剥刮后有点状出血；伴瘙痒，心烦口渴，大便秘结，小便短黄；舌质红赤，苔薄黄，脉弦滑或滑数。治以凉血解毒，活血退斑，方以银花虎杖汤加减。

6. 血瘀证

病程较长，皮损硬厚，多为钱币状、大小斑块状，少数为蛎壳状，色紫暗或黯红，覆有较厚干燥银白色鳞屑，不易脱落，新皮疹较少出现；伴有不同程度瘙痒或不痒，口干不欲饮；舌质紫暗或黯红有瘀斑，苔薄白或薄黄，脉弦涩或沉涩。治以活血化瘀，通络散结，方以黄芪丹参汤加减。

7. 血虚证

患者体质虚弱，病程迁延日久，皮损较薄，多呈斑片状或皮疹泛发全身，色泽淡红或黯淡，覆有大量干燥银白色鳞屑，层层脱落，新皮疹较少出现；伴瘙痒，或轻或重，面色无华，体倦乏力，或头晕，少眠，食欲不振；舌质淡红，苔少或净，脉弦细或沉细。治以养血和营，益气祛风，方以养血祛风汤加减。

8. 血燥证

病程缠绵，皮损经久不消退，散布躯干、四肢等处，多为混合状、斑块状或环状，色暗红、红褐或淡红，干燥易裂，覆有或薄或厚的银白色干燥鳞屑，不易脱落；常伴有瘙痒，咽干唇燥，五心烦热或掌心发热，口干不多饮，大便秘结，舌质红少津，苔薄黄而干，脉弦细或细数。治以滋阴润燥，清热祛风，方以养血润肤饮加减。

9. 冲任不调证

皮损的出现与妇女经期、怀孕、生产有密切关系，多数在经期、孕中、产前发病或皮损加重，亦有于经、产后发病者。周身散布丘疹和斑片，色鲜红或淡红，覆有银白色鳞屑，初发者可有点状出血现象；伴微痒，心烦口干，或头晕腰酸，周身不适；舌质红或淡红，苔薄，脉滑数或沉细。治以调摄冲任，方以二仙汤加减。

10. 肝肾不足证

病程缠绵，反复发作，久治不愈，除寻常型银屑病皮损外，还会出现关节疼痛，日渐加重，骨质破坏，以致关节变形，活动受限，腰膝酸痛，舌质淡红或暗红，苔少或净，脉沉滑或细弱。治以补益肝肾，祛风除湿，方以虎潜丸加减。

11. 湿热蕴毒证

起病急，周身迅速出现大片红斑，斑上有密集的脓疱，针头至粟粒大小，成批出现，此伏此起，疱壁薄，破后融合成片，结痂与鳞屑相兼覆于表面，皮肤皱褶处湿烂，结脓痂，甲板受损破碎缺损或肥厚，浑浊；伴壮热，心烦口渴，颜面红赤，或关节肿痛，便秘溲赤，舌质红，苔黄腻，脉弦滑或滑数。治以祛湿清热，凉血解毒，方以五味消毒饮加减。

12. 脾虚毒恋证

经过一段时间治疗后，红斑基本消退，或转为暗红、红褐色，脓疱大部分消失，偶尔新起或残留少量脓疱、结痂，鳞屑明显减少；伴体倦肢乏，饮食减少，或大便稀溏；舌质红，苔黄根腻，脉濡或滑。治以健脾除湿，清解余毒，方以除湿胃苓汤加减（见图 14）。

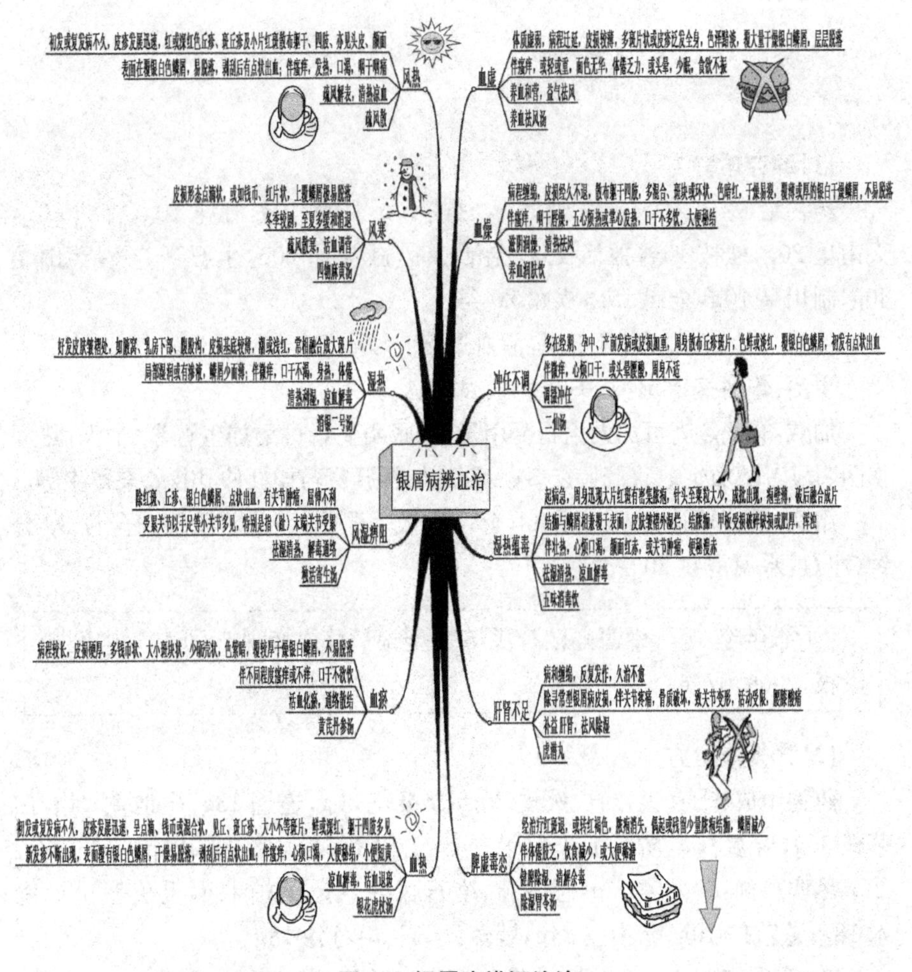

图 14　银屑病辨证论治

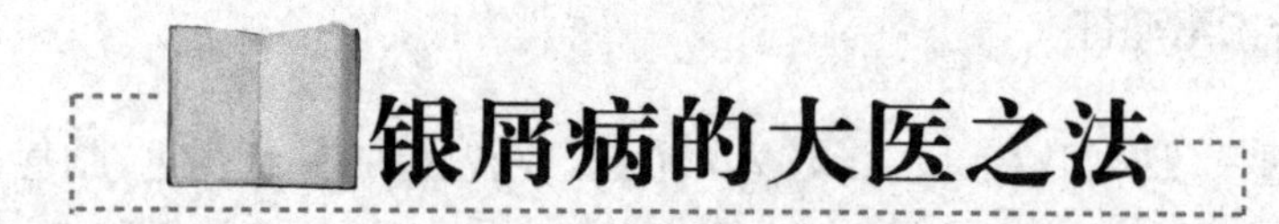

银屑病的大医之法

大医之法一：祛湿除痹通络方

搜索

(1)邹存珍验方

药物组成：苍术 15g，黄柏 10g，白芷 10g，川芎 10g，红花 10g，神曲 10g，天南星 20g，桂枝 15g，独活 15g，羌活 15g，威灵仙 20g，生石膏 30g，穿山龙 30g，制川乌 10g，全蝎 10g，蜈蚣 20 条。

功效：祛风胜湿，除痹止痛，活血通络。

主治：银屑病寒湿型(关节病型银屑病)。

加减：有低热者可加大生石膏用量；肿胀明显者可酌加生薏米、木瓜；热邪伤阴明显者酌加生地、石斛、玄参；后期酌加补肝肾药如杜仲、川断、桑寄生等。

用法：煎汤两遍，取汁 200ml，分两次饭后温服，药渣煎汤外洗全身 30 分钟(注意：水温需在 20～30℃)。

[邹存珍，等．中医药治疗关节病型银屑病 8 例临床研究．中医药学报，2009，37(6)：99－100.]

(2)章光华验方

药物组成：①克银方：白鲜皮 30g，金银花 36g，连翘 18g，生地黄 24g，白茅根 36g，苦参 15g，防风 12g，地肤子 18g，丹参 18g，鸡血藤 24g，当归 12g。②湿热痹煎剂：雷公藤 15g，忍冬藤、络石藤各 24g，黄柏 18g，土茯苓 60g，苍术 18g，薏苡仁 40g，赤小豆 24g，姜黄、木通、川芎各 18g。

功效：①克银方：凉血养血，清热解毒，疏风润燥。

②湿热痹煎剂：清利湿热，通经活络。

主治：关节病型银屑病湿热阻络型。

加减：血热盛者，加紫草 18g，生槐花 36g，黄芩 12g；血瘀重者，加赤芍

15g，莪术12g；如风盛痒甚者，加刺蒺藜36g，乌梢蛇18g，牛蒡子12g；若皮损头部甚者，加全蝎(研末分服)、川芎各10g，蒿本12g；若久病阴血亏虚而内燥甚者，加玄参、生何首乌各24g，熟地黄、生黄芪各18g。

用法：克银方：先用大火煮沸后改用文火继煎20分钟，滤出药汁；金银花另煎，煮沸后煎煮时间不超过10分钟，滤汁加入药汁中同服。上两方均每日一剂，水煎，上、下午分服。3个月为一个疗程。

[章光华．自拟克银方合湿热痹煎剂治疗银屑病关节炎43例疗效观察．中国中医药科技，2010，17(5)：448－449.]

大医有话说

关节病型银屑病是一种自身免疫性疾病，属中医学"痹证"范畴，多为风寒湿邪蕴结日久，留于关节、经络，致气血运行不畅，不通则痛。寒湿郁久化热，故关节出现红肿；久病不愈累及肝肾，肝主筋，肾主骨，肝肾不足致筋骨失养，故出现关节的严重畸形。邹存珍方中苍术祛湿，黄柏泄热，川芎、白芷祛风，神曲斡旋中州，独活祛下肢之风湿，羌活祛上肢之风湿，桂枝平中，威灵仙通行十二经络。天南星味苦、辛、性温，《本草纲目》曰："天南星，乃手足太阴脾肺之药。味辛而散，故能治风散血；气温而燥，故能胜湿除涎；性紧而毒，故能攻积拔肿"。制川乌味辛、温，二者共用除湿止痛。穿山龙解毒；红花、全蝎、蜈蚣活血通络散结。全方以大辛大热药为主，服后恐伤机体阴液，故加生石膏一味，滋阴同时可除大热。在内服中药的同时配合药浴治疗可改善机体的血液循环，加速机体的新陈代谢，遇热则腠理开，药力通过毛孔可遍布全身，直达病所。章光华自拟克银方中白鲜皮、防风祛风解毒止痒；金银花、连翘清热解毒；生地黄、白茅根清热凉血；土茯苓、苦参、地肤子清热祛湿解毒；丹参、鸡血藤、当归活血化瘀。诸药合用，既可外散肌表之风毒，又能内清血中之热毒，以收攻邪祛病之功。湿热痹合剂为其根据岭南地区痹证发病以湿热证型为多见的特点，制定的以清热解毒、除湿通络止痛为治疗原则方剂。方中雷公藤、忍冬藤、络石藤为君药，其性俱凉，旨在清热解毒，且为藤蔓之属，能通经入络。土茯苓、黄柏、薏苡仁、赤小豆、黄柏、苍术、泽泻、老鹳草为臣药，加强清热解毒之功，且能除湿利水消肿；土茯苓、薏苡仁尚有健脾胃、祛脾湿、绝水湿之功。当归、鸡血藤、丹参、地龙为佐使药，俱养血活血祛风之效。

搜索

(1)胡小玲验方

药物组成:荆芥 9g,防风 9g,生地 30g,白芍 12g,生石膏 30g,白茅根 30g,双花 15g,知母 9g,元参 9g,牛蒡子 9g,天麻 3g,甘草 6g。

功效:清热凉血,祛风润燥。

主治:银屑病血热风燥型(寻常型银屑病进行期)。

用法:水煎服,每日一剂,早、晚各一次。

[胡小玲,等.凉血消风散治疗进行期寻常型银屑病疗效观察.长治医学院学报,2009,23(5):370—371.]

(2)张美玉验方

药物组成:生地黄 30g,北沙参 10g,白茅根 30g,紫草 10g,茜草 10g,凌霄花 10g,丹皮 10g,白花蛇舌草 15g,白蒺藜 15g。

功效:清热凉血,养阴润燥。

主治:银屑病血热风盛、阴虚血燥型。

加减:风燥瘙痒甚者加防风 10g,全蝎 6g;脱屑多加天冬 10g,麦冬 10g;皮疹偏于头面部加野菊花 10g,川芎 10g;皮疹偏于四肢加鸡血藤 30g。

用法:每日 1 剂,水煎服,取 400ml,分 2 次口服。同时运用窄谱中波紫外线照射,每周 2 次。

[张美玉,等.凉血润燥汤配合窄谱中波紫外线治疗银屑病临床观察.中国临床医生杂志,2008,36(1):55.]

(3)张丹莉验方

药物组成:槐花 30g,生地 30g,白茅根 30g,赤芍 15g,紫草 15g,丹参 15g,鸡血藤 30g,土茯苓 30g,草河车 50g,大青叶 15g,白鲜皮 20g,野菊花 10g,黄药子 12g。

功效:清热凉血,消风解毒。

主治:银屑病血分郁热型。

［张丹莉，等．凉血消银合剂治疗血热型银屑病62例．中国中医药科技，2010，17(2)：171－172.］

大医有话说

中医学对银屑病早有认识，认为多是由于素体血中蕴热、复感风热毒邪，或恣食腥发动风之物，或情志内伤，五志化火，两相结合，内不能疏泄，外不得透发，燔灼血液，充斥体肤，怫郁肌腠，发为白疕。以上诸家均认血热风盛乃银屑病发生的重要病机之一。胡小玲方中荆芥、防风祛风解表；生地、白芍、白茅根、牛蒡子清热凉血；生石膏、双花清热解毒；元参、知母滋阴清热；甘草调和诸药，配伍后清热凉血，泻火解毒，祛风润燥，止痒，使血中毒热充分透达外表，从而达到治疗的目的。张美玉认为血热致病的同时，日久可伤阴伤血，阴虚血燥，肌肤失养，故皮肤干燥，叠起白屑。治疗上应以清热凉血、养阴润燥为主。方中生地黄、北沙参清热凉血、养阴生津；白茅根、紫草、茜草、凌霄花、丹皮清热凉血、活血破瘀；白花蛇舌草凉血解毒，增加抗病能力；白蒺藜祛风止痒。全方共奏清热凉血、养阴润燥之功效。张丹莉方中槐花、紫草、赤芍、白茅根清热凉血，其中槐花苦微寒，入肝、大肠经，《药品化义》中说"此凉血之功独在大肠也。大肠与肺相表里，能疏皮肤风热，是泄肺金之气也。"配合丹参、鸡血藤凉血活血；草河车、野菊花、黄药子、大青叶清热解毒，凉血消斑；生地凉血养阴润肤，防清凉苦寒之品化燥伤阴；土茯苓解毒除湿；白鲜皮消风止痒，诸药合用共奏清热凉血、解毒止痒之功效。

大医之法三：凉血清热利湿方

搜索

(1)李德龙验方

药物组成：水牛角片、金银花、白鲜皮、土茯苓各30g，生地、蚤休各20g，赤芍、丹皮各10g，苦参6g。

功效：凉血解毒，清热泄湿，消风化斑。

主治：银屑病血热毒盛、内蕴湿热、郁搏肌肤型(进行期)。

加减：若斑色鲜红，舌红绛，血热偏盛，可加大水牛角片、金银花、蚤休药量；若皮疹色暗，呈浸润斑块，兼舌暗紫有瘀斑，属血瘀明显，加丹参30g、莪术10g，以加强活血化瘀之力。

用法：每日1剂，水煎服，25天为一个疗程，可用2～3个疗程。

［李德龙，等．消银汤治疗进行期银屑病疗效观察．山西中医，2010，26(3)：36.］

(2)周冬梅验方

药物组成：①进展期：水牛角6g，生地15g，丹参10g，金银花15g，连翘10g，竹叶6g，白茅根30g，紫草10g，土茯苓15g，槐花30g，苦参10g。②恢复期或迁延期：南北沙参各15g，石斛10g，元参10g，生地15g，金银花15g，蒲公英15g，赤芍10g，薏苡仁30g，土茯苓15g，板蓝根30g，草河车15g，白花蛇舌草15g。

功效：①进展期：清热除湿，凉血解毒；②恢复期或迁延期：养阴清热，祛湿解毒。

主治：泛发性脓疱型银屑病。①进展期：湿毒蕴肤型；②恢复期或迁延期：阴虚血热、湿毒未尽型。

［周冬梅．泛发性脓疱型银屑病29例临床分析．中国临床医生杂志，2007，35(4)：52－53.］

大医有话说

李德龙认为大多数进行期银屑病患者，皮疹泛发鲜红斑片，瘙痒明显，伴口干喜饮，溲赤便干，舌红绛、苔黄，脉滑数。证属血热毒盛，内蕴湿热，郁搏肌肤。故治疗以凉血解毒、清热利湿、消风化斑为法。方中水牛角片、生地、赤芍、丹皮凉血解毒化斑；金银花清心解毒凉血；蚤休、土茯苓清热解毒，且土茯苓可除湿解毒；苦参专治心经之火，白鲜皮配苦参，清热燥湿而止痒。诸药合用则热清、湿去、毒散、斑消、痒止。周冬梅认为本病早期多因情志内伤，郁结化火，入于血分，加之饮食不节，脾胃运化失司，日久生湿，湿热蕴结，兼感毒邪，发于肌肤而致。早期治疗应清热除湿，凉血解毒，用水牛角、生地、白茅根、槐花、紫草、丹参清营凉血；土茯苓、苦参除湿解毒；金银花、连翘清热解毒；竹叶透营转气。病久阴血被耗，故后期治疗应养阴清热，祛湿解毒。用南北沙参、石斛养阴；赤芍、生地清热凉血；金银花、蒲公英、板蓝根、草河车、白花蛇舌草清热解毒；薏苡仁除湿；土茯苓除湿解毒。

大医之法四:行气活血方

搜索

(1)景少权验方

药物组成:桃仁 9g,红花 6g,熟地 12g,当归 9g,白芍 9g,川芎 6g。

功效:行气活血,祛瘀消斑。

主治:银屑病气滞血瘀型。

加减:病程日久、反复不愈者,加土茯苓 15g,白花蛇舌草 30g,全蝎 6g,蜈蚣 1 条;皮损肥厚色暗者,加三棱 9g,莪术 9g;女性月经色暗者,加益母草 30g,泽兰 30g。

用法:上方水煎内服,每日 3 次,每次 200ml。留内服药液适量外擦皮损,每日 3 次;另以药渣煎水洗浴,每日一次,浸泡 30 分钟。

[景少权,等．活血化瘀法治疗寻常型银屑病气血郁滞证 45 例．陕西中医学院学报,2010,33(2):39.]

(2)张秀玲验方

药物组成:桃仁、红花、三棱、莪术、生地、赤芍、川芎、丹皮、紫草、当归、何首乌各 10g,土茯苓 30g,甘草 6g。

功效:活血化瘀,养血润肤,凉血退斑。

主治:寻常型银屑病血瘀证。

[张秀玲,等．活血逐瘀汤联合西药外敷治疗寻常型银屑病 30 例．陕西中医,2010,31(8):1032－1033.]

大医有话说

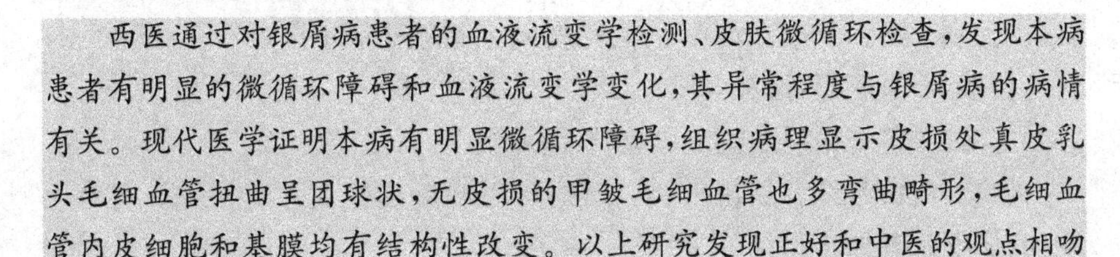
西医通过对银屑病患者的血液流变学检测、皮肤微循环检查,发现本病患者有明显的微循环障碍和血液流变学变化,其异常程度与银屑病的病情有关。现代医学证明本病有明显微循环障碍,组织病理显示皮损处真皮乳头毛细血管扭曲呈团球状,无皮损的甲皱毛细血管也多弯曲畸形,毛细血管内皮细胞和基膜均有结构性改变。以上研究发现正好和中医的观点相吻合。中医学认为，银屑病的发生与“血”密切相关，血瘀是寻常性银屑病的关键病机，瘀久化热，热毒郁久不解，则易耗伤阴血，加重血行不畅，则瘀血内阻。因此以上诸家均认为银屑病血瘀证当以活血化瘀为主线。景少权方中，熟地甘温味厚，而质柔润，长于滋阴养血，为君药；当归补血养肝，和血润燥，为臣药；佐以白芍养血柔肝和营，川芎活血行气，调畅气血。张秀玲方中三棱、莪术、桃仁、红花活血逐瘀，生地、赤芍、丹皮、紫草、川芎、甘草清热凉血、消斑退疹，当归、何首乌、土茯苓滋阴润燥、养血祛风。诸药相合，使血中之瘀滞得开，血中之热毒得清，达到活血化瘀、养血润肤、凉血退斑的功效，使营血恢复而周流无阻，瘀滞斑块得以消退，燥裂肌肤得以滋养。现代药理研究证实，组方中的药物具有抗增殖、抗炎、改善微循环等作用，同时能有效降低患者血液流变学的多项指标，从根本上改善皮肤的血液循环和营养代谢状况。

大医之法五：养血解毒方

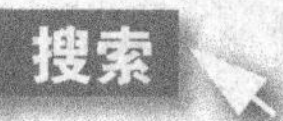

(1)钟卫红验方

药物组成：北芪 15g，丹参 45g，王不留行 20g，生地 5g，赤芍 15g，茜草 15g，白花蛇舌草 15g，当归 5g，川芎 5g，全虫 5g。

功效：补气行气，凉血活血，解毒通络。

主治：银屑病久病伤气耗血型(顽固型银屑病)。

用法：水煎成 200ml，分 2 袋，一次 1 袋，每日 2 次服用。

[钟卫红，等．和银饮治疗寻常型银屑病 35 例疗效观察．皮肤性病诊疗学杂志，2010，17(4)：282－284.]

(2)王莒生验方

药物组成：鸡血藤 30g，土茯苓 30g，熟地黄 30g，山药 30g，山茱萸 20g，牡丹皮 10g，茯苓 10g，泽泻 10g，白鲜皮 20g，地肤子 10g。

功效：养血解毒，滋补肾阴。

主治：寻常型银屑病血虚风燥、肾阴亏虚型。

加减：皮疹深红者加桃仁、红花；瘙痒不寐者加生龙骨、生牡蛎；胃气上逆、胸痞呕恶者加旋覆花、代赭石。

［毛常亮，等．王莒生治疗寻常型银屑病经验．中国中医药信息杂志，84－85.］

大医有话说

目前银屑病的主流治疗思想是从血论治，血热证、血燥证、血瘀证为公认的辨证分型，但临床上常有长期采用凉血解毒法效果不佳的患者，另外，西药的不当使用，滥用皮质类固醇、免疫抑制剂、抗生素等，则有可能会使机体自稳态失衡，病情反复，缠绵不愈。针对此类难治性疾病，钟卫红认为其本质就是寒与热、虚与实、邪与正、气与血的对立交错，采用的治法亦应寒温并用、攻补兼施，扶正祛邪、气血双调，而不应拘泥于固定的证型，银屑病的辨证亦不例外。银屑病进行期虽以血热为特点，表现为皮肤上的红色斑丘疹，但部分患者是因气虚统摄无权，加之余热内扰，致血溢肌腠络脉而成。另外，"壮火食气"，血热必然耗伤正气，需早期补气以防变。银屑病稳定期、消退期辨证以血燥、血瘀为主，血燥者，以皮肤白色鳞屑为表现，乃血热伤津而致，治当凉血，但凉之太过，亦可生燥，故当寒温并用；血瘀者，以皮损硬厚、经久不愈为表现，治当活血化瘀，补气行气，气行则血行，日久正气耗伤，需注意攻补兼施。其方中北芪微温，能补益肺脾之气，补气以摄血，与活血药同用，补气以行滞；丹参微寒，为活血之要药，王不留行性平，善于通利血脉，方中重用丹参、王不留行以活血化瘀；生地、赤芍清热凉血，能除血分郁热；茜草味苦性寒，既能活血化瘀，又能凉血止血；蛇舌草甘寒，善于清热解毒；川芎辛散温通，既能活血，又能行气，当归甘温，补血活血，共用以行气活血，并能防止凉遏之弊；全虫有搜风通络之效，以祛除血中之风邪。纵观全方，寒温并用，气血双调，攻补兼施，共奏补气行气、凉血活血、解毒通络之效。王莒生认为寻常型银屑病反复发作，乃血虚风燥、肾阴亏虚所致，故治宜养血解毒、滋补肾阴为主。方中鸡血藤、当归、丹参、赤芍养血活血；天冬、麦冬、土茯苓滋阴解毒润肤；白鲜皮、地肤子祛风止痒；方中重用熟地黄滋阴补肾、填精益髓，山茱萸补益肝肾，山药补益脾阴，三药相配，滋养肝肾脾，以补肾阴为主；泽泻利湿化浊，牡丹皮清泻相火，茯苓淡渗脾湿，三补三泻，重在补肾之阴。诸药合用，共奏养血解毒、滋补肾阴之功。

第8章 切记，单纯糠疹并不单纯

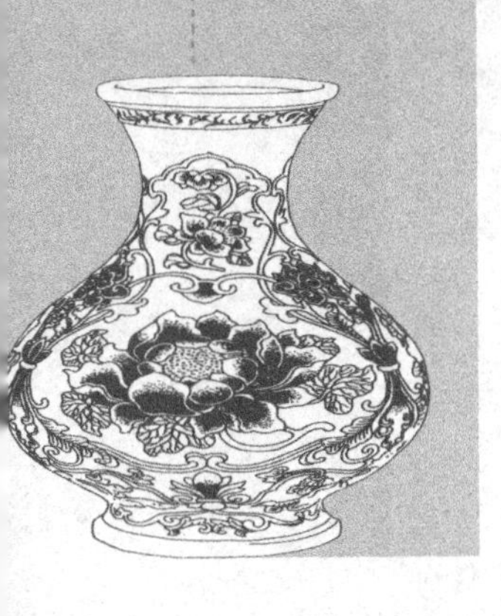

单纯糠疹又名白色糠疹，俗称桃花癣，一年四季均可发生，以冬春季较明显，主要为发生于儿童颜面的表浅性干燥鳞屑性减色斑，亦可发生于上臂、颈和肩部等处。皮损为少数孤立，圆形或椭圆形苍白色钱币大小斑片，边缘境界清晰。表面干燥，附有少量细碎灰白色鳞屑，基底炎症轻微或缺乏，损害可逐渐扩大，邻近者可相互融合，有时亦可呈轻微淡红色。一般无自觉症状，部分患者可有轻度瘙痒。病程慢性，可自行消退，但可复发。本病病因尚未明确，临床观察发现患单纯糠疹的患儿多伴有蛔蛲虫症、疳积症、缺钙症及轻度贫血和营养饮食结构不合理的现象。

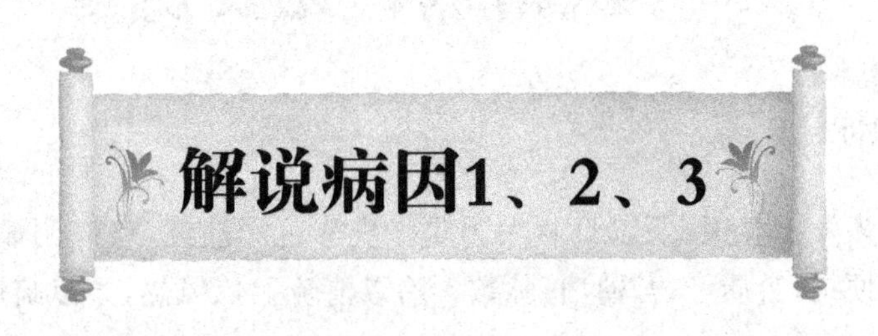

解说病因1、2、3

1. 肺胃风热

肺胃风热，随阳气上升，上蒸面肤，阻遏经络，气血失和，不能荣润而致。

2. 虫积伤脾

饮食不节，脾失健运，虫积内生，虫毒气滞，郁于头面，面肤失荣而致。

总之，本病或为肺胃风热，或因虫积毒气滞于头面而成。气血失和不能荣于面肤则发白斑；风热血燥则起鳞屑，风邪上扰则瘙痒(见图 15)。

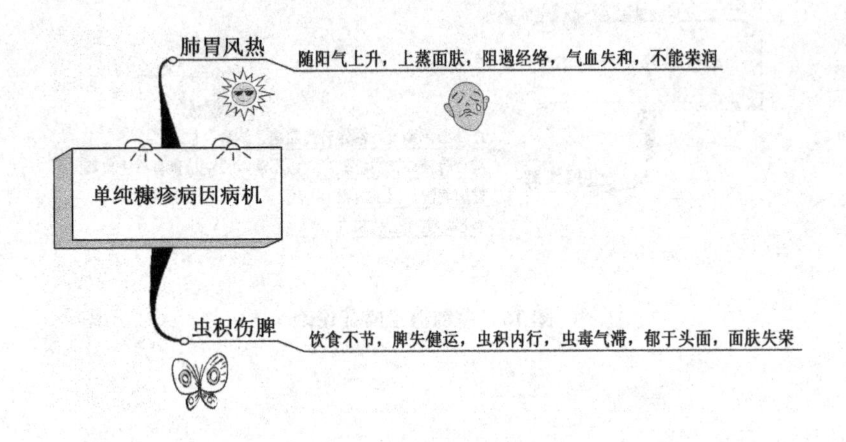

图 15　单纯糠疹病因病机

中医治病，先要辨证

1. 风热证

一般多发于春天，尤以日晒后为重。皮疹色泽淡红，瘙痒明显，可伴口渴，烦躁，便结，舌质红，苔薄白，脉数。治以清疏上焦风热，方以疏风清热饮加减。

2. 虫积伤脾证

患儿面色萎黄，常伴脐周腹痛，纳食欠佳，皮疹为淡白或灰白色斑，边缘不清，大便检查有寄生虫卵，舌苔白，舌质淡，脉滑。治以健脾利湿、驱虫消积，方以香砂六君子合化虫丸加减(见图 16)。

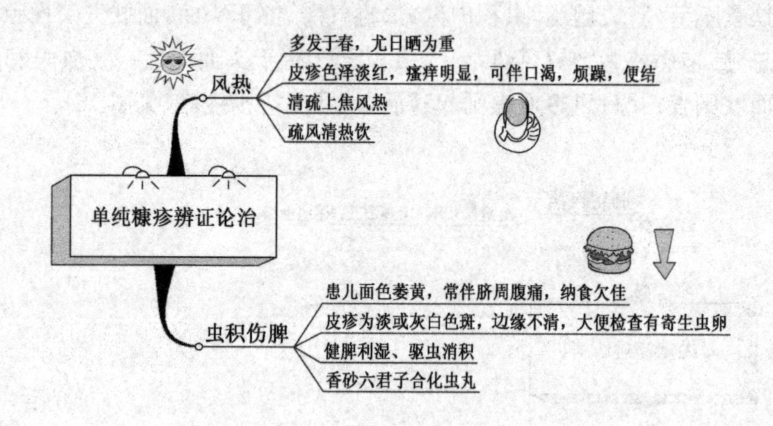

图 16　单纯糠疹辨证论治

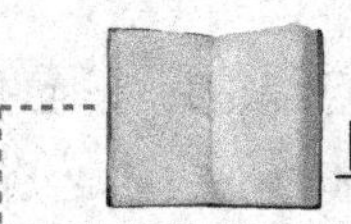

单纯糠疹的大医之法

大医之法一：内治方

搜索

(1)管汾验方

①药物组成：荆芥6克，防风6克，牛蒡子10克，蝉蜕6克，苍术10克，苦参10克，知母10克，石膏10克，当归10克，生地10克，胡麻仁10克，白芷6克，羌活6克。

功效：清疏上焦风热。

主治：单纯糠疹风热外袭型。

用法：将上述药材用热水冲洗后剪碎，加清水煮5～10分钟或用滚水冲泡代茶饮，每周喝2～3天。

②药物组成：党参、白术、茯苓、槟榔、使君子、半夏各10g，炙甘草、陈皮、木香、砂仁各3g。

功效：健脾和胃，驱虫。

主治：单纯糠疹虫积伤脾型。

用法：水煎，每日1剂，分2次服。

(2)徐宜厚验方

药物组成：红花、凌霄花各6g，银花、野菊花、沙参、生地各12g，玄参、升麻各10g，绿豆衣15g，甘草3g。

功效：凉血活血，疏风解毒。

主治：单纯糠疹血热风盛型。

[徐宜厚．中国皮肤科临床手册．上海：上海科学技术出版社，2000.]

大医有话说

中医称本病为"桃花癣",好发于头面部,春天发生较多,春主升发,而"风"为此季之"主气"。风为阳邪,易袭阳位,而头面部又为诸阳之所聚。中医学还认为单纯糠疹与肠寄生虫有关,故又称"虫斑"。故本病多属风热郁肺,随阳气上升怫郁肌肤而成,或因饮食不节,虫积内生,脾失健运而发病。管汾将本病分为风热郁肺和虫积伤脾两型,治疗以疏风散热、健脾和胃驱虫为大法。前者采用中医古方"消风散"治疗。此方以荆芥、防风、牛蒡子、蝉蜕为主药,祛在表之风邪;配伍苍术祛风燥湿、苦参清热燥湿;"治风先治血,血行风自灭",故配合当归、生地、胡麻仁等养血活血;而白芷、羌活为方外之药,目的在于引药归经。后者采用香砂六君子汤治疗,此方出自《名医方论》,为治疗脾胃虚弱的良方。方中党参、白术、茯苓、甘草健脾益气;半夏、陈皮、木香、砂仁理气和胃;槟榔、使君子均为杀虫之品。诸药合用,共奏健脾和胃驱虫之功。徐宜厚则主张单纯糠疹从血论治,采用凉血散风法,诚如"治风先治血,血行风自灭"之说。方中凌霄花、生地凉血活血,泻热为主,玫瑰花、红花理气活血化瘀,鸡冠花疏风活血,野菊花清热解毒。花性轻扬,配以升麻起发散之功;沙参、玄参乃滋阴之品,使祛瘀不伤正。全方共奏凉血活血、疏风解毒之功。

大医之法二:外治方

搜索

(1)王富宽验方

药物组成:硼砂 15g,丹皮 15g,黄精 12g,川椒 6g,丁香 6g,轻粉 2g。

功效:润肤解毒,杀虫止痒,祛腐生新。

主治:单纯糠疹里积内生型。

制法及用法:将上药共研细末,过 7 号筛,加蜂蜜适量调成稀膏状,入瓶密封 3 天后使用。治疗前先用温水洗净面部,干后用硼丹蜜膏外涂患处,并反复用手在糠疹部位搓动按摩 1～2 分钟,促使药物均匀分布与吸收,每日 3～4 次,15 天为一个疗程。

［王富宽．自配硼丹蜜膏治疗面部单纯糠疹．中医外治杂志，2005，14(4):47.］

大医有话说

中医学认为单纯糠疹与肠寄生虫有关，故又称“虫斑”，也有人认为与慢性扁桃体炎、阳光曝晒、风吹、维生素不足、经常使用肥皂和洗衣粉有关，导致皮肤干燥，促使本病发生。据此王富宽治疗本病以润肤解毒、杀虫止痒、祛腐生新为主。方中的硼砂解毒，并有清洁皮肤作用；丹皮清热凉血，活血散瘀，使血流畅而不留瘀；黄精润肤解毒，现代研究证实对皮肤真菌有一定的抑制作用；川椒杀虫止痒；丁香杀菌润肤，温经通络；轻粉杀虫止痒，疗癣祛腐；蜂蜜清热，补中，解毒，润燥，止痛，用作基膏。诸药共用，无毒副作用，方法简单，效果良好，治其标本。

(2)黄柏膏验方

药物组成：黄柏液(1∶4)500g，硬脂酸200g，单硬脂酸甘油脂72g，石蜡油160g，凡士林40g，尼泊金1g，苯甲酸钠4g，“吐温-80”10g，三乙醇胺50g，二甲基亚砜20g。

功效：清热止痒

主治：单纯糠疹

制法：取硬脂酸、单硬脂酸甘油脂、石蜡油、凡士林、苯甲酸钠及尼泊金置容器内加热60℃使熔化(油相)；再取黄柏液、吐温-80、三乙醇胺加入水溶液中，并加热至60℃(水相)；将水相一次加入油相中，并用力搅拌至呈乳状，继续搅拌至冷即成。搽擦患处，每日3～4次。

［顾伯华．上海中医院附属龙华医院］

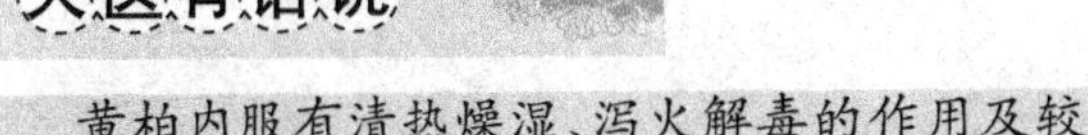

黄柏内服有清热燥湿、泻火解毒的作用及较强的抗菌力，中医也常以外用，顾氏集多年之临床经验，以本方应用于临床，外治单纯糠疹，疗效明显。

(3)张学军验方

药物组成：土槿皮100g，千金子0.5g，斑蝥3只。

功效：杀虫止痒。

主治：单纯糠疹。

制法：加白酒 500ml，装大口瓶内密封泡 7 天后外搽。

［张学军．皮肤性病学．第 6 版．北京：人民卫生出版社，2005.］

第9章 听中医唠扁平苔藓那些事儿

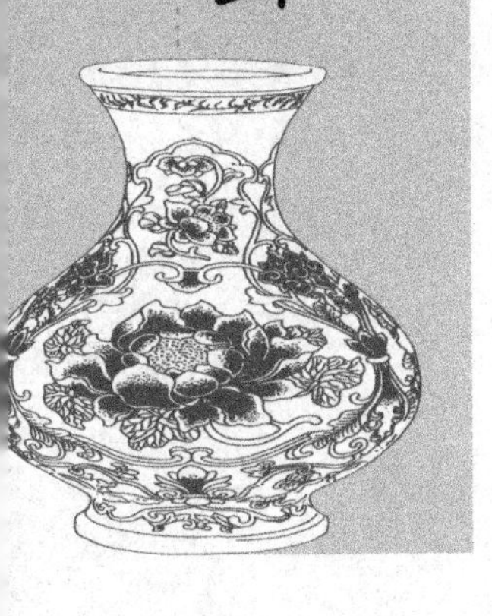

扁平苔藓是一种临床常见的复发性、非感染性、慢性炎症性皮肤病，多累及皮肤、口腔黏膜、生殖器，指甲或趾甲也可受累。多见于中年人，为慢性经过，病程数月或数年。皮肤上的皮损好发于四肢屈侧，为多角形、平顶的紫色丘疹，可彼此融合成斑块，上覆网状白色鳞屑，称Wickham纹。根据皮损的形态可分成许多亚型：肥厚型、大疱型、光化型、环状萎缩型、糜烂溃疡型、色素型等。病人自觉症状为不同程度的瘙痒。口腔扁平苔藓是口腔黏膜最常见的一种自身免疫病，存在于30%～70%的扁平苔藓患者，常表现为柔软性白色网状斑片或斑块，或为疼痛性糜烂和溃疡。

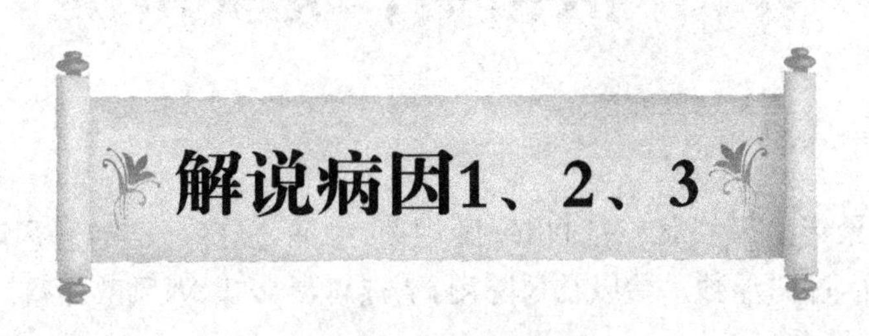

解说病因1、2、3

1. 风热阻络

风热外袭，郁于肌肤，壅滞经络所致。

2. 风湿蕴肤

风湿蕴结，郁久化热，阻于肌肤导致气滞血瘀而生。

3. 肝肾阴虚

素体阴虚，火风湿热邪壅阻经络，瘀滞气血，日久耗血伤阴，阴血不足，虚火内生，上炎于口，湿热流注于二阴而致。

总之，风湿热邪客于外，肝肾之阴亏于内，为发病之因；邪郁肌肤、瘀滞气血为发病之理，气血瘀滞，经络阻隔，故发紫色丘疹；耗血伤阴，肌肤失养，则皮肤粗糙起鳞屑；化燥生风故令瘙痒（见图 17）。

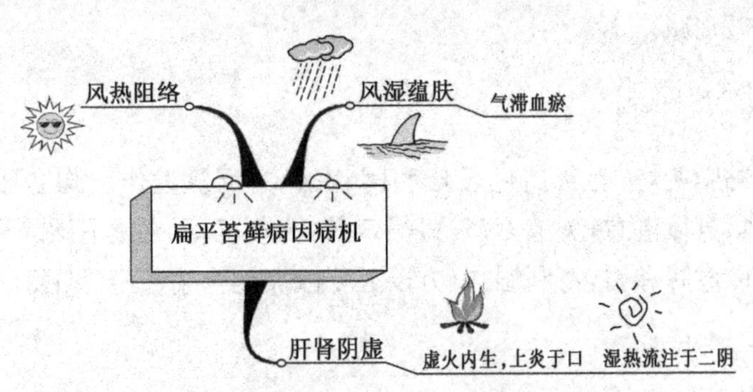

图 17　扁平苔藓病因病机

中医治病，先要辨证

1. 风热湿毒证

丘疹聚集呈斑块状，有时出现糜烂面，疼痛，瘙痒，发热，恶风，出汗，头痛，咽喉痛，脉濡浮数。治以祛风除湿，清热解毒，方以消风散加减。

2. 血虚风燥症

发病迅速，丘疹隆起，颜色淡，表面粗糙，成条纹状网状损害，有时干燥渗血，瘙痒明显，面色苍白或萎黄，手足发痒，脉细弱。治以养血润燥，方以四物汤加减。

3. 阴虚内热证

口腔黏膜，如唇、颊、舌和齿龈等处有灰白色丘疹，组成白色网状条纹，伴有咽干喉痛，口渴引饮，五心烦热，舌质红，苔剥，脉细数。病程长，经久不愈。治以养阴清热，方以养阴清肺汤化裁。

4. 肝气郁结证

常因情绪忧郁或生气急躁而发。黏膜上可见白色丘疹，组成白色网状条纹，胸胁常痛，妇女经前乳胀，脉象多弦。治以疏肝理气，活血化瘀，方以丹栀逍遥散加减。

5. 脾湿不运证

口腔黏膜糜烂，有灰白色丘疹和网状条纹，反复发作。胸胁胀痛，不思饮食，发热，身体倦怠，关节疼痛，口渴口苦，大便稀薄，舌苔厚腻，质淡黄，脉濡数。治以健脾和胃，清利湿热，方以五苓散加健脾益气药(见图 18)。

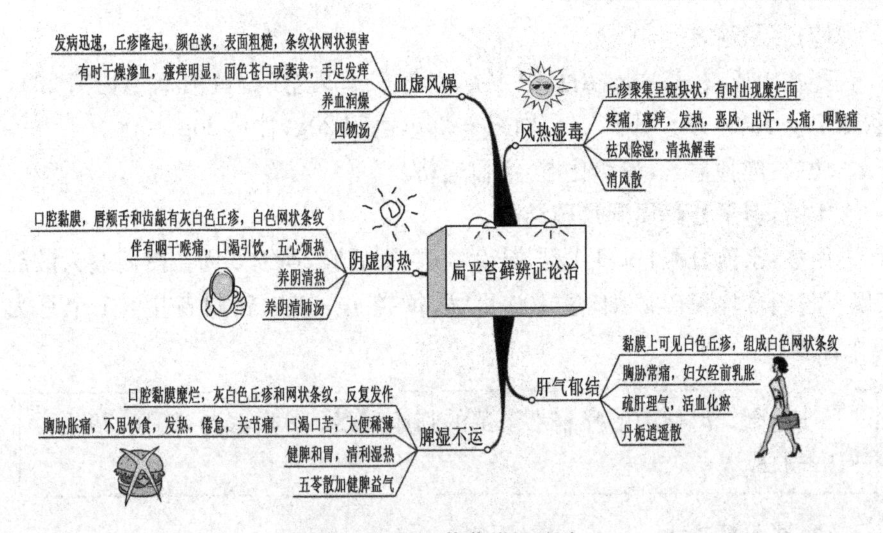

图18 扁平苔藓辨证论治

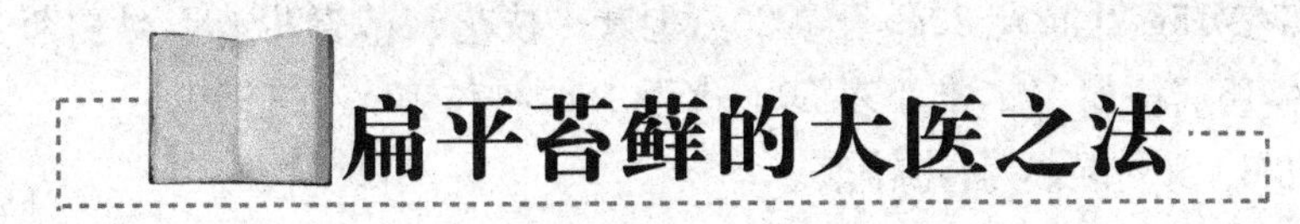

扁平苔藓的大医之法

大医之法一：清热利湿方

搜索

(1)廖军辉验方

药物组成：银花10g，葫芦茶15g，厚朴花5g，淮山药15g，麦冬15g，甘草5g，珍珠末1支等。

功效：健脾利湿，养阴化浊。

主治：口腔扁平苔藓属脾虚湿困型。

用法：用清水(约3碗)，文火煎为约200ml(约1碗)，每天一剂，分3次含服，连服半个月为一疗程。

[廖军辉，等．银冬珍方治疗口腔扁平苔藓短期疗效观察．实用医学杂志，2009，25(13)：2181－2182.]

(2)赵阳验方

药物组成:茯苓30g,山豆根10g,青蒿30g,黄连6g,黄柏10g,白芍20g,薏米70g,泽泻30g,萆薢15g,枸杞子20g,当归20g,甘草20g。

功效:健脾益气,清热化湿,活血通络。

主治:扁平苔藓属湿热蕴结型。

用法:水煎分服,每日1剂,分2次服,饭后服,连续2周。然后改为散剂(以上各组分均粉碎研细,过100目筛,每袋4g分装,密封备用),1个月为1个疗程。

[赵阳.消苔散治疗扁平苔藓的临床观察.甘肃医药,2010,29(3):315—316.]

(3)范永升验方

药物组成:生甘草18g,黄芩12g,炒黄连3g,姜半夏9g,干姜6g,蒲公英30g,苦参15g,生黄芪30g,丹参20g,七叶一枝花15g,青蒿18g,炒白芍20g,炒白术15g,茯苓12g,淮小麦30g,佛手10g,桃仁10g,红花10g。

功效:清利湿热,解毒祛瘀。

主治:口腔扁平苔藓属脾胃湿热、毒瘀互结型。

[杨孝兵,等.范永升治疗口腔扁平苔藓经验.中医杂志,2008,49(6):499.]

大医有话说

廖军辉认为口腔扁平苔藓属中医"紫癜风"范围,其发病机制与脾虚湿困密切相关。素体阴虚,脾失健运,湿蕴不化,复感风邪;湿浊客阻于口腔黏膜,凝滞于血分而发本病,治疗以滋阴、清热利湿、活血为主。自拟银冬珍方,取银花清热解毒,以治表邪,花性轻宣,利于治疗上焦疾病为君药;葫芦茶、淮山、厚朴花等以健脾养阴化浊等而共为臣药;珍珠末养血生肌,保护口腔黏膜为佐药;辅以麦冬滋阴祛燥;甘草解毒兼和诸药且有健脾作用为使药。综合起来,用药均匀而有力。现代药理研究表明,中药含有多种生物活性成分,方中银花有消炎作用,珍珠末有修复受损细胞黏膜、促进糜烂与溃疡愈合的功效,银花、厚朴花、淮山、麦冬均有双向免疫调节的作用。赵阳认为"湿热"贯穿于扁平苔藓的始末,热盛蕴毒,脏腑功能失调,气机紊乱,血行不畅，瘀阻脉络，终致气血阴阳失调，引发疾病。自拟消苔散治疗本病，方中茯苓，泽泻利水化饮、宁心安神，健脾化痰、利水渗湿；山豆根清热解毒、清利咽喉；青蒿解暑、凉血；甘草补脾益气、清热解毒、缓急止痛、缓解药物毒性烈性；黄柏、黄连清热燥湿、泻火除蒸、解毒疗疮；白芍、生地滋阴、清热凉血、散瘀止痛；萆薢、薏米祛湿；枸杞子、当归滋阴养血。诸药共奏健脾益气、清热化湿、活血通络之功。现代药理表明，消苔散中四物汤（生地、当归、白芍、川芎）有增强细胞免疫功能，提高巨噬细胞功能的作用；黄连、黄芩、黄柏能调节脂质代谢，有免疫调节作用；枸杞子、薏米对形成抗体的B细胞功能有不同程度的抑制作用；赤芍被认为可抑制T细胞，此作用与环磷酰胺相似；青蒿、茯苓、山豆根具抗炎、增强免疫功能，具有促进单核巨噬细胞系统吞噬功能的作用及增强迟发超敏反应；甘草具有抗变态反应、抗炎及免疫抑制等作用。范永升认为，口腔扁平苔藓患者多有湿、热之邪搏结于黏膜，蕴结不去，而成湿热之毒。本病病程缠绵，迁延难愈，日久而生瘀。一方面，热毒内侵，燔灼营血，“血受热则煎熬成块”，而成血瘀；另一方面，湿热之邪侵入血分、络脉，阻碍气机，致气机郁滞，血行不畅而生瘀。据此他将本病病机主要归结为“脾胃湿热”和“毒瘀互结”两个方面，治疗上重在清热利湿，祛毒化瘀，以《金匮要略》之甘草泻心汤加减治疗本病，收效甚佳。

大医之法二：益气活血方

搜索

(1)黄霞萍验方

药物组成：黄芪12g，当归10g，红花10g，赤芍10g，三七10g，地龙10g，黄连3g，土茯苓15g，忍冬藤12g，紫花地丁15g。

功效：益气活血，通络解毒。

主治：口腔扁平苔藓属气虚血瘀、毒邪阻络型。

加减：阴虚者，加生地黄、沙参、山茱萸、白芍；气虚者，加党参之类；失眠者，加百合、夜交藤；实热重者，加山栀子、石膏；虚火旺者，加知母、肉桂；湿重者，加苍术、白术之属；充血糜烂明显者，加蚤休、白及之品，甚则加僵蚕、蝉蜕虫类药物。

用法：每日1剂，分2～3次口服，3个月为1个疗程。

[黄霞萍．益气活血、通络解毒法治疗口腔扁平苔藓30例．中医研究，2008，21(12)：28—30.]

(2)王守儒验方

药物组成：太子参、焦白术、黄芪、茯苓、当归、赤芍、丹皮、白鲜皮等。

功效：益气健脾，活血祛湿。

主治：口腔扁平苔藓脾气虚弱、湿热血瘀型。

加减：脾胃湿热型，症见黏膜充血糜烂、有疼痛感者，酌加淡竹叶、薏苡仁、连翘等；气滞血瘀型，症见黏膜有粗糙麻木感或刺痛感者，酌加柴胡、丹皮、郁金等；气血亏虚型，症见神疲乏力、口腔黏膜伴有乏味感者，易太子参为党参，酌加熟地、茯苓等。

[黄晓慧，等．王守儒教授对口腔扁平苔藓的中医辨证治疗经验．光明中医，2009，24(4)：627.]

大医有话说

从生理上来看，"口为身之门户"，"诸经皆会于口"，口腔位居头面部属胃经，为心脾之外窍，心主血脉，脾主运化，心脾功能正常，则气血运行正常；气血以经络为通道，上行营养口腔。"脾为涎，肾为唾"，脾肾功能正常，则口腔得阴液以濡润。口腔能正常完成其生理功能，主要是由于脏腑与经络相互联系并达到内外相互平衡与协调的结果。"正气存内，邪不可干"，"邪气者，毒也"，无论外感六淫之毒，还是内生病理产物之毒，均可蓄积体内，以络脉为通道上犯口腔出现病变。加之患者素体气虚，推动血液运行无力，且毒邪又以经络为载体，无所不及，使血液运行受阻成血瘀；"气为血帅，血为气母"，血瘀又可导致气滞，形成恶性循环，使病邪深伏，加重对正气的损伤，病势缠绵难愈。据此，黄霞萍认为本病病位以心脾肾为主，病机为气虚血瘀，毒邪阻络，上犯口腔。治拟益气活血、通络解毒法为主，方剂采用补阳还五汤化裁。方中黄芪补气以促血行，祛瘀而不伤正；当归、红花、赤芍活血祛瘀；三七、地龙通经活络，配黄连、土茯苓、忍冬藤、紫地丁解毒通络。诸药合用，共奏益气活血、通络解毒之功。王守儒认为本虚标实是口腔扁平苔藓的根本病机，脾气虚弱为其本，湿热血瘀为其标，其治疗本病以"虚"、"瘀"、"湿"、"热"病理状态为切入点，提出补气健脾固其本、活血祛湿治其标的治疗原则。脾健则黏膜得以滋养,血行则瘀血得以消散,湿祛则湿邪为病之缠绵重浊得以利化。选用经其长期临床实践总结出来的益气活血祛湿法拟为"苔藓方"。方中太子参补气生津,且药性平和,《本草再新》载:"补脾土,消水肿,化痰止渴。"《饮片新参》曰:"补脾肺元气,止汗生津,定虚惊。"现代药理研究认为太子参有强壮、生津、健脾作用,对大黄所致脾虚模型有明显改善作用。当归补血活血,且补中有动,行中有补,为血中之气药,《本经》谓当归曰:"主诸恶疮疡、金疮。"二药合用益气养血活血为君药。黄芪具有补益中气、升发清阳之功效;茯苓功能利水渗湿,健脾,安神;赤芍清热凉血,散瘀止痛,临床常用于热毒痈肿疮毒;白鲜皮能清热燥湿,祛风解毒。四药合用,益气活血,清热祛湿,共为臣药。另辅丹皮清热凉血,活血散瘀;焦白术补气健脾,燥湿利水。全方益气活血、清热祛湿,使气虚得补,湿热得行,瘀血得下,标本兼顾,相得益彰。

大医之法三:疏肝活血方

搜索

(1)林茜验方

药物组成:柴胡 6g,香附 5g,川芎 6g,当归 10g,桃仁 10g,红花 6g,党参 10g,陈皮 6g,白芍 5g,甘草 3g。

功效:疏肝理气,活血化瘀。

主治:口腔扁平苔藓属肝气郁结、气滞血瘀型。

[林茜,等.疏肝解郁活血化瘀法治疗口腔扁平苔藓 30 例临床观察.医学文选,2005,24(4):566－567.]

(2)唐月虹验方

药物组成:柴胡 6g,郁金 6g,川芎 6g,黄芩 6g,白芍 10g,赤芍 10g,香附 10g,枳实 10g,生地 10g,焦栀子 10g,甘草 6g。

功效:清热疏肝,理气活血。

主治:口腔扁平苔藓属肝失疏泄、气滞血瘀型。

加减:糜烂可加知母、玄参;头痛可加全蝎、钩藤。

[唐月虹．疏肝清热法治疗口腔扁平苔藓．时珍国医国药,2001,1(11):1017.]

大医有话说

林茜认为本病发生的病机可由情志不畅、气机失和、气滞血瘀、局部血流受阻,以致邪毒蕴聚于肌肤腠理之间,从而形成口腔局部病损。此属肝气郁结、气滞血瘀之证。《内经》曰:"木郁达之",对此证患者治宜疏肝理气治法,方用柴胡疏肝解郁,为君药。香附理气疏肝,川芎行气活血止痛,当归补血养肝,三药相合,增其行气止痛解郁之功,共为臣药。陈皮理气行滞,芍药、甘草养血柔肝、缓急止痛,桃仁、红花活血化瘀,党参扶助正气、固护肌表、托毒生肌,均为佐药。甘草兼调诸药,亦为使药。诸药相合,共奏疏肝理气、行气止痛、活血化瘀之功效,使肝气条达,血脉通畅,营卫自和。唐月虹在治疗中主要从疏肝、清热着手,佐以理气、活血化瘀。方中柴胡、郁金疏肝解郁,两者合用,既能疏肝、条达气机,又能行气解郁,活血化瘀。有研究表明,郁金中的多糖具有网状内皮激活活性。黄芩、生地清热;焦栀子泻火除烦,凉血解毒;川芎、赤芍、枳实理气兼活血化瘀;白芍则能养血调经,滋肝柔肝。另外,生地、赤芍、白芍还有一定的免疫调节作用。全方配伍,可起到疏肝解郁、清热、理气、活血化瘀及调节免疫的功效。

大医之法四:滋补肝肾方

搜索

宜建平验方

药物组成:生地黄、熟地黄各30g,山茱萸10g,牡丹皮10g,山药20g,茯苓15g,泽泻10g,知母10g,麦冬10g,枸杞子10g。

功效:滋补肝肾,清热养阴。

主治:口腔扁平苔藓属肝肾阴虚、兼有内热型。

[宜建平．六味地黄汤加味治疗口腔扁平苔藓43例．浙江中医学院学报．1997,21(1):34.]

大医有话说

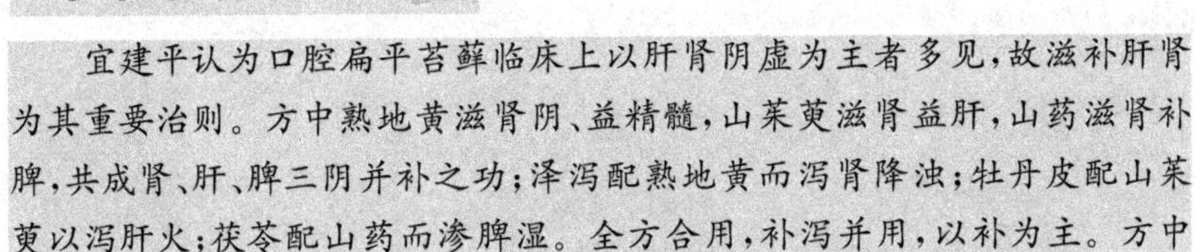

宜建平认为口腔扁平苔藓临床上以肝肾阴虚为主者多见，故滋补肝肾为其重要治则。方中熟地黄滋肾阴、益精髓，山茱萸滋肾益肝，山药滋肾补脾，共成肾、肝、脾三阴并补之功；泽泻配熟地黄而泻肾降浊；牡丹皮配山茱萸以泻肝火；茯苓配山药而渗脾湿。全方合用，补泻并用，以补为主。方中加枸杞子、知母、麦冬、生地黄则加强滋阴清热作用，以消阴虚内火。

大医之法五：清热解毒方

搜索

朱聘倬验方

药物组成：蒲公英 20g，黄芩 10g，青蒿 15g，牡丹皮 10g，丹参 15g，当归 10g，党参 15g，黄芪 30g，生地 20g，玄参 12g，知母 10g，制大黄 10g。

功效：清热解毒，养阴凉血。

主治：口腔扁平苔藓属热毒伤津型。

[朱聘倬．清热解毒养阴中药治疗口腔扁平苔藓 62 例．辽宁中医杂志，2001，28(12)：728－729.]

大医有话说

以上二方均从“热毒致病”这一病机入手治疗口腔扁平苔藓。朱聘倬认为口腔扁平苔藓与中医学文献中记载的“口糜”、“口破”相似，是多种因素引起脏腑功能失调、病邪结聚、蕴结化热、热邪上攻口腔、灼伤黏膜而成。久病热邪耗伤津液阴血，阴虚内热，虚火上炎，阴阳失调，气血运行不畅，导致口腔黏膜糜烂充血和黏膜粗糙萎缩。故治疗上重在清热解毒、养阴，方中蒲公英、黄芩、青蒿、制大黄清热解毒；党参、黄芪、生地、玄参、知母益气养阴扶正；牡丹皮、丹参、当归凉血活血。以上药物配合，具有祛邪扶正、促进气血运行之功，有助于口腔黏膜损害的修复。

第10章 学会这些方子，让湿疹无处遁形

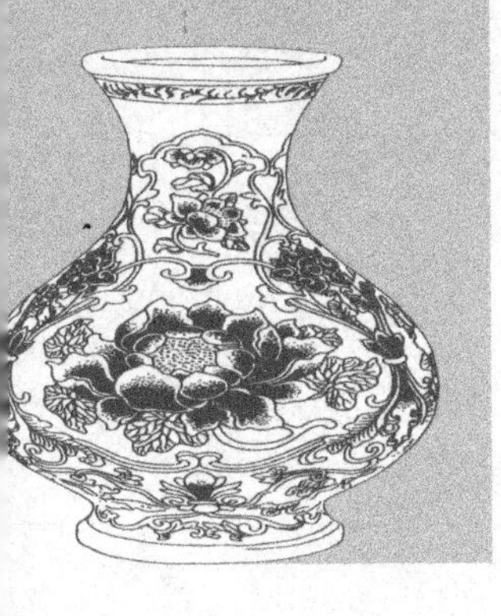

湿疹是多种内外因素引起的真皮浅层及表皮炎症，是临床上十分常见的多发性皮肤病。病因复杂，一般认为与变态反应有关。临床上急性期皮损以丘疱疹为主，有渗出倾向，慢性期以苔藓样改变为主，易反复发作。《医宗金鉴》云："遍身生疮，形如粟米，瘙痒无度，搔破时，津脂水，浸淫成片。"其特点是：多形性损害，对称分布，瘙痒糜烂，流滋结痂，反复发作，易演变成慢性。一般分为急性、亚急性、慢性三种。中医称之为"湿疮"、"浸淫疮"等，但根据发病特点和部位不同而病名各异，如泛发性湿疹，称为浸淫疮、血风疮、粟疮等；局限发于耳部的耳周湿疹，称为旋耳疮；发于阴囊部的阴囊湿疹，称为绣球风、肾囊风；对称发于肘、腘窝部的湿疹，称为四弯风；发于脐窝部的脐窝湿疹，称为脐疮；发于乳头部的乳头湿疹，称为乳头风；发于下肢的湿疹，称为湿毒疮；发于肛门周围的湿疹，称为肛门圈癣等。

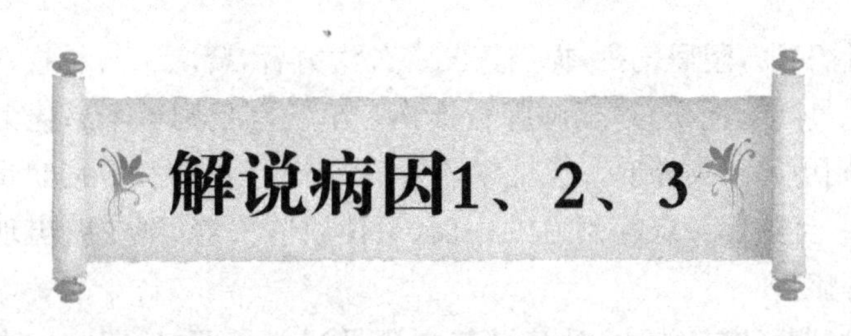

湿疹的发病原因很复杂，有内在因子与外在因子的相互作用，常是多方面的，如《外科正宗》曰："乃风热、湿热、血热三者交剐而发。"本病的发生与风、湿、热邪阻于肌肤有关，此外与饮食不节也有一定的关系。如《上书论·奶癣》曰："奶癣，儿在胎中，母食五辛，父餐炙煿，遗热与儿，生后头面遍身发为奶癣。"风湿热邪为病，可由外感而致，亦可由脾虚生湿蕴热，血热和血虚皆可化燥生风。所以本病虽形于外，而致病机制与脏腑关系十分密切。本病的病因病机归纳起来有以下几个方面：

1. 外感风湿热邪

外感风湿热邪皆可乘虚侵入肌表，风湿热毒之邪蕴阻肌肤，与气血相搏而发病。风为阳邪，善行走窜，耗血伤津，故皮损泛发，干燥、瘙痒、脱屑。湿为阴邪，重浊黏滞，淫食肌肤，故渗出、水疱、糜烂等症发生，且难于一时痊愈，甚至迁延不愈。热性上炎，消烁津液，故起红斑、丘疹、丘疱疹、溃疡、灼热、瘙痒等。

2. 饮食不节，伤败脾胃

若过食腥荤发物、辛辣厚味，或酿酒浓茶等，可化热动风，风热毒邪随气血运行或循经外发，搏于肌肤而发本病。此外，饥饱失常，伤败脾胃，致使脾胃运化失职，水湿内生，外溢肌肤而发本病。

3. 情志内伤，损伤肝脾

情志内伤包括精神紧张、失眠、过劳、情绪剧烈变化等，情绪活动是以精血为物质基础的。情志内伤一则耗伤肝脾精血，使肝脾失养；另一方面使肝气郁结，肝脾不和，肝胆疏泄不畅，脾胃运化失职，湿热邪毒内生，外泛肌肤。

4. 正气亏损，湿热留恋

因湿性黏滞，阻碍气机，损伤正气。久病穷肾，肾之精气亏损，则脾肺之气、卫外之气同时耗伤，终至肺脾肾损伤。阳气不足则更不易化散湿热邪，卫气亏损则更易感染外邪。故机体呈高敏状态。湿热留恋，症状反复发作，迁延难愈。且热邪又有耗阴血的一面，可使肌肤失养，则皮肤出现肥厚、鳞屑、裂纹等症。

本病早期以实证为主，致病邪气主要是湿热风邪；后期虚实夹杂，既有湿热留恋，又有气血亏损、化燥生风等症（见图 19）。

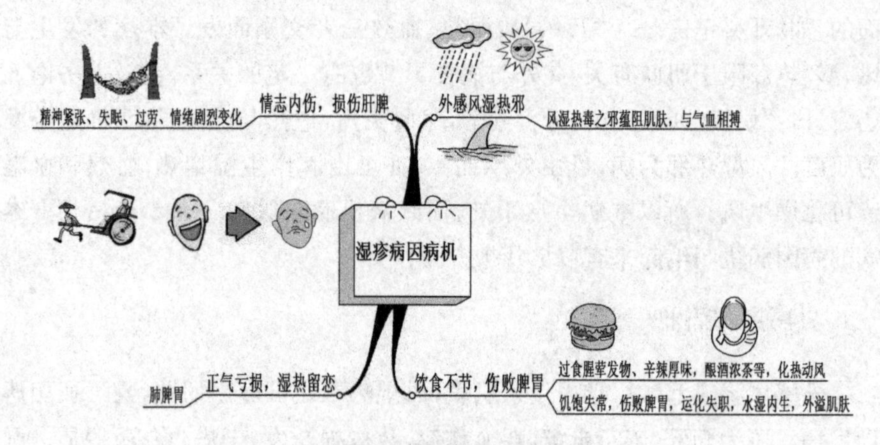

图 19　湿疹病因病机

中医治病，先要辨证

1. 风热证

皮疹以红色丘疹为主，少量鳞屑，全身泛发，发展迅速，渗出不多，自觉瘙痒，舌质红，苔薄或薄黄，脉滑或滑数。治以清热凉血，祛风止痒，方以消风散加减。

2. 湿热证

发病急，皮损潮红灼热，糜烂渗水，边界弥漫，瘙痒剧烈，心烦口渴，便干，尿黄，口干口苦，舌质红，苔黄或黄腻，脉滑数。治以清热利湿，方以龙胆泻肝汤加减。

3. 脾虚湿蕴证

发病较缓，皮疹暗淡不红，渗液少而稀薄，以丘疹及丘疱疹为主，或有鳞屑，瘙痒抓破后，少许津水外溢，食少便溏，面色萎黄，舌质淡，苔薄白或腻，脉濡滑。治以健脾利湿，方以除湿胃苓汤加减。

4. 血虚风燥症

病程日久，缠绵不愈，皮肤粗糙肥厚或苔藓样变，搔痕脱屑，阵发性巨痒，口干欲饮，舌质淡，苔白，脉沉细或细弦。治以养血润燥，祛风止痒，方以当归饮子加减（见图 20）。

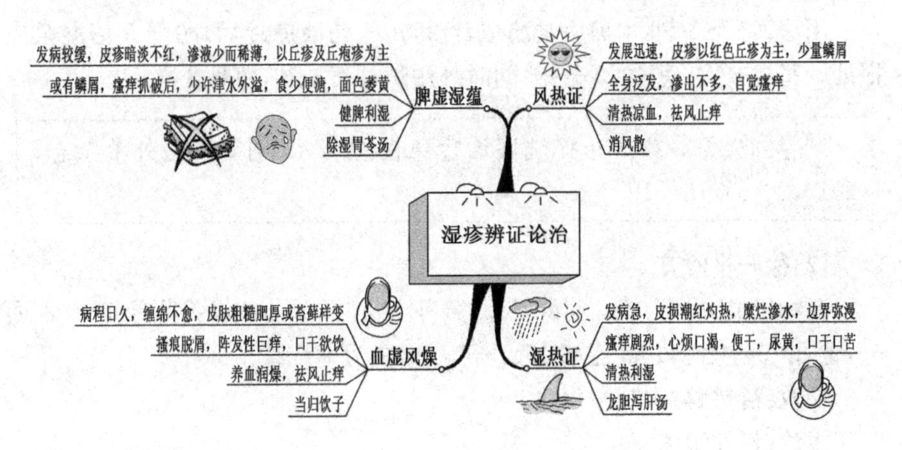

图 20　湿疹辨证论治

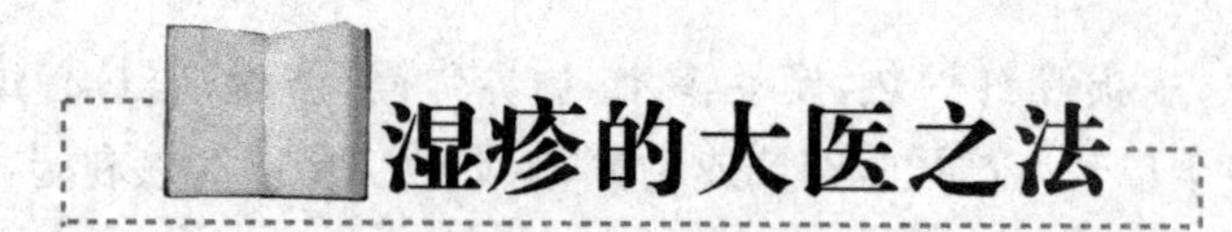

湿疹的大医之法

大医之法一：清热利湿方

搜索

(1)吴波验方

药物组成：苦参、徐长卿、两面针、川楝子、槟榔、蛇床子、野菊花、紫花地丁、金银花、桑白皮、夏枯草、大黄各10g，甘草6g。

功效：祛风止痒，清热解毒，燥湿杀虫。

主治：急性湿疹湿热蕴肤型。

用法：每天一剂，水煎后过滤取汁250ml，药液凉冷后，稀释5倍湿敷皮损处。每日3次，每次20分钟；同时外用炉甘石洗剂，每日3次。

[吴波，等．参卿止痒洗液治疗急性湿疹48例．中医外治杂志，2010，20(6)：18－19.]

(2)徐一平验方

药物组成：滑石15g，茵陈20g，黄芩10g，石菖蒲5g，浙贝母10g，木通5g，藿香10g，射干10g，连翘15g，薄荷5g，白豆蔻5g。

功效：清热解毒，利湿化浊。

主治：慢性湿疹。

加减：在慢性湿疹基础上出现红肿灼热，剧烈瘙痒，搔抓后渗血渗液，或伴心烦口渴，尿短赤，舌红苔薄白或黄，脉滑数，属偏热者，去石菖蒲、白豆蔻，加用龙胆草10g，山栀10g，赤芍10g；在慢性湿疹基础上出现疱疹及疱丘疹，糜烂渗出，搔抓后渗液，或伴纳少，口渴不思饮，腹胀便溏，舌质淡，舌胖苔腻，脉沉缓，属偏湿者，去浙贝母、射干，加用薏苡仁30g，猪苓、茯苓各10g；皮损色暗，肥厚浸润，有暗红色结节，鳞屑，遇热瘙痒加重，搔抓后渗血，舌质淡，苔薄白，脉细弦，属偏燥者，去滑石、石菖蒲、白豆蔻，加用丹参15g，鸡血藤15g，当归10g。

用法：每日一剂，煎服2次，每次水煎取汁200ml，温服。

[徐一平．甘露消毒丹加减治疗慢性湿疹47例．中医药临床杂志，2010，22(6)：514－515.]

大医有话说

急性湿疹多以湿热为主，常因饮食失节，嗜酒或过食辛辣腥发动风之品，伤及脾胃，脾失健运，致使湿热内蕴，又外感风湿热邪，内外两邪相搏，充于腠理，浸淫肌肤，发为本病。针对此证吴波善于外用方治疗，方中苦参、徐长卿、两面针三药为主药，其中苦参性味苦寒，功能清热燥湿、杀虫、解毒，现代药理研究证实，苦参含有多种生物碱，对多种致炎菌所致的炎症反应有明显抑制作用；徐长卿、两面针均能祛风活络，解毒消肿止痛。辅以野菊花、金银花、紫花地丁清热解毒、消肿散结；川楝子、槟榔、蛇床子均为杀虫药，均有祛风燥湿、杀虫止痒之功效；甘草性味甘平，益气补虚，清热解毒，调和诸药。研究发现甘草所含甘草酸、甘草甜素等具有盐皮质激素和糖皮质激素样作用，能解毒、解热、抗菌、抗炎、抗过敏。慢性湿疹虽然有阴虚血燥、气滞血瘀等诸多表现，但根本仍然为湿滞。徐一平治疗本病时采用清热化湿法往往有效，其采用的甘露消毒丹出自王孟英的《温热经纬》，是治疗湿温时疫的要方，其主要功效为清热解毒、利湿化浊，通过"清"、"化"、"利"，来祛除滞留体内的湿热，符合本病病机。方中茵陈、滑石、黄芩、木通清热利湿；石菖蒲、白豆蔻、藿香、薄荷芳香化湿，行气悦脾；连翘、射干清热解毒；贝母清热散结。诸药合用，体现了辛苦、寒温、轻厚的灵巧组合，使热毒得以清，湿邪得以除，清热不过于苦寒，化湿不过于温燥，通过适当加减，对慢性湿疹有较好疗效。现代医学研究证明，甘露消毒丹能抑制巨噬细胞吞噬及降低血清溶菌酶的含量，有助于炎症损伤的抑制和修复。方中的大部分药物具有抗菌抗炎和免疫调节作用，其中黄芩所含的黄芩苷和黄芩素均有抗变态反应作用。

大医之法二：健脾化湿方

搜索

(1)朱红军验方

药物组成:①内服:党参、白术、茯苓、黄柏、猪苓、枳壳、薏米、车前子各12g,厚朴、陈皮、泽泻、甘草各6g。②外用:蛇床子、地肤子、苦参、黄柏、鹤虱子各15g,蜂房、大黄、生杏仁、枯矾、白鲜皮、大枫子、朴硝、蝉蜕、丹皮各9g。

功效:健脾化湿,佐以清热。

主治:慢性湿疹脾虚生湿型。

加减:湿象明显者加苍术;痒感明显者加白鲜皮、地肤子;湿盛有热者加连翘、山栀。

用法:①:内服药:水煎服,每日一剂,早、晚分服。②外用药:上药共碾成粗末,装入布袋并扎袋口,加水3000ml,煮沸20分钟,待药液变温(一般在40℃左右为宜),淋洗或湿敷患处,每次20～30分钟,每日1～2次。

[朱红军. 辨证论治慢性湿疹96例. 陕西中医,2010,31(4):443－444.]

(2)曹周军验方

药物组成:白术20g,茯苓20g,蝉衣10g,白鲜皮15g,荆芥10g,防风10g,当归10g,鸡血藤15g,丹参10g,陈皮10g。

功效:健脾除湿,祛风养血。

主治:慢性湿疹脾虚血燥型。

用法:加水400ml,煮取200ml,每日一剂,分2次服用。

[曹周军. 健脾除湿、曲风养血法治疗慢性湿疹的临床观察. 中国中医药现代远程教育,2010,8(1):29－30.]

(3)宋业东验方

药物组成:土茯苓30g,苍术15g,焦白术15g,陈皮15g,茯苓25g,泽泻20g,山药30g,金银花15g,苦参10g,白鲜皮15g,赤芍20g,甘草10g。

功效:健脾除湿,兼养阴。

主治:亚急性湿疹脾虚湿盛阴伤型。

用法:每日一剂,每剂水煎2次,共取汁200ml,分早、晚2次温服,每次100ml,疗程4周。

[宋业东,等. 健脾除湿汤治疗亚急性湿疹106例临床观察. 中医药学报,2010,38(1):107－108.]

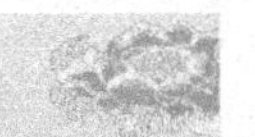

大医有话说

湿疹，中医学称为湿疮，是由于禀赋不耐，或饮食失节，或过食腥发辛辣之品，伤及脾胃，脾失健运，导致湿热内蕴，复感风邪，风湿热邪相搏，浸淫肌肤而成。湿性黏滞，可久恋机体，日久可耗伤气血，气虚则卫气不足抗邪，邪郁肌肤故瘙痒。“湿”为湿疹的主要致病因素，脾主运化，为后天之本，气血生化之源，湿热久恋，可伤及脾胃，导致脾气受损。故朱红军方中用党参、白术、茯苓健脾益气，陈皮、厚朴、枳壳行气化湿，茯苓、薏苡仁、泽泻、猪苓淡渗利湿，泽泻、车前子清利湿热，黄柏清热燥湿，甘草益气和中，调和诸药。诸药共用，共奏健脾化湿清热之功；联合外用止痒洗药，清热燥湿，活血祛风，杀虫止痒，加之用温热药液外洗，尚能改善局部血液循环，促进炎症浸润的吸收。曹周军认为风、湿、血燥是发生慢性湿疹的关键。针对其基本病机，结合临床，制定健脾除湿、祛风养血为治疗法则。方中白术健脾益气、燥湿利水，茯苓利水渗湿、健脾和中。二者合用，以白术健脾燥湿为主，以茯苓利水渗湿为要，一健一渗，水湿则有出路，故脾可健，湿可除。蝉衣疏散风热、透疹止痒，白鲜皮清热燥湿、祛风止痒。二者相伍，取蝉衣以皮达皮之功，既能增强祛风止痒之功，又能清除肌肤间湿邪及余热。荆芥温润平和，善祛风解表，以达止痒之功；防风为“风药中之润剂”，其效在祛风胜湿以止痒；当归补血养血、活血止痛，与祛风湿药同用，可达养血祛风止痒的目的；鸡血藤行血补血，常用来治疗血虚风燥引起的皮肤瘙痒；丹参活血祛瘀、清热除烦，与养血活血伍用，以增强活血祛瘀之功。三药伍用能养血润肤、活血祛瘀。陈皮健脾燥湿、导滞化痰，用于治疗痰湿内停，与白术伍用，取其行气健脾，使之补而不滞，与茯苓配伍以增强健脾祛湿之功。诸药合用，共奏健脾除湿、祛风养血之功，补气健脾而不滞，疏风除湿而不燥，养血润肤而不留瘀。宋业东认为在治疗的过程中，由于疾病本身迁延致阴液大量耗伤，或多用利湿之品伤阴，因此他强调在除湿的同时，要兼顾阴伤。其方中土茯苓，甘淡平，利湿不伤阴，为君药；茯苓，气味俱淡，其性纯良，虽为渗利之品，实能培土生金；陈皮有行气之功，气化则湿化；白术、山药性平，味厚多液，为补脾阴之要药；泽泻，归肾、膀胱经，最善渗泄水道，通利小便，上药共为臣药；金银花取其清热解毒之功；湿邪聚集日久则成瘀，赤芍一味，利水兼有祛瘀生新之功；苦参、白鲜皮祛风燥湿止痒，并可加强除湿之力；甘草解毒，调和诸药。综观全方，药用平和，利湿而不伤阴，切中病机。

大医之法三:养血祛风方

搜索

(1)朱红军验方

药物组成:①内服:当归、黄芪、白芍、何首乌各12g,生地、白鲜皮各15g,川芎、白蒺藜、防风各9g,蝉蜕6g。②外用:青黛15g,黄柏末30g,煅石膏末320g,天花粉末180g。

功效:养血润燥,祛风止痒。

主治:慢性湿疹血虚风燥型。

加减:痒甚者可加珍珠母、生牡蛎、钩藤、夜交藤等镇静安神剂;皮损肥厚明显者可加丹参、鸡血藤、益母草等以活血化瘀;湿热郁结日久,可加全蝎、乌梢蛇以祛风止痒。

用法:①内服药:水煎服,每日一剂,早、晚分服。②外用药:将上药末混合均匀,加大风子油220g,凡士林400g调成软膏。

[朱红军.辨证论治慢性湿疹96例.陕西中医,2010,31(4):443-444.]

(2)孙祥业验方

药物组成:当归30g,丹参30g,桃仁30g,丹皮15g,大黄20g,黄芩20g,黄柏15g,白鲜皮15g,豨莶草20g,冰片5g(后下)。

功效:养血活血化瘀,祛风止痒。

主治:慢性湿疹血虚风燥型。

用法:将上述药加入300ml水,水开后文火煎煮30分钟,过滤后得水提浓缩液作为水相备用,称取硬脂酸、蓖麻油等油相原料,70℃水浴恒温下将水相缓缓加入油相中,边搅拌边混匀,冷却至恒温,加入冰片、薄荷油后软膏即得。

[孙祥业,等.中西医结合治疗慢性湿疹苔藓化46例的疗效观察.内蒙古中医药,2010,29(18):26-27.]

大医有话说

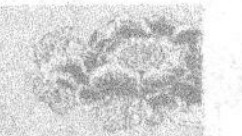

朱红军认为“湿”为湿疹的主要致病因素。湿热久恋，耗伤气血，血虚生风化燥，故方中用当归、川芎补血活血，生地、白芍养阴润燥，黄芪、何首乌补气养血，蝉蜕、白蒺藜、防风祛风止痒，白鲜皮清热燥湿，解毒止痒。诸药合用，共奏养血润肤、止痒之效。外用大风子油膏，大风子油膏具有清热、收湿、祛风止痒等功效。孙祥业针对慢性湿疹苔藓样变的临床特点用药，自制润肤止痒膏治疗效果较满意。止痒膏方中当归、丹参二药性苦、辛、温，具有养血活血之效共为君药；桃仁、丹皮性味辛苦寒，具有凉血活血消瘀之功；大黄、黄芩、黄柏三者苦寒辅君除湿、泻火、解毒，共为臣药；白鲜皮、豨莶草性寒味咸，具有祛风止痒之效果，增强对症治疗，为佐药；冰片，薄荷脑共奏引经报使、引诸药达病所之功。众药联用共奏养血活血化瘀、祛风止痒之功。现代药理学研究表明，润肤止痒膏所含中药有效成分具有改善局部血液循环、抗炎抗过敏、抑制单核-巨噬系统的系统功能及慢性变态反应等作用。另外，采用软膏外擦本身含有“封包”之意，可以减少皮肤表面水分蒸发，增加局部的水合程度，软化过度增生之角质层，能更有效地促进药物渗透吸收，增加疗效。

大医之法四：活血化瘀方

搜索

(1)张立新验方

药物组成：当归 30g，红花 30g，丹参 30g，片姜黄 20g，桃仁 20g，蛇床子 30g，苦参 30g。

功效：活血化瘀，杀虫止痒。

主治：湿疹久病瘀血阻络型。

用法：将上药煎水浸泡手部皮损，每剂煎至 1000ml，放至温凉后泡手，每日 2 次，每次约 40 分钟。

［张立新，等．活血化瘀法在治疗手部皲裂角化性湿疹中的应用．中国实用医药，2009，4(3)：42－44.］

(2)邹萍验方

药物组成:云苓 30g,白术 10g,猪苓 10g,苡仁 30g,生牡蛎 30g,黄芩 10g,白茅根 30g,滑石 15g,生地 10g,丹皮 10g,川牛膝 15g,三七粉 3g,苦参 10g,白鲜皮 15g,土茯苓 30g。

功效:活血化瘀,清热健脾除湿。

主治:湿疹湿郁阻络型。

加减:大便溏者加苍术;纳差加焦三仙。

[邹萍.清热利湿活血化瘀法治疗湿疹 42 例疗效观察.云南中医中药杂志,2002,23(6):11-12.]

大医有话说

湿疹初始发病由内外因共同作用而成,各致病因素均可致瘀血内生,瘀又成为导致湿疹缠绵难愈的重要因素。以上诸家均认为湿疹根本病机在于病久入血入络,经络阻塞,气血瘀滞,肌肤失去濡养而发。所以瘀血阻络是慢性湿疹病机的关键,治疗上宜以活血化瘀为大法。张立新方中当归、红花、丹参、桃仁、片姜黄能活血养血润肤,蛇床子、苦参能祛风杀虫止痒。现代药理研究表明,当门、红花、丹参、桃仁、片姜黄均有抗血栓形成、抑制血小板集聚、改善微循环的作用,还能降低血浆 LPO,增强 SOD 活性,抑制氧自由基激活氧化酶,增强机体清除自由基能力。同时还有调节免疫的作用,能抑制巨噬细胞和白细胞的吞噬功能,使得 T 淋巴细胞转化率下降,抑制皮肤过敏抗体引起的迟发型皮肤过敏反应。邹萍认为湿疹虽然是皮表肌腠之疾,实则是脏腑功能失调,湿热内蕴,气血失和,湿热、湿毒蕴结,瘀血阻络发于肌肤所致,因此治疗湿疹活血化瘀、解毒除湿之法贯穿始终。方中黄芩清热泻火,滑石性寒而滑,寒能清热,滑能利窍,除脏腑之热结而利小便,白茅根清热凉血而利湿,生苡仁既能健脾除湿又能清热,白鲜皮祛风止痒,土茯苓清热解毒祛湿,生牡蛎咸寒,软坚收敛固涩,云苓、猪苓健脾渗湿。凉血活血药其喜用三七粉、川牛膝、丹皮、生地。三七粉化瘀而不伤新血为理血之妙品,川牛膝活血化瘀通络,引热下行,丹皮、赤芍凉血活血。全方化瘀之法的应用一可开气血之闭,有利于湿毒的化解,二可活血止痒,取血行风自灭之意。

大医之法五：清肺泻火方

搜索

段岚桦验方

药物组成：黄芩、桑白皮、白茅根、生地、赤芍、白鲜皮、苦参、车前草、生石膏（先煎）、六一散。

功效：清肺热利湿，佐以凉血。

主治：急性湿疹肺热壅盛，兼感湿邪型。

［段岚桦．清肺泻火除湿法治疗52例急性湿疹临床观察．首都医药，2010，10：53.］

大医有话说

段岚桦提出急性湿疹也可由肺热壅盛而引起。由于肺与皮毛联系紧密，外邪如风、热、湿、毒等从皮毛而入，首先犯肺，肺气失宣，肺还有通调水道的功能。若肺气不宣，肃降无能，水液不得通调，则可造成急性湿疹的发作。因此，他采用清肺泻火、凉血除湿之法来治疗肺热型湿疹，也可收到满意疗效。方用黄芩、桑白皮、白茅根、丹皮、赤芍、生地清肺热凉血；车前草、冬瓜皮除湿；苦参、白鲜皮止痒解毒。肺之邪热得除，能够行使其宣发肃降的功能，使水液外泄，则渗液流津自止；肺又能发挥其宣发的作用，把水谷精微输布于皮毛，以滋养周身皮肤、毛发、肌肉，而使皮肤恢复正常。

第11章

多形红斑多方治，对症用药是关键

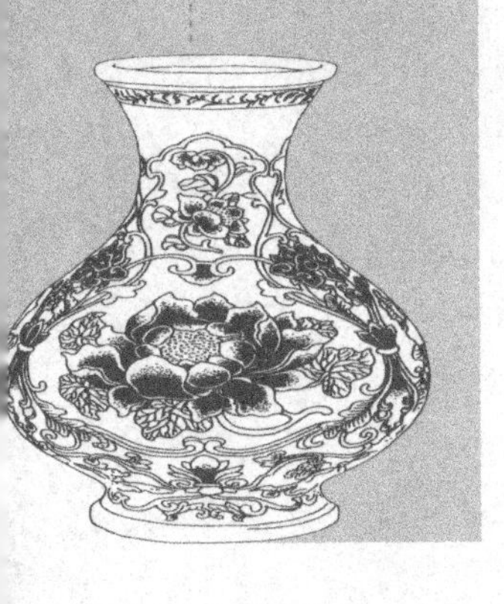

多形红斑是一种以靶形或虹膜状红斑为典型皮损的急性炎症性皮肤病，常伴发黏膜损害，多累及儿童、青年女性，春秋季节易发病，呈自限性，但易复发。起病较急，可有畏寒、发热、头痛、关节及肌肉酸痛等前驱症状。皮损表现为多形性，呈红斑、丘疹、斑-丘疹、水疱、大疱、紫癜和风团等。典型损害为水肿性红斑中央色暗红，形成虹膜样损害。根据皮损形态不同可分为红斑丘疹型、水疱-大疱型及重症型。重症型又称Stevens-Johnson综合征，发病急骤，全身症状严重，可并发支气管肺炎、消化道出血、坏死性胰腺炎、肝肾功能损害等，若不及时抢救，短期可进入衰竭状态，死亡率5%～15%。本病病因尚未完全明确，感染、药物、食物及物理因素（如寒冷、日光、放射线等）均可引起本病，但一般认为是变态反应所引起的。

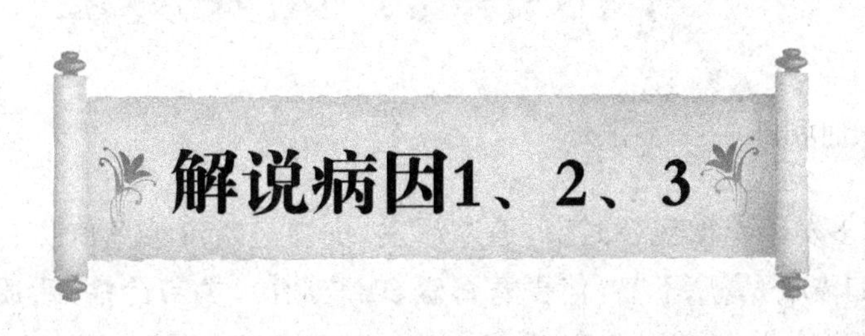

解说病因1、2、3

1. 湿热蕴结

饮食不节，恣食肥甘厚味辛辣，脾失健运，积湿生热，或因外感风邪，湿热内扰脏腑，外浸于肌肤而致病，此乃脾家湿热所化。

2. 风寒血瘀

多因禀赋不耐风寒外邪，以致营卫不和，寒凝瘀滞而发，肾阳虚损，四肢失其温煦，则形寒肢冷，复值风寒外来，阳气不能达于四末，内外交侵，肌肤失养而致病。

中医认为，本病可分为寒和热两大类，其重要病机或为风寒外袭，与气血相搏，以致营卫不和，则皮损暗红肿胀；或为风热外感，湿热内蕴，外溢于肌肤而发红斑、水疱；或湿热蕴久，化火生毒，火毒外灼肌肤，则发水疱、大疱、糜烂。本病涉及肺、脾、肝三脏（见图 21）。

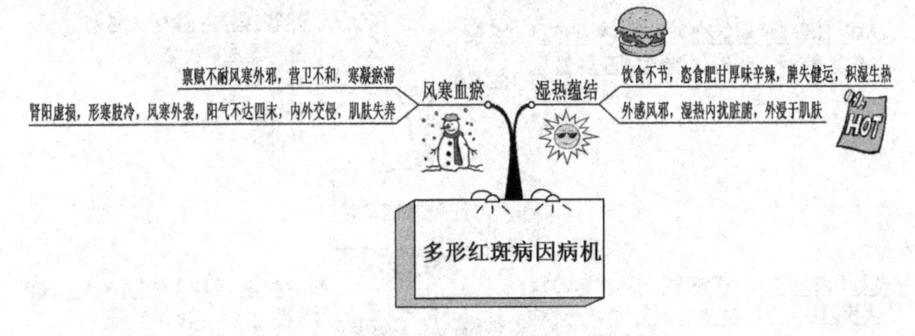

图 21　多形红斑病因病机

中医治病，先要辨证

1. 风寒血瘀证

皮疹多发于春秋交替时节，遇寒后发，皮损呈暗红或紫红斑片，或上有水疱，状如猫眼，痛痒不甚，伴畏寒喜暖，四肢厥冷，关节冷痛，舌质淡或暗，苔白，脉沉迟。治以疏风散寒、和营散瘀，方以当归四逆汤加减。

2. 湿热蕴结证

皮疹为鲜红色斑或斑丘疹，上有水疱，瘙痒烧灼，甚或糜烂滋水，有黏膜损害，可伴发热倦怠，口干咽痛，呕恶纳呆，关节酸痛，舌质红，苔黄腻，脉滑数。治以清热利湿、祛风，方以消风导赤散加减。

3. 毒热炽盛证

发病急骤，皮损呈红斑、大疱、糜烂、出血，迅速发展全身，黏膜亦受累，可伴高热不退，咽喉肿痛，全身酸楚，心悸，胸痛，尿涩而赤，甚者神昏谵语，舌质红绛，脉洪数。治以清热凉血、解毒利湿，方以犀角地黄汤加减。

4. 气虚血瘀型

皮疹反复发作，成批出现，斑色外红内紫，似虹膜样，伴丘疹水疱，兼有

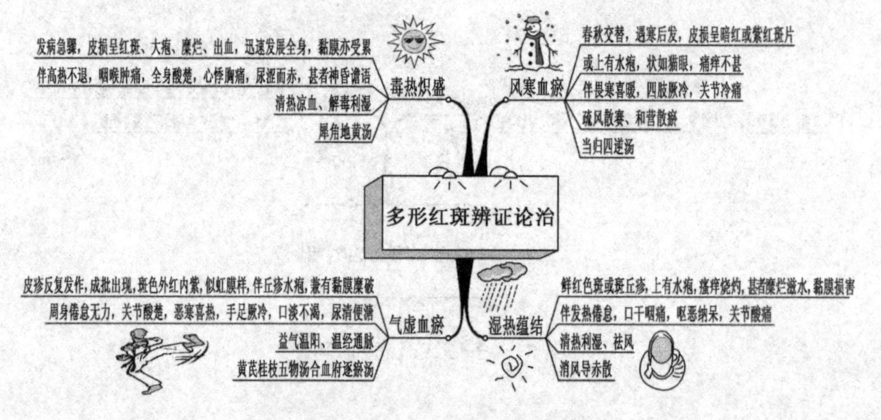

图 22　多形红斑辨证论治

黏膜糜烂，周身倦怠无力，关节酸楚，恶寒喜热，手足厥冷，口淡不渴，尿清便溏。舌淡胖或紫暗，舌下青筋可见，脉多沉细或迟涩。治以益气温阳、温经通脉，方以黄芪桂枝五物汤合血府逐瘀汤加减（见图22）。

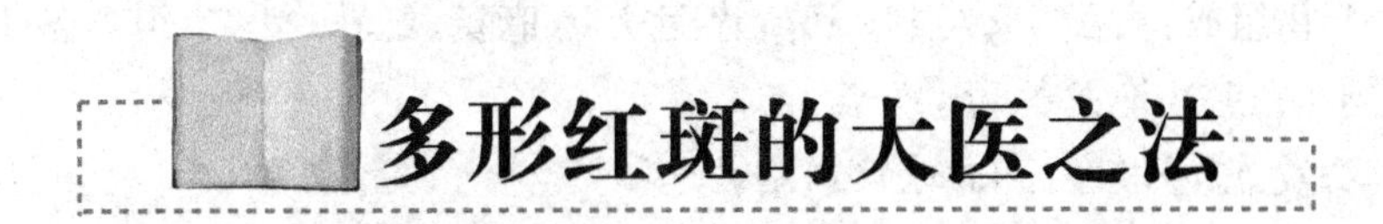

多形红斑的大医之法

大医之法一：散寒活血方

搜索

（1）胡建农验方

药物组成：当归10g，桂枝10g，白芍10g，细辛3g，通草3g，制附子10g，丹参10g，白鲜皮10g，红花10g，地肤子10g，甘草5g，大枣5枚。

功效：温经散寒，养血活血，利湿通脉。

主治：多形红斑属寒湿阻络型。

用法：上方加水500mL，水煎服，取汁100mL，早、晚各1次，每日1剂。用药期间饮食宜清淡，忌食辛、辣、海腥、虾、蟹、牛奶等发物。

［胡建农．当归四逆汤加味治疗寒冷性多形红斑36例．云南中医中药杂志，2010，31(7)：45－46.］

（2）史容胶验方

药物组成：黄芪50g，党参30g，附子10g，肉桂15g，丹参30g，红花20g，益母草20g，当归15g。

功效：益气温阳，活血通脉。

主治：多形红斑属阳气亏虚、阴寒内盛型。

加减：若寒重，加桔梗、干姜、炙甘草各10g。

用法：水煎服，每次一剂，分2次内服。

［史容胶．益气温阳活血法治疗寒冷性多形红斑30例．实用中医内科杂志，2010(5)：96.］

(3)施向红验方

药物组成：黄芪30g，当归15g，赤芍12g，麻黄、红花、桃仁、川芎各10g，制附子(先煎)、地龙各6g，细辛4g。

功效：温经散寒，和血祛瘀通络。

主治：多形红斑属风寒外袭、瘀阻脉络型。

加减：四肢厥冷甚者，加干姜、桂枝各10g，制川乌4g；瘙痒剧烈者，加苦参30g，徐长卿、地肤子各15g。

［施向红．麻黄附子细辛汤合补阳还五汤治疗寒冷性多形红斑56例．中国医疗前沿，2009，4(22)：18.］

大医有话说

清代《医宗金鉴·外科心法要诀》中说："此证一名寒疮，每发生于面及遍身，由脾经久郁温热，复被外寒凝结而成，初起形如猫眼，光彩闪烁，无脓无血，但痛痒不常，久则近胫。"明确指出了本病的病因病机及症状特点。以上诸医家均从寒邪致病这一病机入手治疗本病，"寒为阴邪"，易伤阳气，"寒性收引凝滞"，常可导致寒凝血瘀，气血运行不利。针对本病的寒和瘀，根据"寒者热之"的治疗原则，均主张以温阳散寒、活血通络为大法。胡建农认为本病多由素体阴血亏虚、复感寒湿之邪、伤于经络、血脉凝滞、搏击肌肤所致。方中当归甘温，养血和血；桂枝、细辛、制附子温经散寒；白芍养血和营，助当归补益营血；配以红花、丹参、大枣、甘草养血活血；佐通草通经脉，以畅血行；配以丹参、红花有助于养血活血；白鲜皮、地肤子祛风燥湿，通脉止痒。全方温阳与散寒并用，养血与通脉兼施，温而不燥，补而不滞。史容胶认为机体阳气亏虚是招致寒邪内入的重要内因，故治疗重在益气温阳。方中重用黄芪、党参益气；附子、肉桂温经通阳，祛寒通脉；丹参、红花、益母草、当归活血化瘀通经、祛瘀生新。现代药理研究显示：黄芪、党参皆能提高机体免疫功能，改善皮肤微循环及营养状况，有明显增强人体抵抗低温抗炎作用；肉桂、桔梗、干姜等有扩张皮肤血管改善微循环作用；附子能强心推动血液微循环，松弛平滑肌，解除微循环痉挛状态。诸药合用，有调整人体免疫功能、解除痉挛、降低血液黏稠度、加快血液流通、消除微循环障碍及局部缺氧，进而达到气血调和、经脉通畅之目的。施向红将本病的病机归于“阳虚”、“风寒”、“血瘀”三个方面，治以麻黄附子细辛汤合补阳还五汤。麻黄附子细辛汤出自张仲景《伤寒论》，是为素体阳虚、复感风寒之证而设，方中麻黄解表疏风散寒；附子大辛大热之品以温经助阳；细辛辛温善走窜，通彻表里，既能疏风散寒助麻黄解表，又可协附子内散阴寒以温阳，使表里之寒速解。补阳还五汤出自王清任《医林改错》，是为气虚血瘀而设，“血之凝结为瘀，必先由于气”，方中重用黄芪甘温益气升阳，使气旺血行；当归活血通络而不伤血；川芎、红花、桃仁、赤芍助当归活血祛瘀而养血；地龙善走窜，通经活络祛瘀。两方合用，标本兼治，阳复而邪祛。

大医之法二：清热利湿方

搜索

(1)毛荣喜验方

药物组成：鲜生地30g，生石膏30g，木通6g，甘草6g，淡竹叶10g，萆薢20g，蝉衣10g，制大黄10g。

功效：清心泄热，利湿疏风。

主治：多形红斑属心脾蕴热、复感风邪型。

加减：大便秘结用生大黄；有感染者加银花、败酱草；湿重者加苍术、厚朴、茵陈。

[毛荣喜．辨证治疗多形红斑30例．山西中医，1998，14(1)：14.]

(2)刘慧文验方

药物组成：龙胆草9g，柴胡9g，黄芩9g，车前子12g，生地黄30g，当归10g，薏苡仁20g，金银花15g，连翘15g，板蓝根15g，白鲜皮20g，徐长卿15g，甘草9g。

功效：清肝除湿解毒。

主治：多形红斑属肝经湿热型。

用法：每日1剂，水煎2次混合，取汁500ml，分2～3次服用，5剂为一疗程。

［刘慧文，等．龙胆泻肝汤加减治疗多形红斑 36 例．山东中医杂志，2006，25(10)：680－681.］

大医有话说

中医认为本病多因禀性不耐，风寒外袭，以致营卫不和，或风热外感，湿热内蕴，郁于肌肤，或火毒炽盛，蕴结肌肤所致。以上二方均以湿热蕴结为主要证型而进行辨证施治，治疗上各有侧重。毛荣喜认为心脾久郁湿热，复感风邪，以致风、湿、热三邪搏于肌肤而易发本病，治疗重在清心泻热除湿。方中生地清热凉血滋阴，以制心火；石膏泻热作用强；竹叶清心除烦，淡渗利窍，导心火下行；木通苦寒，入心与小肠经，上清心经之火，下导小肠之热，使蕴热从小便而泄，其与生地配伍，滋阴而不恋邪，利水而不伤阴；甘草清热解毒，并能调和诸药，还可防木通、生地之寒凉伤胃；蝉衣祛风除热；革薢利湿去浊，祛风除痹；大黄通腑泻热。诸药合用，共收清心泄热、利湿疏风之效。刘慧文认为本病病机侧重于肝经热盛，与湿毒相结，郁于肌肤所致，选用龙胆泻肝汤清肝除湿。在此基础上，加板蓝根、金银花、连翘清热解毒；白鲜皮既能清热解毒，又可除湿祛风；徐长卿祛风解毒止痛；薏苡仁清热除湿，诸药合用共奏清热除湿解毒之效。西医认为多形红斑的发病机制可能是皮肤的小血管对某些致敏原所产生的变态反应。据现代药理研究：柴胡能抗炎、抗超敏反应，并增强细胞及体液免疫；黄芩能抗炎、抗病毒、抗Ⅰ型超敏反应；生地黄对细胞、体液及非特异性免疫功能具有一定调节作用；当归有抗炎、抗过敏作用；薏苡仁能抗炎，增强肾上腺皮质功能，促进单核细胞系统功能，增强体液免疫等；金银花能抗炎，增强细胞吞噬功能，增强细胞及体液免疫，抑制迟发型超敏反应；连翘有抗炎、抗休克、促吞噬作用，并能抑制抗体生成；板蓝根有增强吞噬和细胞免疫功能；徐长卿有促吞噬、抗过敏作用，对Ⅰ、Ⅱ、Ⅲ、Ⅳ型超敏反应都有抑制作用；甘草有抗炎、抗过敏及解毒作用。

大医之法三：清热凉血解毒方

搜索

(1)刘斌湘验方

药物组成：柴胡 10g，归尾 10g，玄参 10g，红花 3g，生地 15g，水牛角 20g，大黄 5g，苍术 10g，苡米 10g，黄芪 15g，淮山 10g，茯苓 10g，蝉衣 10g，板蓝根 15g，甘草 3g。

功效：凉血散血，清热解毒，健脾益气。

主治：多形红斑属血热型。

用法：水煎服，每日 2 次，7 天为 1 个疗程，服后将药渣煎液外洗。

［刘斌湘．消斑汤治疗多形红斑 60 例．湖南中医杂志，2005，21(3)：82.］

(2)庞劲凡验方

药物组成：金银花 15g，野菊花 15g，鲜生地 15g，赤芍 10g，丹皮 10g，丹参 12g，黄连 10g，黄柏 10g，连翘 10g，生栀子 10g，车前草 12g，生甘草 10g。

功效：清热解毒，凉血散瘀。

主治：多形红斑属热毒炽盛型。

用法：上方每日 1 剂，水煎成 250ml，分 2 次口服，上、下午各服 125ml。

［庞劲凡，等．中西医结合治疗重型多形红斑 4 例报告．中西医结合杂志，1989，9(8)：500－501.］

大医有话说

重症多形红斑有发热等全身症状，而且受侵犯的范围较广，说明热邪更盛；脏腑热盛，侵入经脉，热入血分，与湿毒相结，妄行泛发于肌肤黏膜所致。根据“热者寒之”，“入血就恐耗血动血，直须凉血散血”的原则，以上二方均选用清热凉血之品。刘斌湘侧重于血热证选方用药，方中重用水牛角善清血热；生地既可清血分之热，又可复已耗伤之阴血，配以玄参共奏清热养阴生津之效，此乃“热盛伤津”之故；配以柴胡、归尾、红花养血活血、散血；佐以大黄通腑泻热；清热药多滋腻，故配以生黄芪、淮山、茯苓、苍术、苡米健脾燥湿，补中益气，以助消化；另配以板蓝根、蝉衣、甘草清热解毒。诸药配伍内服，配合药渣煎液外洗，效果显著。庞劲凡侧重于热毒证，重用清热解毒之品。方中金银花、野菊花、连翘清热解毒，但气味芳香，具有宣散之力，能使邪气向外透达，转出气分而解，又可防止邪热进一步内传动血。黄连、黄柏、栀子合用，善清脏腑热，其苦寒直折，使三焦火邪直趋于下，配以车前子渗利水湿，使三焦火邪从小便而出，火邪去则热毒解；生地、赤芍、丹皮滋阴凉血；

方中因用大量寒凉之品，寒药易致血凝，故以丹参凉血活血，正如叶天士所言："热病用凉药，须佐以活血之品，使不致有兵伏之虞。"现代药理研究表明，黄连、黄柏、连翘、生栀子、金银花、野菊花等药具有广泛的抗菌作用，有利于预防口腔继发感染。

第12章 夏季皮炎很烦人，名医出面来摆平

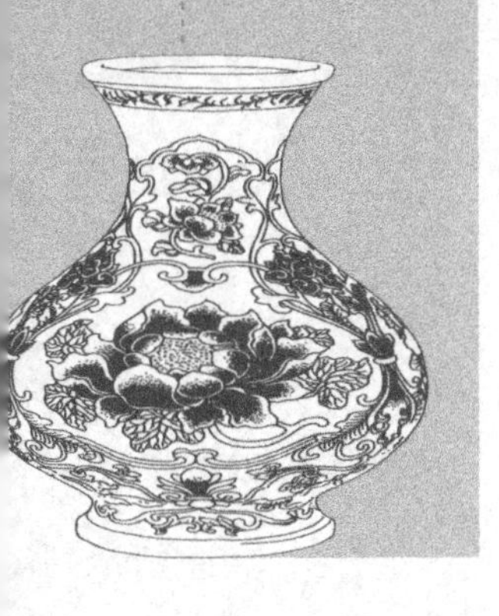

夏季皮炎是皮肤科常见的季节性皮肤病，中医病名为“暑热疮”，主要由于夏季炎热、气温高、湿度大和出汗所致，在温度高于30℃的环境下长时间作业的人群易发病。夏季持续高温和闷热，人体的汗液增多且又不能及时消除，其对皮肤有较强的刺激作用，再由于外界气温高、太阳辐射、湿度大和花粉、灰尘等刺激使皮肤产生化学性炎症反应，引起皮肤内毛细血管扩张和炎症细胞聚集，导致皮肤发红，产生红色斑丘疹和皮肤瘙痒。好发于成年人，尤其是中年偏胖的女性，皮损通常发生在四肢伸侧和躯干部，尤以小腿胫前区更为多见，常对称发生，初为潮红斑片，继之可出现小丘疹和疱疹，自觉瘙痒及灼热感，由于搔抓可见条状抓痕和血痂及淡褐色色素沉着，无糜烂、渗出。病情随气温升高加重，秋凉后可自行减轻，但易复发。

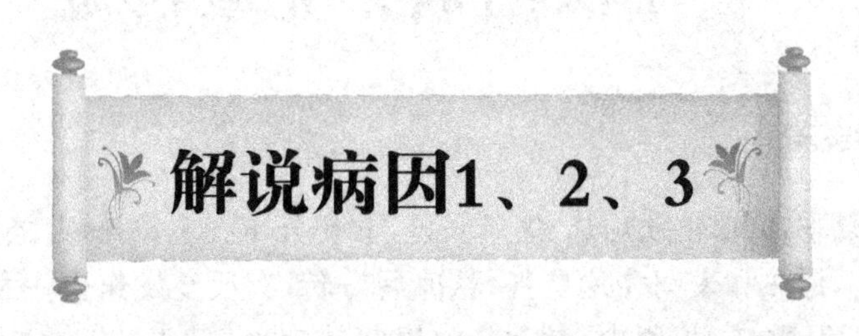

解说病因1、2、3

1. 暑湿中阻

素体脾虚湿盛，暑热之季复贪凉饮冷，致暑湿困阻中焦，客于肌表而发病。

2. 湿热内蕴

素体血热，或嗜食辛辣肥甘厚味，致湿热内蕴，复感暑湿之邪，内外合邪，发于肌表。

《疡科心得集·申明外疡实从内出论》记载："夏令暑蒸炎热，肌体易疏，遇凉饮冷，逼热最易入内。客于脏者，则为痧、为胀；客于腑者，则为吐、为泻；客于肌表者，则为瘰、为暑热疮。"中医学认为，夏月淫雨，天暑下迫，地湿上蒸，湿热之邪相因为患，故暑多夹湿；暑湿伤人，客于肌表，发为暑热疮。或由于禀赋不耐，内蕴湿热，又复受暑热，暑湿熏蒸，郁于肌肤不得外泄而致。因湿性重浊、黏腻，故本病多自下肢发病，易反复发作（见图23）。

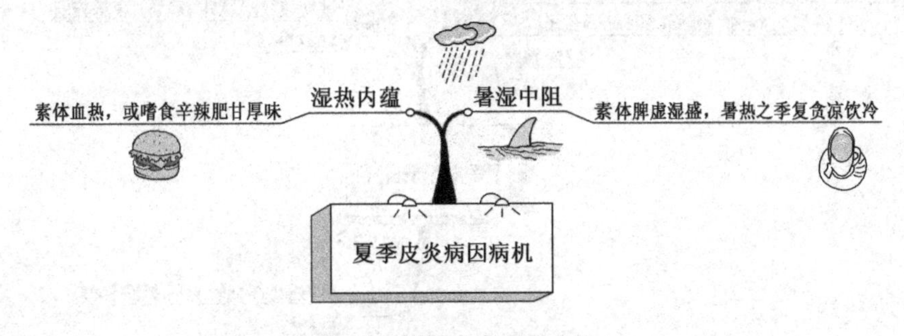

图23 夏季皮炎病因病机

中医治病，先要辨证

1. 血热毒蕴证

每至夏季，四肢皮肤灼热，瘙痒明显，散在分布红色斑丘疹，搔抓后出现抓痕、血痂，遇热和夜间瘙痒更甚，秋凉后好转，有反复发作史。大便干结，小便色黄，舌质红，苔薄少，脉数。治以清热凉血、解毒止痒，方以清营汤加减。

2. 湿热毒蕴证

四肢皮肤灼热、瘙痒、发胀，抓之隐隐可见皮下有数个小硬结，皮肤表面无渗液和糜烂，每年5～6月份发作，每次发作在秋凉后好转，经日光照射、接触刺激物品和夜间瘙痒明显，平素喜食辛辣肥甘厚味。女子白带量多，颜色黄，有异味无瘙痒；大便次数增多，一日2～3次，质偏稀不成形，小便量少色黄，有热感，舌质红苔黄厚腻，脉滑数。治以清热祛湿、解毒止痒，方以四妙散和藿香正气散加减。

3. 暑湿中阻证

素体脾虚，暑热之季复贪凉饮冷，四肢皮肤可见丘疹、水疱迭起，淫淫作

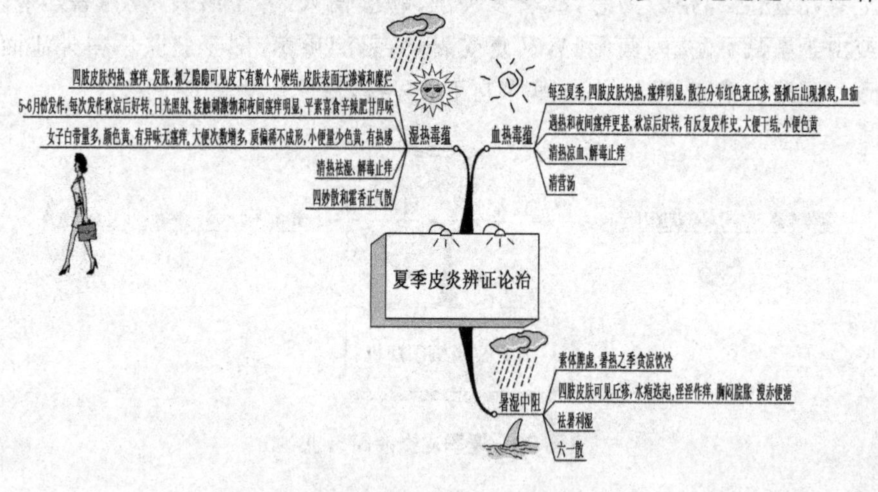

图24 夏季皮炎辨证论治

痒，胸闷脘胀，溲赤便溏，舌淡苔白或白腻，脉濡数。治以祛暑利湿，方以六一散加味（见图24）。

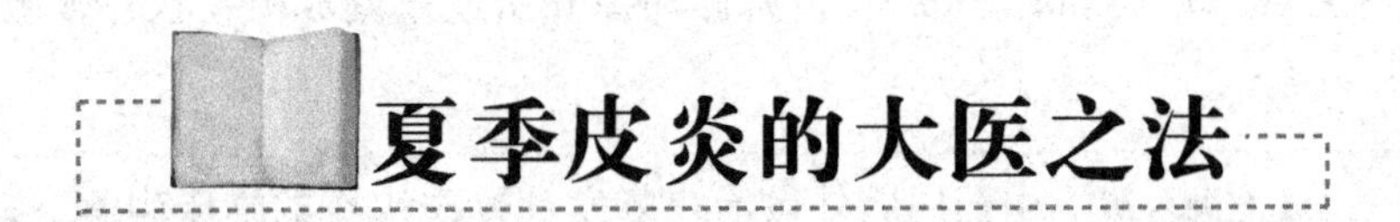

夏季皮炎的大医之法

大医之法一：清热凉血解毒方

搜索

（1）郑碧桃验方

①药物组成：水牛角15g，生地黄30g，金银花10g，连翘15g，玄参15，丹皮15g，赤芍药15g，紫草皮20g，乌梅20g，生山楂20g，益母草30g，炒苡仁30g，炒白术15g。

功效：清热凉血，解毒止痒。

主治：夏季皮炎属血热毒蕴型。

用法：共2剂，水煎服，每剂煎3次共600ml，分6次服用。

②药物组成：苍术15g，生苡仁30g，黄柏15g，川牛膝20g，藿香15g，苦参15g，白鲜皮15g，佩兰15g，赤芍药15g，土茯苓30g，生地黄15g，白术15g，芡实30g，乌梅15g，紫草皮15g，益母草20g。

功效：清热祛湿，解毒止痒。

主治：夏季皮炎属湿热毒蕴型。

用法：共3剂，每剂煎3次共600ml，分6次服。

［郑碧桃．夏季皮炎的诊治体会．攀枝花学院学报，2009，26（6）：86－87.］

（2）王仁荣验方

药物组成：①内服：黄芩10g，黄柏10g，黄连10g，生地10g，丹皮10g，栀子10g，连翘30g，紫草10g，玄参10g，蒺藜30g，生甘草12g；②外用：枯矾50g，芦荟50g，三黄片20片。

功效：清热除湿，凉血解毒，祛风止痒。

主治：夏季皮炎属湿热偏盛型。

用法：①内服：每2日一剂，水煎，每日服3次，每次150～200ml；②外用：枯矾50g，芦荟50g，三黄片20片碾粉凉开水适量调成稀糊状外敷患处，每日3次。

[王仁荣，等．中药内服外敷治疗复发性夏季皮炎的临床观察．四川中医，2006，24(4)：71－72.]

大医有话说

郑碧桃认为本病或由素禀血热之体，又受夏季暑热外侵，致血热毒邪内蕴透达肌肤而发疹，或平素嗜食辛辣、肥甘厚味之品，脾失健运，水湿内生，郁而化热，又外受夏季暑湿致湿毒内蕴，发于肌肤。故将本病分为血热毒蕴、湿热毒蕴两型。前者治疗上侧重于清热凉血，解毒止痒，方用清营汤加减。其中水牛角、生地黄、玄参、丹皮取其凉血解毒功效，金银花、连翘取其清热解毒功效，赤芍药、益母草取其凉血活血功效，配合紫草皮、乌梅、生山楂生津养阴抗过敏，另为防止诸药过于寒凉伤胃和助湿，配炒苡仁、炒白术以健脾除湿。全方共奏清热凉血、解毒止痒功效。后者治疗上当以清热祛湿、解毒止痒为主，方选四妙散清热活血除湿，藿香正气散化暑湿，既清内蕴湿热，又祛暑湿外邪；其中苍术、黄柏清热祛湿，川牛膝、赤芍药、生地黄凉血解毒；苦参、白鲜皮、土茯苓燥湿止痒；藿香、佩兰芳香化暑湿；生苡仁、白术、芡实健脾止泻，除湿止带，加用益母草活血又利尿，使毒邪有所出处。全方共奏清热除湿、解毒止痒功效。

王仁荣强调患者素体湿热偏盛是本病发生的内因，夏季高热气温为其外因，内外合病，热毒发于皮肤是该病病机之关键，治宜清热燥湿，凉血解毒，祛风止痒。方中黄连、黄芩、黄柏、栀子清热燥湿，泻火解毒；生地、丹皮、紫草清热凉血解毒；重用连翘、生甘草助前药清热解毒治其本；重用蒺藜祛风止痒治其标；玄参、生地清热凉血。既泻无根之火，又防苦燥伤阴之弊。诸药合用，标本同治，更配枯矾、芦荟、三黄片外敷患处，内外兼治，直达病所，疗效更著。

大医之法二：清暑利湿方

搜索

(1)王微验方

药物组成：六一散 18g，黄柏、苍术、陈皮各 10g，地肤子 15g，苦参 10g，白鲜皮 15g。

功效：祛暑利湿。

主治：夏季皮炎暑热夹湿、蕴蒸肌肤型。

加减：伴见身热汗出、心烦口渴、小便短赤、舌红苔黄腻、脉滑数者，加牡丹皮、地榆、马齿苋；若兼见胸闷脘胀、溲赤便溏、舌淡苔白或白腻、脉濡数者，加藿香、佩兰、半夏、茯苓。

用法：每日 1 剂，水煎至 300mL，早、晚分 2 次冲服六一散。外涂以炉甘石洗剂，每日 3～6 次。

[王微，等．加味六一散治疗夏季皮炎临床观察．辽宁中医杂志，2005，32(11)：1159.]

(2)贾金涛验方

药物组成：连翘 15g，天花粉 15g，赤芍 15g，滑石 20g，黄柏 15g，泽泻 15g，车前子 15g，淡竹叶 12g，薄荷 15g，牡丹皮 15g，蝉蜕 12g，苦参 30g，生甘草 6g。

功效：清热解暑，除湿止痒。

主治：夏季皮炎暑湿热盛、客于肌肤型。

加减：并发疖疮者加蒲公英 30g、金银花 20g；皮疹广泛者加土茯苓 30g，白花舌蛇草 30g；皮色红者加生地黄 15g，紫草 15g；瘙痒明显者加白鲜皮 30g，威灵仙 15g、僵蚕 15g。

用法：每日 1 剂，水煎服，每日 3 次，饭前服用。同时配合复方吲哚美辛酊外擦，每日 2～3 次。

[贾金涛．中西医结合治疗夏季皮炎 65 例．中华实用中西医杂志，2008，21(21)：1635.]

(3)李菁验方

药物组成:蛇床子、威灵仙、苦参、当归尾若干。

功效:清热除湿,活血祛瘀。

主治:夏季皮炎暑热夹湿、蕴蒸肌肤型。

用法:外用。①急性期:将上述诸药等份,加水煎成汤剂,趁热将6层纱布浸湿药液,以不滴水为度,敷贴于患处30分钟。每日一次,连续3天,3天为一疗程。②慢性期:将煎好的药液放入超声雾化器内,对患处进行冷喷治疗。每日一次,连续7天,7天为一疗程。配合口服开瑞坦片10mg,每日一次。外用尤卓尔软膏,每日两次,治疗时间为10天。

[李菁.蛇床子汤外用治疗81例皮炎湿疹的临床观察.数理医药学杂志,2009,22(5):546-547.]

大医有话说

以上诸家皆认为本病多为暑湿之邪郁蒸,客于肌肤所致,故当以清暑利湿为治疗大法。王微方中选用六一散(滑石6∶甘草1),出自《伤寒标本》,功效祛暑利湿,主治暑热夹湿之证。方中滑石味淡性寒,质重而滑,功善渗湿清热;甘草既清热和中,又缓滑石之寒滑太过,二药配合,清暑利湿,使暑湿之邪从下而泄,为治疗暑湿证的代表方剂。加用二妙散(黄柏、苍术)清热燥湿,以治偏于下焦之湿热,使湿去热清;陈皮理气,气化则湿亦化;苦参、地肤子、白鲜皮共奏除湿止痒之功。兼湿热内蕴者,加牡丹皮、地榆、马齿苋以清热除湿凉血;兼脾虚湿盛者,加藿香、佩兰、半夏、茯苓以芳香化浊,健脾祛湿。贾金涛方中连翘、天花粉、黄柏、赤芍、牡丹皮清热消暑,解毒凉血;淡竹叶、薄荷、蝉蜕疏风清热;滑石、泽泻、车前子、苦参化湿止痒。全方配伍共奏清热解暑、除湿止痒之效。同时外擦复方吲哚美辛酊,该药具有抗炎、脱敏、防晒等作用,对夏季皮炎有较好疗效。中药内服既能对因,西药外用又可对症,内外合用,标本兼治,故临床能收到满意疗效。李菁认为红斑、丘疹、水疱、糜烂等为风、湿、热征象,故以祛风、利湿、清热、凉血为主要治则。中药蛇床子有抗变态反应作用,祛风止痛;苦参清热除湿、祛风杀虫;威灵仙祛风除湿;当归尾活血祛瘀。蛇床子汤主要是抗变态反应作用,祛风止痛,清热除湿,活血祛瘀,药液的湿敷还可以减少糜烂及渗出。

第13章 中医疗法对抗多形性日光疹，还你健康美肤

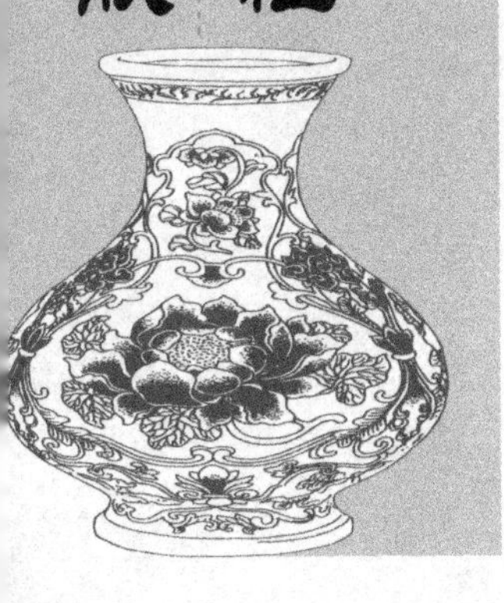

多形性日光疹，属中医学“日晒疮”范畴，是一种常见的、特发性、急性间歇性发病的皮肤对日光照射后发生的迟发型超敏反应。本病发病有明显的季节性，一般春夏季加重，秋冬季减轻，多见于中青年女性，好发于暴露部位（如面部、颈后、颈前V形区、手背和前臂伸侧），常于日晒后出现成群瘙痒性损害，潜伏期为2小时～5天，皮损形态多样，为红斑、丘疹、风团或水疱等，可分为斑块型、多形红斑型、湿疹型和痒疹型四型。但就某一患者而言，皮疹形态常为单一性，以小丘疹及丘疱疹最多见。皮损与日光照射密切相关，每在照射后皮损加重，痒感加剧，适当避光即可好转。皮损常反复发作，日久可呈苔藓样变，色素加深，秋季以后可逐渐减轻或消退，来年春季再发，可持续多年。

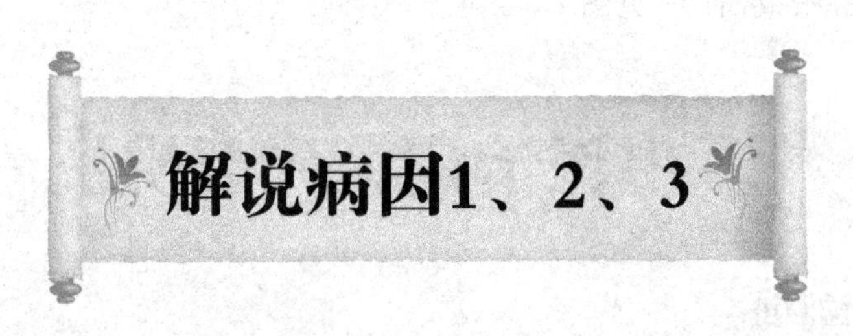

解说病因1、2、3

1. 禀赋不耐

禀赋不耐，皮毛腠理不密，复受阳光照射，阳光之热邪与体内久蕴湿热搏结，阻于肌肤，因而发病。

2. 水湿内蕴

机体脾虚，水湿不化，蕴久化热，湿热内生，外受阳光毒热之邪，内外合邪而成湿毒，郁于肌肤而成。

3. 血热壅盛

素体血热，复受暑热之毒邪，入血，郁而化热，致血热壅盛，壅滞于肌肤而成。

中医认为，本病的病因病机主要为外感热毒，湿热蕴结。先天禀赋不

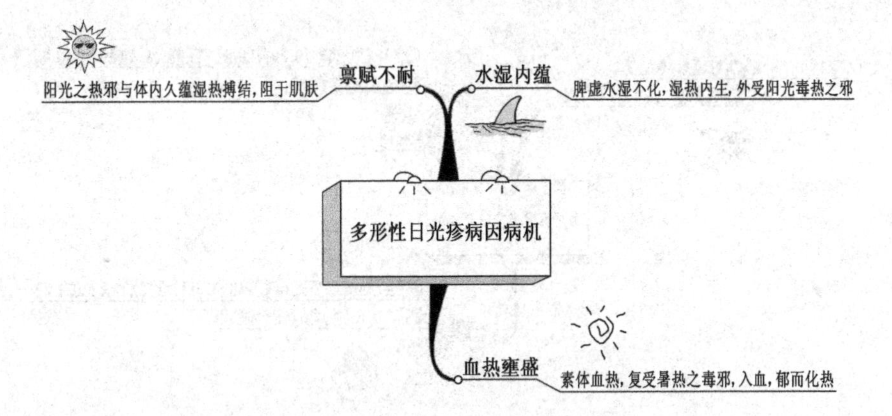

图25　多形性日光疹病因病机

耐，或脾失运化，湿热内蕴，春夏季皮毛腠理不密，外受阳光毒热之邪，内外之邪相搏，郁于肌肤而致病，毒热侵肤故见红斑灼热，湿热蕴肤不得疏泄，故可见皮肤肿胀、水疱等（见图 25）。

中医治病，先要辨证

1. 湿热蕴阻证

暴露部位的皮肤初起红斑、丘疹，继则在潮红皮肤上出现丘疱疹、水疱，集簇成片，甚至糜烂、渗出，久则结痂、脱屑，自觉瘙痒；伴食欲不振，神疲肢倦，舌质略红，苔微黄或腻，脉沉濡或滑数。治以清热利湿，方以利湿清热方加减。

2. 血热壅肤证

暴露部位的皮肤潮红，逐渐出现红斑，边界清晰，略高出皮肤，亦可见针头至绿豆大的红丘疹，集簇成片，对称分布，自觉瘙痒；时有口干喜饮，大便正常或偏干，小便短黄，舌质红，苔薄黄，脉数。治以清热凉血，方以皮炎汤加减。

3. 脾虚血燥证

暴露部位的皮肤红肿伴角化浸润肥厚的斑片，脱屑，伴纳呆，便溏，舌质淡，苔白腻。治以散风清热，凉血益气，活血化瘀，方以健脾润肤汤加减（见图 26）。

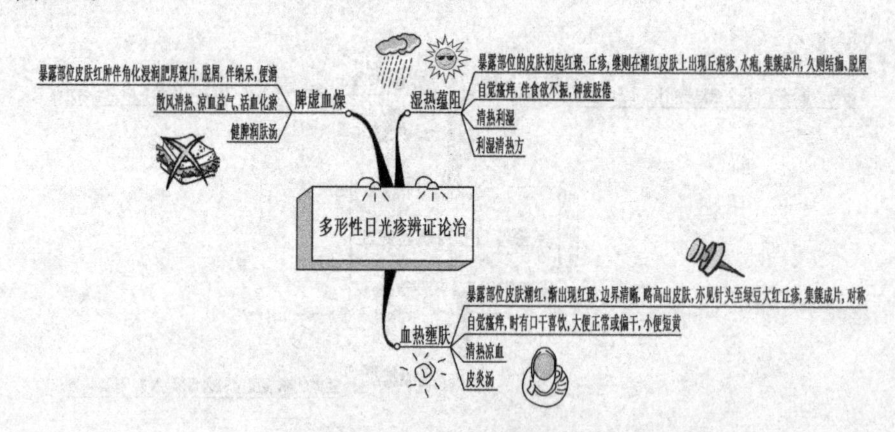

图 26　多形性日光疹辨证论治

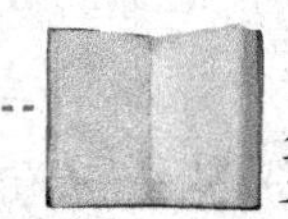

多形性日光疹的大医之法

大医之法:清热解毒方

搜索

(1)施天宁验方

药物组成:酒炒黄芩10g,酒炒黄连10g,牛蒡子12g,连翘12g,板蓝根15g,薄荷10g,白僵蚕10g,玄参15g,升麻10g,甘草6g,丹皮10g,木通10g,车前30g。

功效:清热解毒,疏风利湿,凉血散瘀。

主治:多形性日光疹属热毒挟风型。

用法:每天1剂,水煎分3次服用。

[施天宁,等.普济消毒饮加减治疗多形性日光疹54例.中国中西医结合杂志,1998,18(10):630-631.]

(2)许金林验方

药物组成:石膏30g,知母15g,生地15g,丹皮10g,赤芍10g,竹叶6g,金银花10g,连翘10g,蝉衣6g,地骨皮15g,生甘草10g。

功效:清热凉血,解毒化斑。

主治:多形性日光疹属腠理不密、热毒内侵型。

用法:水煎分服,每天1剂。

[许金林.皮肤病验案3则.四川中医,2007,25(11):88-89.]

大医有话说

以上两医家均强调热毒是发病的关键,在治疗中均以清热解毒为大法。施天宁认为本病病机应为阳光之热毒挟风,袭于肌肤,与久蕴之湿热搏结于腠理而致本病。故治则应定为清热解毒、疏风利湿、凉血散风三方面，方选普济消毒饮加减，源出于《东垣十书》，具有清热解毒、疏风消肿的作用。黄芩、黄连清泻上焦心肺之热毒；辅以牛蒡子、连翘、薄荷、僵蚕以疏散上焦头面之风热；板蓝根、丹皮凉血化瘀；木通、车前子清热利湿；使以升麻、柴胡升阳散火，发散郁热，并协助诸药上达头面。诸药合用共奏清热解毒、疏风利湿、凉血散瘀之功。许金林认为本病是由于禀赋不耐，腠理不密，时遇热毒内侵，迫于营分，症见颜面水肿性红斑，伴灼痛微痒。其因诚如《洞天奥旨》中所言："日晒疮乃夏天酷烈之日曝而成者。必先疼后破，乃外热所伤，非内热所损也。"故方选中医皮肤病专家朱仁康经验方皮炎汤加味，方中生地、丹皮、赤芍清营凉血，散瘀化斑；石膏、知母清泄肺胃之热以败热毒；银花、连翘、竹叶辛凉透发；生甘草解毒和中；加蝉衣、地骨皮，二者一为蝉科昆虫黑蚱羽化时的脱壳，一为匣科植物枸杞的根皮，用于方中取以皮达皮之意，与他药共奏清营凉血、解毒化斑之功。

(3)任众验方

药物组成：野菊花10g，赤小豆20g，大青叶15g，连翘10g，青蒿10g，白茅根30g，石膏15g，蒲公英10g，牡丹皮15g，甘草6g。

功效：凉血解毒，清热除湿。

主治：多形性日光疹属湿热内蕴、外受阳毒型。

加减：水疱密集、糜烂加马齿苋、苍术各10g；皮损肥厚、苔藓化加桃仁9g，鸡血藤30g；痒甚加白鲜皮30g，苦参15g；高热加羚羊角粉0.6g或水牛角粉10g吞服；热盛伤阴加生地黄、天花粉、沙参各15g。

［任众．抗敏汤治疗多形性日光疹30例．河北中医，2005，27(10)：738.］

(4)匡德芳验方

药物组成：白茅根30g，生石膏30g，生地15g，丹皮15g，连翘15g，大青叶15g，车前子15g，薏苡仁30g。

功效：清热除湿，解毒凉血。

主治：多形性日光疹属湿热内蕴型。

加减：伴有目赤红肿者加地丁、野菊花；伴有身热口渴者加桑叶、天花粉、芦根等；若见水疱及糜烂渗出者加苍术、马齿苋等。

用法：每日一剂，连服2周，共14剂，停药一周，不愈者再服7剂。

［匡德芳．清热除湿汤治疗日光性皮炎15例疗效观察．牡丹江医学院学报，2001，22(3)：66］

(5)延晓伟验方

药物组成：青蒿、生地、玄参、白茅根、紫草、大青叶各30g，丹皮、地肤子、银花、野菊花、生薏米、地骨皮各15g，茵陈20g。

功效：清热，除湿祛风，凉血解毒。

主治：多形性日光疹属血热生风、湿热内蕴型。

加减：红斑型加生石膏30g；湿疹型（皮损呈苔藓样变）及痒疹型加丹参15g，秦艽、蜈蚣、乌蛇各10g，白鲜皮9g。

［延晓伟．中药治疗多形性日光疹102例．陕西中医，2010(3)：320－322.］

大医有话说

多形性日光疹属中医学"日晒疮"范畴。如《洞天奥旨》记载："日晒疮，乃夏天酷烈之日曝而成者也，必先疼后破，乃外热所伤，非内热所损也。"本病多由禀赋不耐，皮毛腠理不密，复日光曝晒，外受阳毒，热不得外泄，湿热内蕴，内外邪气相搏，郁阻于肌肤而成。以上诸位医家均强调湿热内生为本病发病之本，在治疗上均以清热利湿解毒法为主。白茅根、银花、连翘、蒲公英等均为清热解毒之品；赤小豆、地肤子、车前子、薏苡仁、茵陈等均为清热利湿之品；毒热易迫血妄行，故常佐以生地、丹皮、紫草等活血凉血之品。任众方中白茅根、石膏、牡丹皮清热凉血；野菊花、大青叶、连翘、蒲公英清热解毒；青蒿清热解暑；赤小豆除湿利水；甘草和中解毒。诸药合用，共奏凉血解毒、清热除湿之效。匡德芳方中除应用清热解毒药（白茅根、连翘、大青叶）、清热凉血化瘀药（生地、丹皮、生石膏）外，还重用薏苡仁，配以车前子健脾利湿。诸药合用，共奏清热解毒、除湿止痒之功。延晓伟认为本病系由于禀赋不耐，皮毛腠理不密，或脾失运化，湿热内蕴，外受阳光毒热之邪和风邪，血热生风或与内蕴湿热相搏结，郁于肌肤而发。因此治则应以清热、除湿祛风、凉血解毒为主。青蒿为方中君药，味苦性寒，善清暑邪，宣化湿热；生地、白茅根、玄参、丹皮、地骨皮清热凉血；紫草、地肤子、银花、野菊花、生薏米、大青叶清热解毒。现代药理研究发现，其有效成分青蒿素有抗光敏、抗辐射及调节免疫功能的作用；紫草、生地有消炎、抗过敏作用，其水提取液对组胺引起的毛细血管通透性增加有明显抑制作用；银花、丹皮还具有明显的抗菌消炎作用。蜈蚣、乌蛇通络祛风止痒，茵陈、白鲜皮清利湿热兼以止痒。红斑水肿型加生石膏以清气分热，生石膏、青蒿，一清邪热，一清虚火，二者相佐。湿疹型（皮损呈苔藓样变）、痒疹型加丹参、秦艽以活血祛风止痒。以上几种中药对免疫系统有调节作用，使疗效得以平稳和持久。

(6)黑玉英验方

①药物组成：生地15g，白茅根20g，生石膏30g，丹皮10g，地骨皮10g，银花15g，连翘15g，大青叶15g，茵陈15g，青蒿15g，花粉15g，薏米30g，甘草10g。

功效：清热解毒凉血。

主治：多形性日光疹属血热壅肤型。

加减：瘙痒甚者加刺蒺藜、白芷；口干渴加麦冬、玉竹；小便黄加木通。

②药物组成：生地30g，黄芩10g，龙胆草10g，茯苓10g，泽泻10g，车前子10g，木通6g，六一散10g，茵陈12g，青蒿12g，薏米30g。

功效：清热利湿解毒。

主治：多形性日光疹属湿热蕴结型。

加减：若水疱密集或糜烂加马齿苋；若食欲不振，加藿香、绿豆衣。

③药物组成：生地15g，青蒿15g，苦参10g，茯苓11g，生栀15g，生芪12g，玄参12g，银花12g，茵陈15g，白花蛇舌草15g，当归15g，红花15g，赤芍12g，柴胡15g，淡竹叶10g，五味子15g，荆防各12g，甘草6g。

［黑玉英，等．中药治疗多形性日光疹．内蒙古中医药，2007，26(3)：11—12.］

大医有话说

多形性日光疹属于光变态反应，表现为皮肤红肿、风团或丘疹、水疱、糜烂、结痂和脱屑，病变与日光照射密切相关。每于日光照射，皮损明显加重，瘙痒加剧，适当避光后则有好转。病程长久，反复发作，可持续数月。中医认为，起病多为禀赋不耐，皮毛腠理不密而易于受邪，或脾失运化，湿热内蕴，外受夏季阳光毒热之邪。内外合邪使湿热毒邪不得外泄，郁于肌肤而成。中医在治疗上报据皮损状况及病程长短和伴随症状，灵活辨证分型治疗。黑玉英将本病分为三期进行辨证治疗，热毒较盛、红疹密集的初期，以清热解毒凉血止痒为主，选药以石膏、金银花、连翘、大青叶、白茅根、生地、丹皮、赤芍等。在病邪缠绵期间，湿热壅郁，肌肤功能失利，皮损出现水疱、糜烂、渗出，需清热利湿以去缠绵之邪，方药则以龙胆泻肝汤为主。若出现皮损角化浸润肥厚之象，说明湿热之邪日久伤脾，或素体脾虚而复染湿热之疾，则需在清热利湿、凉血散瘀之时不忘加入健脾气之品，脾健则运湿，使久留湿热之邪随药而去。

(7)吕学业验方

药物组成：马齿苋 50g，苦参 30g，野菊花 30g，甘草 20g。

功效：清热除湿、解毒、凉血消斑。

加减：以斑块样皮肤损害为主症者，加大黄 20g，赤芍 10g，以加强凉血活血、祛瘀消斑之力。以多形红斑样皮肤损害为主症者，加防风 10g，地肤子 15g，蝉衣 10g，以加强祛风燥湿止痒之力。以湿疹样皮肤损害为主症者，加黄柏 10g，黄芩 10g，以加强清热除湿作用。以痒疹样皮肤损害为主症者，加白鲜皮 15g，蛇床子 15g，丹参 15g，栀子 10g，以加强祛风止痒、活血散瘀功效。

用法：加水 500～1000ml，水煎后外用。根据病变情况及皮肤损害面积大小，在涂擦中药汁之前，先将皮肤病变部位用温开水清洗，再以消毒棉签蘸取 75%乙醇消毒 2～3 遍，然后用消毒手指并蘸取食醋盐颗粒（取市售食醋 10～30ml，将食醋内加入粉洗盐 5～15g 不等，进行混合）轻轻不断反复搓擦按摩患处，直到患处瘙痒感觉减轻舒适，皮肤轻度充血发红为止，每日 3 次。对大面积红斑、糜烂、渗出、水肿的急性光感性炎症性皮肤病，自觉瘙痒难忍、灼痛感明显、伴全身症状者，用食醋盐颗粒外涂、按摩搓擦患处，以 0.9%生理盐水冲洗破损面后，以消毒纱布块蘸取苋菊苦甘汤中药汁浴洗、涂擦、湿敷患处。

[吕学业，等．苋菊苦甘汤外敷治疗多形性日光疹 34 例疗效观察．宁夏医学杂志，2007，29(8)：746－747.]

大医有话说

结合本病病因病机，吕学业将本病分为血热瘀阻、风热挟湿、肝胆湿热、肝郁血瘀四证，故治宜用清热、除湿、解毒、凉血、消斑为法。治疗方法中的食醋含有20%～30%不等的醋酸，入肝经，可行经通络、活血软坚散瘀。粉洗盐颗粒通过醋调后，在患处搓擦按摩，能起到抑菌、止痒、收敛等功效。苋菊苦甘汤中的马齿苋解毒消炎、去湿止痒，野菊花清热解毒、凉血消肿，苦参清热除湿、祛风止痒、调节免疫，甘草调和诸药性，并解毒消肿、解痉镇痛、抗过敏、调节免疫等。辨证加味后，共奏清热解毒、除湿止痒、消肿止痛、凉血消斑之功。他指出该方具有抗菌、消炎、解热、安抚、镇痛、解痉、镇静、抗过敏、止痒、抗紫外线辐射、免疫调节等作用，能更好地促进汗腺正常分泌，增强皮肤血液循环，促进皮肤病变组织的吸收愈合。

第14章 疖病虽小隐患多，名医帮你治好它

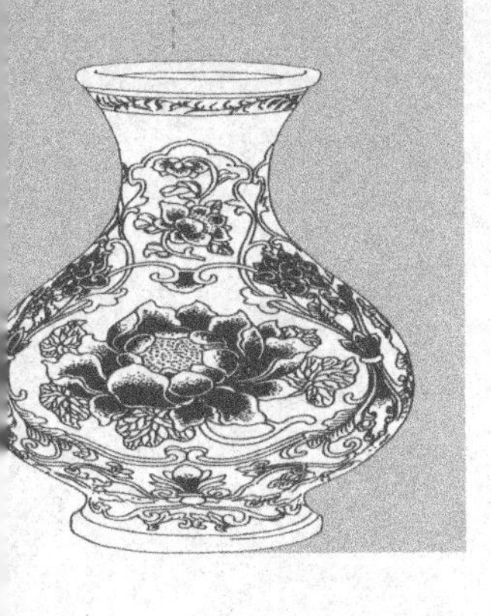

疖系毛囊深部及周围组织的化脓性感染。好发于头面部、颈部和臀部。皮损初起为毛囊性炎性丘疹，基底浸润明显，以后炎症向四周扩展，形成坚硬结节，伴红肿热痛，数天后中央变软，有波动感，顶部出现黄白色点状脓栓，脓栓脱落后有脓血和坏死组织排出，以后炎症逐渐消退而愈合。疖多为单发，若数目多且反复发生，经久不愈，则称为疖病，多见于免疫力低下患者。

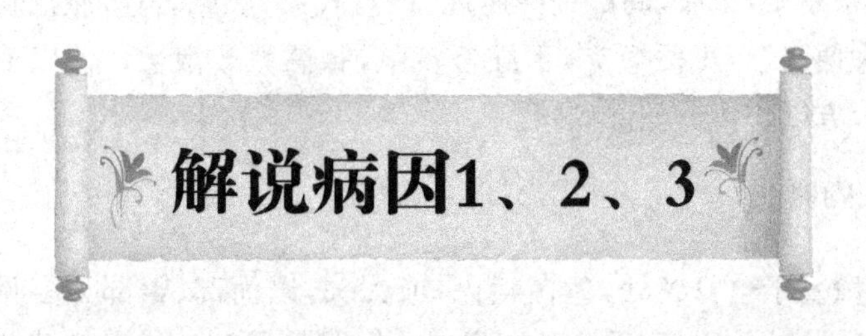

解说病因1、2、3

疖病多由金黄色葡萄球菌感染所致。中医学认为，过食膏粱厚味、辛辣炙煿之品，致脾失健运，内郁湿火；外感风热邪毒，蕴阻肌肤，致气血凝滞，痰湿结聚而成小疖；或禀赋不耐，感受沥青之毒，加之日光热毒，结聚皮肤而成（见图 27）。

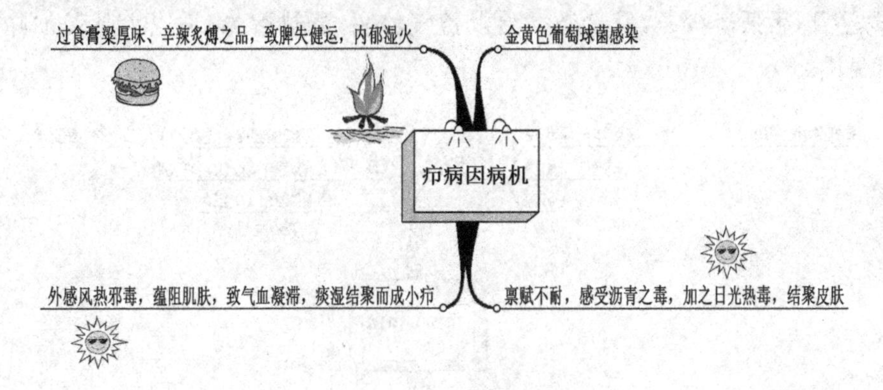

图 27　疖病因病机

中医治病，先要辨证

1. 卫气不固证

疖肿反复发作，根盘较小，微红，中央色白，常畏风自汗，易患感冒，舌淡红，苔薄白，脉浮。治以调和营卫，补气固表，方以玉屏风散加减。

2. 湿热蕴结证

好发于躯干、下肢，局部红肿疼痛，根盘收束，成脓较速，脓出黄稠，伴口苦烦渴，大便秘结，小便短赤，舌红苔黄腻，脉濡数或滑数。治以清热利湿，消肿止痛，方以防风通圣散加减。

3. 痰浊内盛证

疖肿散发于全身各处，色白，有头或无头，以面部、臀部为多见，体形肥胖，动则气喘，纳差脘闷，舌淡胖有齿痕，苔白腻，脉沉。治以健脾化痰，兼清热活血，方以二陈汤加味。

4. 气阴两虚证

溃脓、收口时间较长，脓水稀薄，伴口渴唇燥，多饮善饥，神疲乏力，或低热盗汗，舌质淡少苔，脉细数。治以益气养阴，清热解毒，方以生脉散加味（见图 28）。

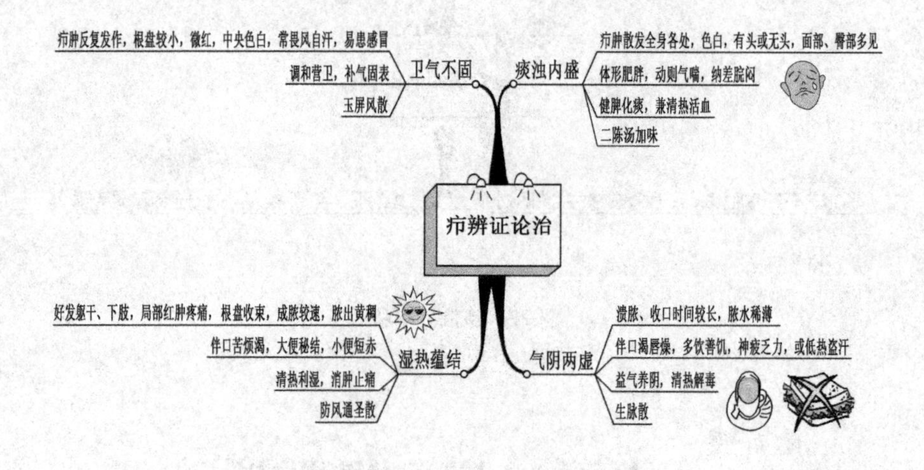

图 28　疖辨证论治

疖的大医之法

大医之法一：清热解毒消肿方

搜索

(1)王惠兴验方

药物组成：半枝莲、斑叶兰鲜全草各2株，重3～5g。

功效：清热解毒，消肿解痛。

主治：鼻疖(热毒积聚鼻部型)。

用法：清水洗净，捣烂如泥，加入75%乙醇适量，氮酮两滴拌匀，敷在疖肿表面最隆起部，每隔4小时更换1次，以3天为一个疗程。

[王惠兴．半枝莲与斑叶兰外敷治疗鼻疖36例．中医外治杂志，2001，10(6)：52.]

(2)黄志华验方

药物组成：天仙子15g，黄连20g，大黄50g，蜈蚣10条，栀子50g。

功效：清热解毒，散结通络。

主治：疖病热毒壅盛型。

用法：将上药加入75%乙醇200ml中，浸泡1天，再加入猪胆汁200g，搅匀备用，将浸出液涂于患处，一天4～6次，脓出涂疮面周围。

[黄志华．中药外涂治疗疖外痈45例．中医外治杂志，2003，12(6)：53.]

(3)蔡文科验方

药物组成：金银花、连翘各30g，黑山栀子、黄芩、陈皮、贝母各10g，穿山甲、皂角刺、生地、蒲公英各12g，紫花地丁、马齿苋各15g。

功效：托毒，排脓，消肿。

主治:疖肿热毒蕴肤型。

用法:每日一剂,水煎服,分早、晚服,药渣可在局部湿敷,5天一个疗程。

[蔡文科,等. 中西医结合治疗疖肿28例. 四川中医,2000,18(8):52.]

大医有话说

上述诸症多见于体实之青壮年,临床多表现为热毒蕴结证。王惠兴治疗鼻疖以半枝莲、斑叶兰两药合用,取其清热解毒、消肿解痛之效。据现代药理研究,半枝莲对金黄色葡萄球菌、福氏痢疾杆菌、伤寒杆菌、绿脓杆菌、大肠杆菌均有抑制作用;本药加入酒精能使蛋白凝固变性而起杀菌作用;氮酮为新型高效透皮促进剂,一般在低溶度时,能增强药物的透皮作用,达到增强治疗效果的目的。黄志华方中用蜈蚣善走能散,攻毒散结通路;猪胆汁、天仙子、黄连清热解毒;栀子、大黄清热消肿止痛;大黄有广谱抗菌、排脓消肿的作用。上药合而用之,具有清热散结、化腐生肌、化瘀止痛之功。蔡文科方中金银花、连翘有"疮家圣药"之称,具有很强清热解毒功效,二药对多种细菌如金黄色葡萄球菌、痢疾杆菌、伤寒杆菌、变形的溶血性链球菌、肺炎双球菌等有较强的抗菌作用。穿山甲、皂角刺活血化瘀、消肿、排脓、杀虫,据现代药理研究,穿山甲可增强机体白细胞,从而提高自身免疫力;紫花地丁、马齿苋、栀子、生地清热解毒,凉血杀虫,消肿收敛;贝母、陈皮清热化痰,消肿散结,理气通络。

大医之法二:活血解毒方

搜索

(1)张小燕验方

药物组成:大黄12g,丹皮15g,桃仁15g,冬瓜仁12g. 赤芍、银花、菊花各15g,蝉蜕12g,甘草10g。

功效:疏风清热解毒,凉血活血,化瘀止痛。

主治:暑疖(暑热季节、热毒蕴蒸型)。

用法:每日一剂,分3次内服,其药渣再煎外洗患处,每日3次,7剂为一个疗程。

［张小燕．大黄牡丹皮汤治疗疮疖56例．实用中医药杂志，1998，14(12)：9.］

(2)袁乐洪验方

药物组成：生黄芪24g，当归10g，炒甲珠18g，川芎10g，皂角刺10g，赤芍10g，红花10g，生甘草6g。

功效：活血化瘀，补气托毒。

主治：多发性疖病(久病瘀阻脉络型)。

加减：发于下部者加牛膝；发于面部者加僵蚕，重用川芎。

用法：水煎服，每日一剂。

［袁乐洪．透脓散治疗多发性疖病．中华现代临床医学杂志，2004，2(5A)：601.］

(3)陶欣验方

药物组成：生大黄，冰片。

功效：清火泻火，活血消痈。

主治：外耳道疖(热毒上攻、气血瘀滞型)

制法及用法：由4份生大黄、1份冰片制成粉剂后，用石蜡油调匀浸透棉条后外敷于外耳道，每天更换1次，5天为一个疗程。

［陶欣，等．冰黄散治疗外耳道疖的临床观察．湖南中医学院学报，2000，20(4)：62.］

大医有话说

大黄牡丹皮汤原系肠痈方，功专泻热破瘀，散结消痈。根据“肺与大肠相表里，肺主皮毛”的指导思想，张小燕采用本方治疗疮疖，意在疏风清热解毒，凉血活血，化瘀止痛，故治里可达外，内消促外散，邪从内外分消。方中大黄泻火泄热解毒，丹皮凉血散瘀，为主药；桃仁、赤芍助主药活血破瘀，为辅药；银花、菊花清热解毒消肿，且有轻宣疏散之效；蝉衣疏散风热，透疹止痒，为佐药；甘草清热解毒，调和诸药，为使药。其药渣煎汤外洗以清洁皮肤，疏散蕴毒，邪从腠理出，故疮疖可愈。袁乐洪根据多发性疖病缠绵难愈的特点，依据久病入络多瘀的理论，重在活血化瘀，治疗每获疗效。方中在应用活血类药物的同时，重用生黄芪以补气托毒外泄，甲珠以活血化瘀，使血行毒散，瘀祛毒尽而病愈。陶欣认为外耳道疖系风热毒邪上攻耳窍，致耳道气血瘀滞、血肉腐败而成。冰片能上清火通窍，善治火热郁闭、火热上攻诸症；大黄苦寒，具清火通便、消痈散肿、活血燥湿之功；二者合用有清热泻火、活血消痈作用。

大医之法三：养血滋阴方

搜索

张翠月验方

药物组成：当归15g，赤芍、山甲、金银花、皂刺各12g，熟地20g，丝瓜络、生黄芪各30g。

功效：养血滋阴，活血通络，排脓消肿。

主治：疖病阴血亏虚型。

加减：大便燥结者加大黄9～15g；小便赤涩者加木通15g；心烦急躁者加焦栀子10g；舌苔白腻明显者加生薏米30g。

用法：每日一剂，水煎分2次服，10天为一个疗程。

[张翠月．自拟养血活血通络解毒汤治疗疖病36例．2003，21(8)：76－77.]

大医有话说

张翠月认为本病以湿火郁结、气血凝滞、脉络不通、肉腐血败为病理基础，以脓液形成为其表现，以阴血亏虚为必然结果，故治法应以养血活血通络为主。方中熟地、当归滋阴养血，加入熟地，取“久病入肾”之旨，且肾藏精，精血互化以助血生，同时滋阴而清热；赤芍、丝瓜络活血通络；生黄芪、山甲、皂刺托毒排脓，活血通络，消肿生肌；金银花清热解毒，消散痈肿，为治疮疡之要药。诸药合用，养血滋阴，活血通络，排脓消肿，符合本病病机特点。现代药理研究表明：黄芪、当归、赤药能提高机体抗病能力及修复能力，促进局部血液循环，改善微循环，增加组织灌流量；山甲、皂刺能很好地消除淤积的炎性分泌物，改善微循环；金银花具有较强的清热解毒作用，能增强网状内皮细胞吞噬功能，促进淋巴细胞的转化而调节机体的免疫反应，从而具有很强的抗菌、杀灭病毒、消炎止痛作用。

第15章 中医治痈，消肿排毒缺一不可

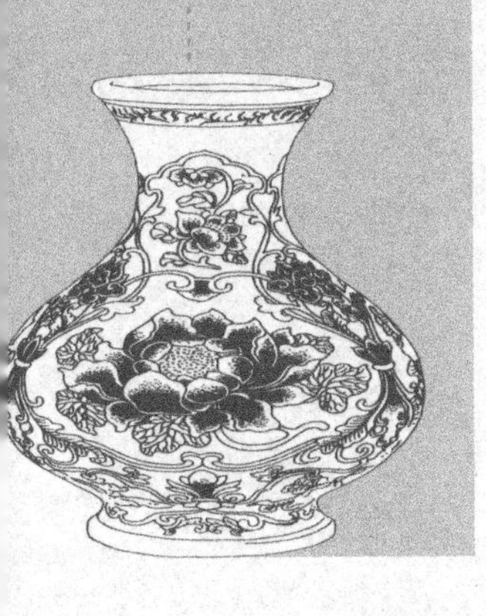

痈有“内痈”与“外痈”之分，内痈在脏腑，外痈在体表，本文只讨论外痈。外痈相当于皮肤浅表脓肿、急性化脓性淋巴结炎等，系多个相邻毛囊及毛囊周围炎症相互融合而形成的皮肤深层感染，好发于颈、背、臀和大腿等处。皮损初起为弥漫性炎性硬块，表面紧张发亮，界限不清，迅速向四周及皮肤深部蔓延，继而化脓，中心软化坏死，表面出现多个脓头及脓栓，脓栓脱落后留下多个带有脓性基底的深在性溃疡如蜂窝状。可伴局部淋巴结肿大和全身中毒症状，亦可并发败血症。本病因发病部位不同而名称各异，如颈痈、乳痈、背痈等。

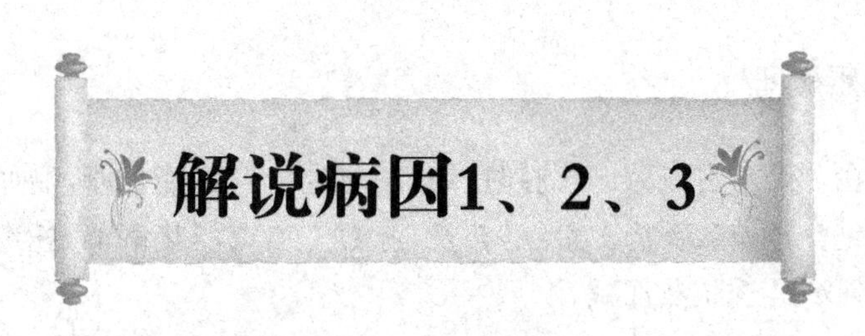

1. 外感火毒

外感火毒之邪，毒邪凝聚于肌表，致使气血凝滞而发病。

2. 饮食不节

过食膏粱厚味，温热火毒内蕴，邪毒壅聚，致使营卫不和，经络阻塞，气血凝滞而成。

上述各种原因，均可导致气机运行失常，也会影响血行通畅，从而邪热阻于皮肉之间，聚而成形，发为痈肿。故《黄帝内经》曰："营气不从，逆于腠理，乃发痈肿。"（见图 29）

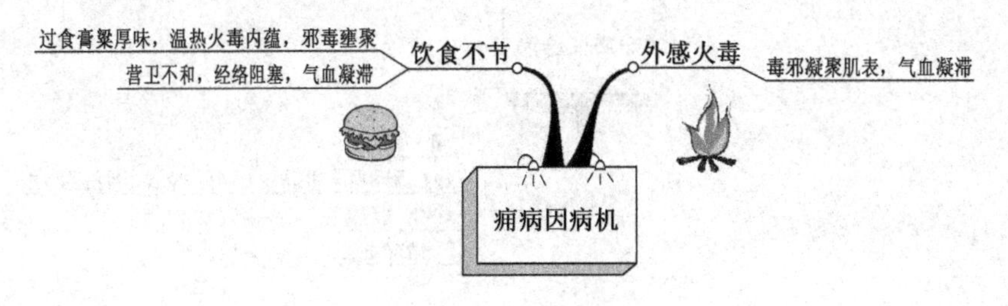

图 29 痈病因病机

中医治病，先要辨证

1. 气滞热蕴证

初起患处皮肉之间突然肿胀不适，光软无头，很快形成结块，表皮色红，灼热疼痛，其后肿块逐渐增大，高肿坚硬，可有恶寒、发热、头痛、恶心等症状。舌苔黄腻，脉象洪数。治以疏风清热，行气活血，方以仙方活命饮加减。

2. 热毒炽盛证

一般在 7 天左右成脓。化脓时，局部肿势明显，疼痛加剧，痛如鸡啄，中软应指，伴全身发热、头痛。舌红，苔黄，脉数。治以清热解毒，托毒排脓，方以银花解毒汤合透脓散加减。

3. 气虚毒恋证

溃破出脓，质稠厚色黄白，或夹杂紫红色血块。脓出通畅则局部肿消痛止，诸症悉减，逐渐收口而愈。若溃后脓出不畅，疮口四周仍坚硬，或脓水稀薄，疮面新肉不生，可能因疮口过小所致，或与体质虚弱有关。治以补益气血，清解余邪，方以八珍汤加减(见图 30)。

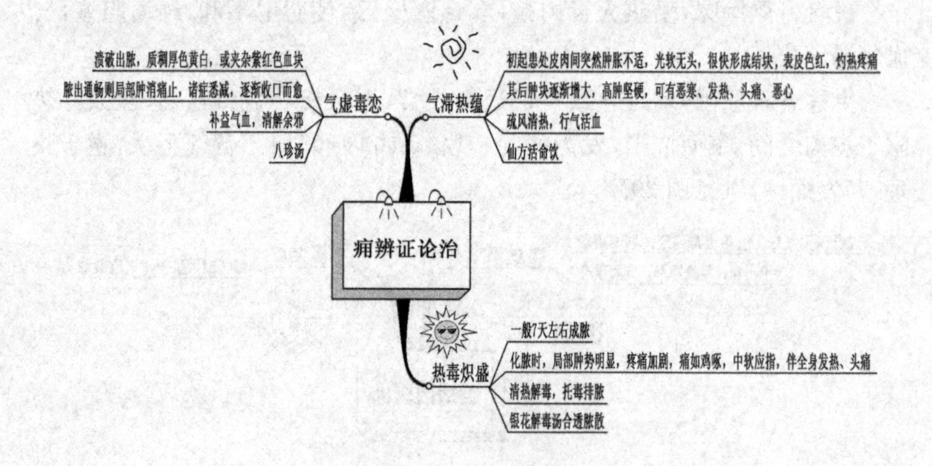

图 30　痈辨证论治

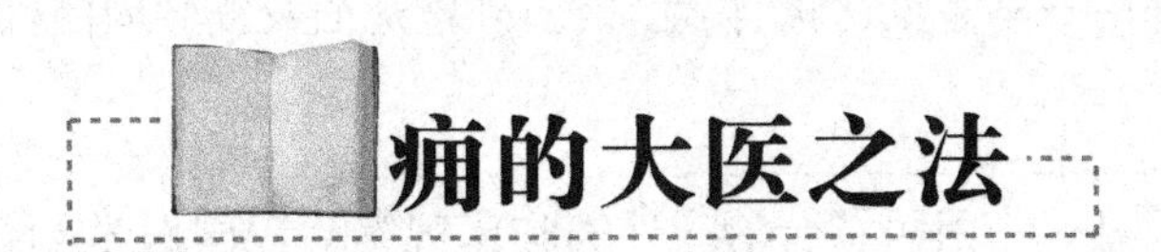

痈的大医之法

大医之法一：清热解毒消肿方

搜索

(1)祝爱春验方

药物组成：黄连50g，山豆根30g，生大黄30g，威灵仙30g，当归30g，干姜30g，冰片5g，二甲基亚砜与食醋占药物总量0.5%比例，凡士林适量。

功效：泻火解毒，清热燥湿，活血活络，化瘀消肿。

主治：外痈初期。

制法：将黄连、山豆根、生大黄、威灵仙、当归、干姜烘干后磨成细末，过120目筛，再将冰片研细粉与上述药物搅拌均匀，依次加入二甲基亚砜、食醋及适量的凡士林调和成稠膏状，分装密封备用。

用法：将制成的消炎散结膏涂于无菌纱布上，面积超出肿块1cm左右，胶布固定，每日2次，痊愈停用，最多连用10天。敷药期间严防挤压，以防毒势扩散。

[祝爱春，等．消炎散结膏外敷治疗早期外痈120例观察．四川中药，2005，23(11)：86－87.]

(2)杨天惠验方

药物组成：银花、公英、连翘20g，赤芍、花粉、陈皮、蚤休、龙葵、鲜生地各15g，川贝母12g，白芷10g。

功效：清热解毒，活血内托。

主治：外痈初期。

加减：红肿甚者，加甲珠、丹参；高热甚者，加石膏、知母、柴胡、酒军；体弱者加党参、当归、川芎；便秘者，加酒军、玄明粉。

用法：将药物加适量冷水浸泡30分钟，煮沸15分钟后，取药汁约

200ml，煎法同前，共取药汁600ml左右，分3次服，每日1剂，病情重者，每日2剂；局部用鲜马齿苋适量，捣烂如泥，外敷疮面及疮肿周围，以纱布包裹，每日1次。

[杨天惠．中西医结合治疗外痈临床观察．中国医学创新，2009，6(17)：78.]

大医有话说

以上两家认为外痈初期，毒邪初入，根脚未固，当以祛邪为主。祝爱春自制消炎散结膏治疗疗效可，方中以黄连泻火解毒，清热燥湿；山豆根、大黄解毒祛瘀，攻积导滞，消肿定痛，现代药理研究证明大黄有抗毒素、抗感染、抑制变态反应、提高机体免疫功能等多方面的药理作用，并发现大黄抗菌的主要成分是蒽醌类衍生物，其中以芦荟大黄素、大黄素作用最强；威灵仙既能清热解毒、通经活络，又能加强冰片的消肿止痛作用；当归活血化瘀，改善微循环，增加局部血流量，促进药物的吸收及肿块的消散；干姜辛热，畅行气血，同时配入众多清热泻火药中，以防寒凝，可大大加快肿块消散；二甲基亚砜和食醋作为皮肤透入剂，软化角层，使血管扩张，增加药物的渗透作用。诸药共用有泻火解毒、清热燥湿、活血活络、化瘀消肿之功效，能使瘀毒得解、气血得畅、营卫得和、肿结得散、外痈渐消。杨天惠采用内外合治疗法，每每可获良效。方中大剂金银花、公英、连翘、龙葵、蚤休清热解毒，赤芍、花粉、鲜生地凉血活血护阴，川贝、陈皮、白芷理气活血透脓，诸药协同以清热为主，兼有活血内托之功。对于痈肿而未溃脓者，能促使其消散；有脓者，能促使其溃破。辅以外敷马齿苋，因马齿苋又名马齿菜，其性味酸寒，功善清热解毒，散血消肿，《千金方》、《滇南本草》等均有用其治疗恶疮的记载。发病后若能及时使用，就能控制病情发展，达到“截断病势”之目的。

大医之法二：清热解毒排脓方

搜索

(1)王艳珠验方

药物组成：①内服：山甲6g，银花9g，天花粉15g，角刺15g，赤芍15g，栀子10g，连翘10g，蒲公英10g，防风10g，白芷10g，大黄6g，甘草6g。②外用:冰片 20g,大黄粉 30g,入地金牛粉 30g,芙蓉粉 30g,细辛粉 15g。

功效:清热解毒,凉血透脓。

主治:外痈(成脓期)。

用法:①内服药:每日一剂,水煎服。②外用药:将以上诸药用 2/3 浓茶水与 1/3 米酒调成糊状,热敷于患处,干则易之。

[邓健华. 王艳珠辨证治疗皮肤顽疾三则例析. 中医药学刊,2004,22(4).]

(2)刘向龙验方

药物组成:桑枝、黄芪、黄柏、野菊花、槐角、大青叶各 25g。

功效:补气升阳,托毒生肌。

主治:外痈气虚毒恋型。

用法:加水 1000ml 煎制成 300～500ml 药液冲洗伤口,一天 2 次,每次 30 分钟。

[刘向龙,等. 中西医结合治疗皮肤软组织化脓性感染 100 例疗效观察. 中国中医药科技 2010,17(1):64.]

大医有话说

方中银花、天花粉、甘草与防风、白芷同用,疏散风热,使蕴结的热毒从外消散;蒲公英,栀子加强清热解毒的作用;配穿山甲、角刺行血活气,消肿溃坚;以大黄泄热通便。全方共奏清热解毒、活血消肿之功。外用大黄、冰片、芙蓉、黄柏清热解毒。细辛、入地金牛与米酒合用加强镇痛作用。刘向龙方中黄芪补气升阳、益卫固表、托毒生肌、利水退肿,具有免疫促进作用及增强免疫活性及抗炎作用;黄柏清热燥湿、解毒疗疮;野菊花清热解毒;槐角凉血止血、清热泻火;大青叶凉血明目、滋肾利下。

第16章 浅谈丹毒中医方

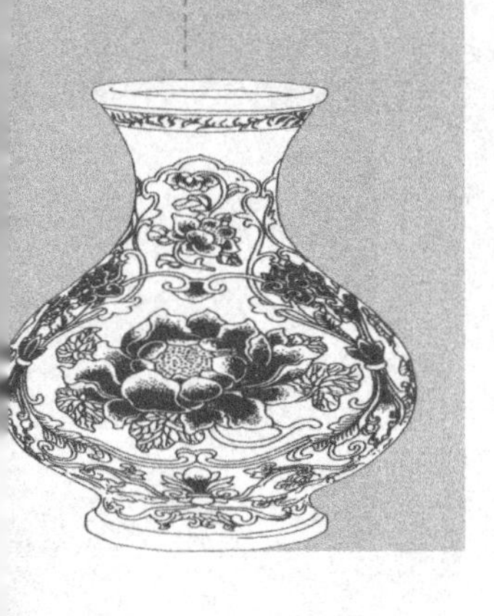

丹毒是有乙型溶血性链球菌感染引起的皮肤和皮下组织内的淋巴管及周围软组织的急性炎症。细菌可通过皮肤或黏膜细微损伤侵入，足癣、趾甲真菌病、小腿溃疡、鼻炎、慢性湿疹等均可诱发本病，机体抵抗力低下如糖尿病、慢性肝病、营养不良等均可成为促发因素。本病好发于足背、小腿、面部等处，多为单侧性，起病急剧，典型皮损为水肿性红斑，界限清楚，表面紧张发亮，迅速向四周扩大，可有不同程度的全身中度症状和近卫淋巴结肿大。病情多在4～5天内达高峰，消退后局部可遗留轻度色素沉着及脱屑。中医根据发病部位不同而有不同的名称，如发于头面部者称为“抱头火丹”，发于躯干部者称为“丹毒”，发于两腿者称为“腿游风”，发于胫踝者称为“流火”。

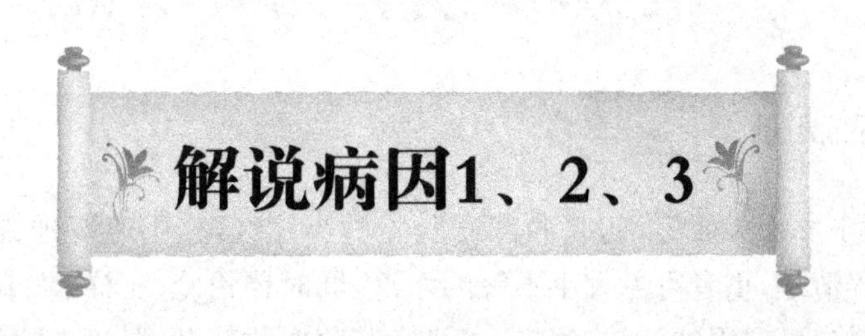

解说病因1、2、3

《圣济总录》曰:“热毒之气,暴发于皮肤间,不得外泄,则蓄热为丹毒。”本病由于素体血分有热,外受火毒搏结而成,头面部丹毒多外感天行邪热疫毒之气成风热之邪,化火为毒,风火相煽,袭于肌肤所致。胸腹部丹毒为肝经火旺,脾经湿热相感而成。下肢丹毒初起多湿热火炽,由于湿热下注,壅结肌肤致病。新生儿丹毒系由胎火胎毒外泛肌肤发为本病。同时也因挖耳、挖鼻、头部创伤,毒邪乘虚而入导致头面丹毒;或有脚湿气、足部外伤染毒而引发下肢丹毒(见图 31)。

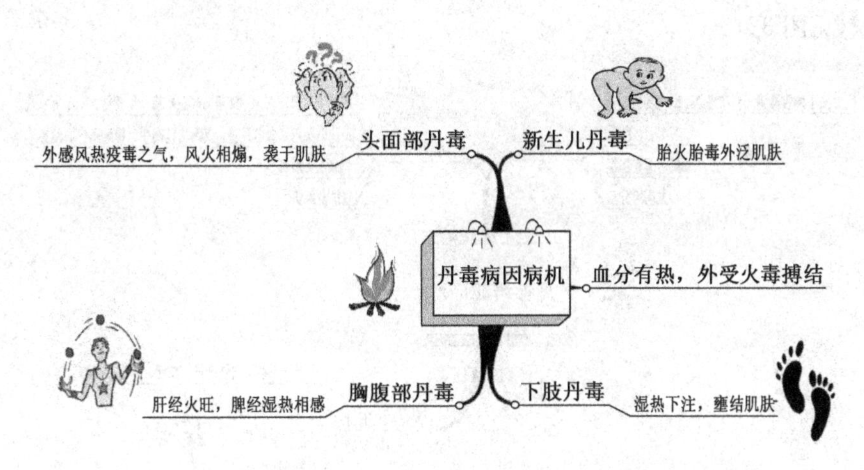

图 31 丹毒病因病机

中医治病，先要辨证

1. 风温邪毒证

本证多发于头面部，初起局部皮肤先为小片红斑，迅速蔓延成片，肿胀疼痛，境界清楚，重者可见大小不等的水疱，同时伴怕冷、头痛、骨节酸楚，其后出现高热，可有胃纳不佳、溲赤。舌红，苔薄白或薄黄，脉洪数或滑数。治以疏风清热解毒，方以普济消毒饮加减。

2. 火热毒证

多发于胸腹腰胯，皮肤潮红，灼热、肿胀、疼痛，伴口苦咽干、胁痛。舌红，苔黄，脉弦数。治以清肝泻火解毒，方以龙胆泻肝汤加减。

3. 湿热下注证

多发于下肢，先肿于小腿，亦可延及大腿，皮肤肿胀、潮红、灼热、疼痛、发热、渴不欲饮。舌红，苔黄腻，脉濡数。治以清热利湿解毒，方以五神汤加减(见图 32)。

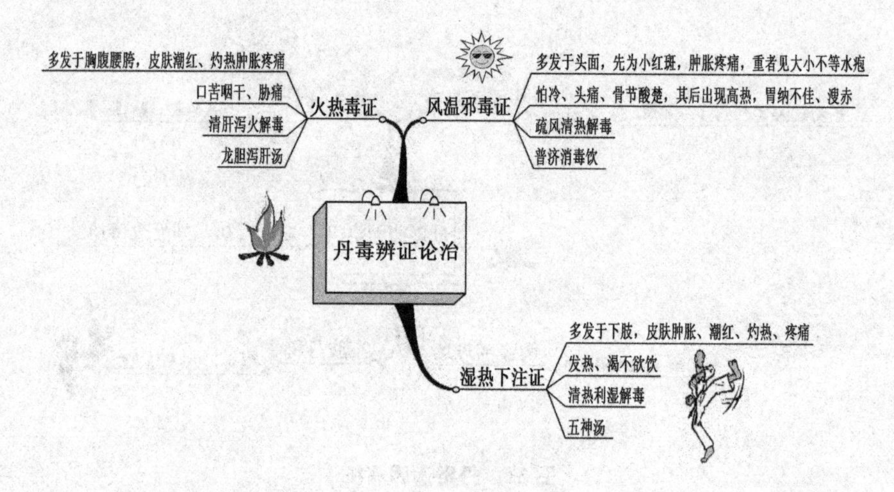

图 32 丹毒辨证论治

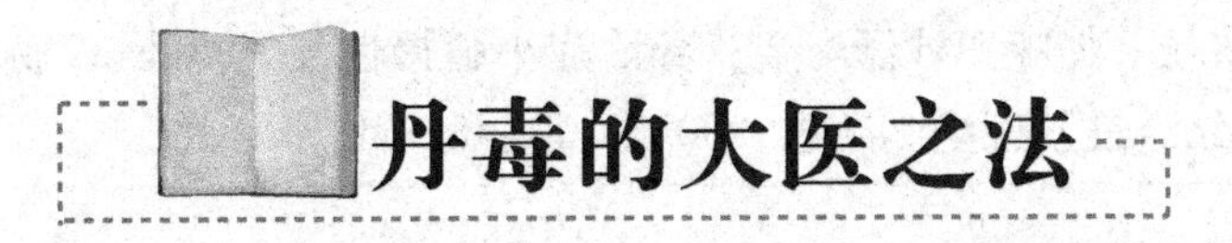

丹毒的大医之法

大医之法一:清热利湿解毒方

搜索

(1)邓志刚验方

药物组成:①内服:薏苡仁、金银花、连翘各30g,苍术、赤芍、地龙各15g,防己12g,黄柏、土鳖虫、牛膝各10g。②外用:黄连、黄芩、大黄各10g,芒硝60g。

功效:清热化湿,解毒凉血。

主治:丹毒湿毒下注型(下肢丹毒)。

加减:内服:局部质地较硬者加三棱15g,莪术15g;肿甚者加泽泻30g,车前子30g;恶寒高热者加青蒿20g;发病初期红肿热痛明显,或伴发热、恶寒等全身症状者,可加黄连、赤芍等清热解毒凉血之品;发病中后期,体温正常,红肿热痛渐退,皮色变紫暗,或由于反复发作,皮肤弹力减退者,可加秦艽、当归等清热利湿活血之品。

用法:①内服药:水煎服,每日一剂,早、晚分服。②外用药:水煎后熏洗患肢,每日2次,每剂药可连续熏洗2天。

[邓志刚,等.中药内服外洗治疗下肢丹毒的临床观察.光明中医,2009,24(8):1499-1450.]

(2)戴扬验方

药物组成:黄柏15g,薏苡仁30g,苍术10g,川牛膝15g,蒲公英30g,忍冬藤30g,虎杖30g,丹皮15g,萆薢12g,焦山栀10g,车前子10g,生甘草10g。

功效:清热解毒,除湿消肿,活血散瘀。

主治:丹毒湿邪未尽、血瘀水停型(下肢复发性丹毒)。

用法：每日一剂，煎汤分上、下午口服。

［戴扬．加味四妙汤配金黄膏治疗小腿慢性复发丹毒32例．中国中西医结合皮肤性病学杂志，2003，2(1)：48－49.］

(3)要武验方

药物组成：白花蛇舌草、蜂房、紫花地丁、虎杖、土茯苓各30g，丹皮、黄柏各10g，大黄7g，丹参、地龙、川牛膝各15g，蜈蚣1条。

功效：清热解毒，利湿通络。

主治：丹毒湿热阻络、气血瘀滞型(下肢复发性丹毒)。

加减：下肢肿盛者去丹参，加汉防己30g，便溏者减大黄，加薏苡仁30g；有脚气者加苦参20g。

用法：每日一剂，每剂煎3次，每次煎20分。第1、第2次煎汁早、晚口服，第3次用纱布包药渣再加水煎煮，煎好后用药包浸药汁，反复湿熨患处。

［要武．消丹饮治疗下肢复发性丹毒．湖北中医杂志，2001，23(8)：38］

大医有话说

中医学认为，丹毒的发生是由于血分有热，外感风湿热邪，内外合邪，或由于皮肤黏膜的破损，感染邪毒而诱发。发于下肢者多挟有湿热。邓志刚在治疗下肢丹毒时，抓住丹毒与“湿”、“毒”致病因素密切相关的发生机制，应用清热利湿、解毒活血之法治疗，效果显著。方中以黄柏苦寒清热，苍术苦温燥湿，牛膝引药下行，共为主药；佐以金银花、连翘清热解毒，土鳖虫、地龙逐瘀通络，三棱、莪术破血祛瘀，防己、车前子、泽泻、薏苡仁利水渗湿止痛。诸药配伍，具有抗菌、消炎、退热、镇痛等作用，促进并改善血液循环，减轻组织损伤，保护组织细胞，增强免疫功能。同时其认为本病初期，因热邪较重，阳热症状明显，所以口服药酌加赤芍等清热解毒凉血之品；中后期，因阳热症状渐消，湿邪未除，血脉不畅，所以口服药酌加秦艽等清热利湿凉血之品。外用药中重用芒硝，不仅有消炎、消肿之用，还有透皮之功。因此，内外兼治，既能使药物直达病所，又能治病求本。国内一些名老中医治疗丹毒经验认为，慢性丹毒复发的主要原因是湿邪未尽和血瘀水停证候明显，治疗应着重用活血利水、通络类的药物。四妙汤是治疗下肢湿热肿痛的良方，戴扬根据前人治疗经验，在黄柏、薏苡仁、川牛膝、苍术的基本方中加入蒲公英、忍冬藤，增强清热解毒作用，加焦山栀、车前子、萆薢，促进除湿消肿，再以丹皮、虎杖凉血通络。同时局部配合敷贴金黄膏，内外结合达到清热除湿、活血散瘀、止痛消肿之功效。要武认为下肢复发性丹毒则大多兼挟湿热，湿热阻遏经络，气血凝滞。因湿性黏滞，故缠绵难愈，气血瘀滞故肿痛难消，治宜清热解毒、利湿通络。方中白花蛇舌草、虎杖、黄柏、土茯苓清热解毒利湿；丹皮、紫花地丁、大黄凉血解毒化瘀；蜂房清热解毒、散肿止痛；丹参、地龙、蜈蚣活血通络；川牛膝引药下行，使热清湿去、经络通，故复发性丹毒得以痊愈。

大医之法二：清热凉血解毒方

搜索

(1)张春玲验方

药物组成：金银花、生地黄各20g，紫花地丁、野菊花、牡丹皮、紫草、蒲公英、败酱草、苦参、穿山甲、皂角刺、瓜蒌、川贝母、玄参、桃仁、制乳香、制没药各15g，防风10g，龙胆草15g，川牛膝10g。

功效：清热凉血，解毒燥湿，活血散结。

主治：丹毒血分热毒郁滞挟湿型。

用法：每日2剂，水煎服，分4次温服。

[张春玲．丹毒康饮治疗丹毒152例．河北中医，2004，26(4)：255.]

(2)皮先明验方

药物组成：蒲公英、地丁、蚤休、银花、归尾、丹参、赤芍、川芎、丹皮各15g，防风、生甘草各10g。

功效：清热解毒，凉血活血，兼祛风解表。

主治：丹毒血分郁热、复感风热邪型。

用法：每日一剂，水煎2次，取汁混合，分2次服，药渣再煎一次，用药汁湿敷皮损局部。

[皮先明．清血汤治疗丹毒52例临床观察．中国民间疗法，2001，9(5)：45.]

大医有话说

丹毒多因血分有热，又外感风湿热邪，内外合邪而发。张春玲方中以紫花地丁、野菊花、金银花、生地黄、牡丹皮、紫草清热凉血解毒为主药，直折血分之热毒；辅以蒲公英、败酱草、苦参清热解毒燥湿，增强主药之功效，并能兼化湿邪；以皂角刺、穿山甲、瓜蒌、川贝母、玄参清热散结，疏通经络，助主药除血分之热毒郁滞，消散病灶，并可消除和预防淋巴结、阴囊肿大及象皮腿；佐以桃仁、乳香、没药活血化瘀，通利血脉，消散病灶，并可防止留瘀之弊；龙胆草泻肝火利湿；牛膝疏利血脉，引药下行；防风散风解表。诸药合用，清热燥湿，凉血散结，疏风止痛，血分热毒可清，湿毒可除，风邪可散，经络可通，血脉得利。皮先明方中用蒲公英、地丁、蚤休、银花以清热解毒；归尾、丹参，赤芍、丹皮、川芎以活血凉血；防风祛风解表；生甘草调和诸药。其配方符合丹毒的发病机理，标本兼治，故收效较好。

大医之法三：疏风清热解毒方

搜索

冯桥验方

药物组成：黄芩10g，黄连10g，玄参10g，连翘15g，板蓝根15g，薄荷6g，僵蚕6g，升麻5g，柴胡9g，陈皮6g，甘草6g。

功效：清热凉血解毒，疏风散热。

主治：丹毒风热毒蕴型。

加减：若发生于头面部者重用僵蚕，加蝉蜕8g；发生于肋下、髂部者加龙胆草10g；发生于下肢者加黄柏10g，萆薢15g，旱莲草15g，紫草10g。

用法：每日一剂，水煎服。

[冯桥，等．普济消毒饮加味治疗丹毒45例．广西中医药，2005，28(1)：28.]

大医有话说

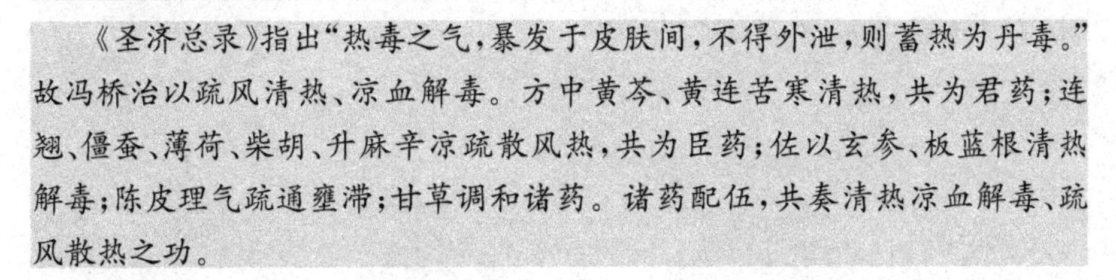

《圣济总录》指出“热毒之气，暴发于皮肤间，不得外泄，则蓄热为丹毒。”故冯桥治以疏风清热、凉血解毒。方中黄芩、黄连苦寒清热，共为君药；连翘、僵蚕、薄荷、柴胡、升麻辛凉疏散风热，共为臣药；佐以玄参、板蓝根清热解毒；陈皮理气疏通壅滞；甘草调和诸药。诸药配伍，共奏清热凉血解毒、疏风散热之功。

大医之法四：健脾祛湿化痰方

搜索

谢京旭验方

药物组成：陈皮、半夏、茯苓、甘草、白芥子、牛膝。

功效：健脾理气，涤痰通络。

主治：丹毒脾虚生湿、化痰阻络型。

加减：漫肿明显者加大腹皮、槟榔、泽泻；局部皮肤增厚、略粗糙、皮色暗者加当归、川芎、香附。

用法：每日一剂，分2次服用。

［谢京旭，等．二陈汤加味治疗下肢慢性丹毒．中国中医药现代远程教育，2006，4(7)：40.］

大医有话说

谢京旭认为慢性丹毒可因急性期大量使用抗生素，或服中药寒凉之品，使脾胃损伤引起。其病机主要为脾虚生湿，病久生痰，痰湿阻络，气血运行不畅。治当健脾理气，涤痰通络。方中半夏苦温燥湿化痰为君；陈皮理气化痰；配茯苓健脾祛湿杜痰源，为佐助之用；甘草调和诸药。方中加白芥子，利气豁痰，能祛皮里膜外、筋骨或肌肉间之痰；牛膝作为引经药，引药下行直达病所。诸药配合，使脾健、湿祛、经络通，则慢性丹毒得以痊愈。

第17章 被带状疱疹盯上怎么办

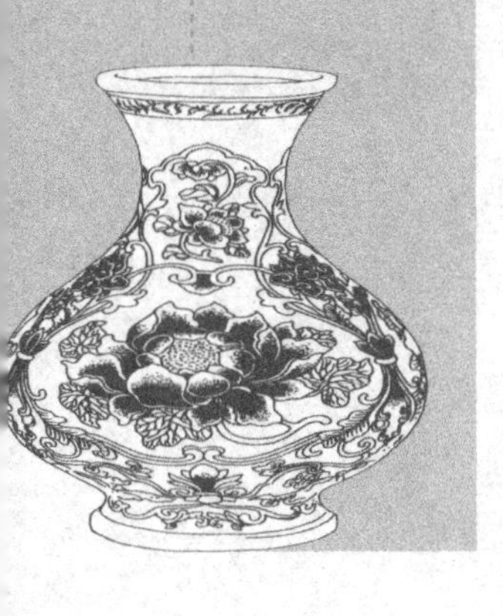

带状疱疹是一种由水痘-带状疱疹病毒引起的疾病，以沿单侧周围神经分布的簇集状小水疱为特征，常伴有明显神经痛。可发生于任何年龄，多见于青壮年，好发于春秋季节，一般愈后不再复发。典型表现为发疹前可有轻度乏力、低热、纳差等全身症状，患处皮肤自觉灼热感或神经痛，持续1～3天，亦可无前驱症状即发疹。好发部位依次为肋间神经、颈神经、三叉神经和腰骶神经支配区域。中医文献中称本病为“缠腰火丹”、“蛇串疮”、“火腰带毒”、“白蛇串”、“火带疮”等。

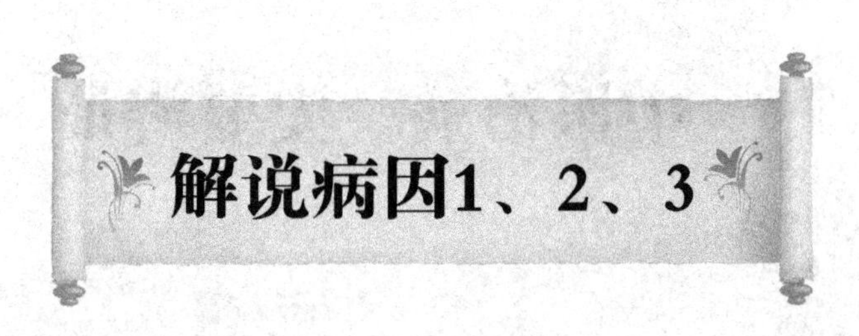

解说病因1、2、3

1. 肝郁气滞

情志内伤，肝郁气滞，久而化火，肝经火毒，外溢肌肤而发。

2. 湿热内蕴

饮食不节，脾失健运，湿邪内生，蕴而化热，湿热内蕴，外溢肌肤而生；或感火毒，蕴结于肌肤而成。

3. 气虚血瘀

年老体虚者，常因血虚肝旺，湿热毒盛，气血凝滞，以致疼痛剧烈，病程迁延。

中医学认为，带状疱疹病位主要在心、肝、脾三脏，心火旺则血热，热灼于肤，故疼痛；脾气虚则湿不运，水聚于腠，故水疱多；肝郁化火，火与心气相连，风火相煽，故皮肤焮红，痛如火燎；肝旺侮脾，脾湿内困，蕴而化热化毒，

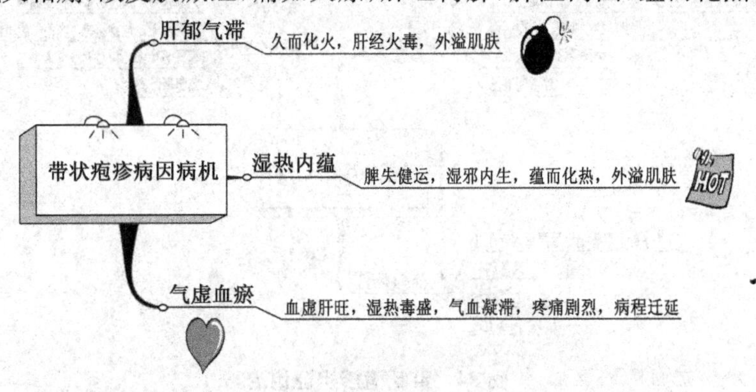

图33　带状疱疹病因病机

湿毒流窜于肝胆经脉循行之区，故见丘疱疹、水疱、糜烂、渗出等皮损。心火、肝火、湿热搏结，阻遏经络，气血不通，脉络阻塞，故痛剧(见图33)。

中医治病，先要辨证

1. 肝经郁热证

症见起红赤疱疹，疱壁紧张，灼热刺痛，口苦咽干，烦躁易怒，大便干或小便黄，舌质红，舌苔薄黄或黄厚，脉弦滑数。治以泻肝胆实火，清热利湿解毒，方以龙胆泻肝汤加减。

2. 脾虚湿盛证

症见起黄白色水疱或大疱，疱壁松弛易于穿破，渗水糜烂或见化脓，重者坏死结黑痂，口不渴，食少腹胀，大便时溏，舌质淡胖，舌苔黄腻，脉濡缓。治以健脾除湿，理气和中，方以除湿胃苓汤加减。

3. 气滞血瘀证

症见年老体衰，疱疹消退后局部疼痛不止，可伴全身乏力，局部刺痛，舌质淡，或有瘀点，苔薄白，脉弦细或滑。治以活血化瘀，行气止痛，方以补阳还五汤加减(见图34)。

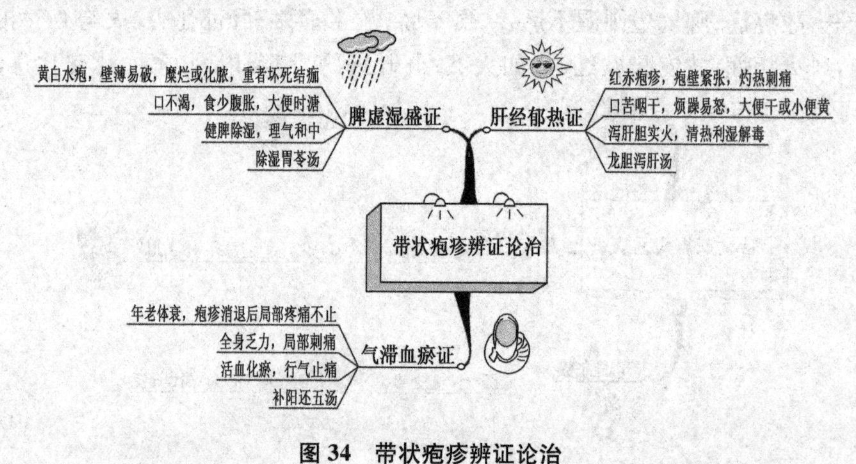

图34　带状疱疹辨证论治

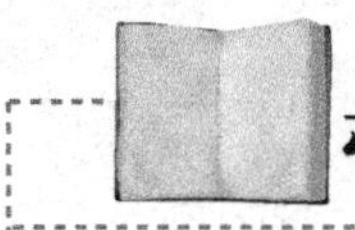

带状疱疹的大医之法

大医之法一:清热解毒方

搜索

(1)王季儒验方

药物组成:生石膏 30g,紫花地丁 30g,连翘 15g,金银花藤 30g,赤小豆 30g,丹皮 10g,黄连 6g,大青叶 15g,黄柏 10g,知母 10g,乳香 5g,没药 5g,蚕沙 10g,蝉蜕 5g,山栀子 10g,滑石 12g,大黄 6g。

功效:清热解毒,利湿祛风。

主治:带状疱疹火毒型。

加减:如溃烂流水,加白鲜皮 30g;如痒者,加苍耳子 6g、地肤子 30g;红赤较甚者,加桃仁 10g、茜草 10g;如脉不洪大去石膏。

用法:每日一剂,水煎服。

[王季儒. 肘后积余集. 天津:天津科学技术出版社,1984.]

(2)张志忠验方

药物组成:板蓝根 30g,大青叶 30g,黄芩 12g,栀子 12g,泽泻 12g,车前子 12g,生地黄 12g,当归 10g,延胡索 10g,甘草 6g。

功效:清热泻火,利湿止痛。

主治:带状疱疹湿热搏结、兼感毒邪型。

加减:疱疹发于额面部加连翘 10g、牛蒡子 10g;合并有眼结膜充血加谷精草 10g、菊花 12g;发于胸胁部加龙胆草 10g、川楝子 10g、郁金 10g;发于腰腹部加苍术 10g、黄柏 10g;大便秘结加大黄 9g、枳实 10g;痛甚加白芍 12g;局部红热加牡丹皮 12g、丹参 12g。

用法:每日一剂,水煎服。

[张志忠．蓝青败毒汤治疗带状疱疹80例．中国中医急症，2010，19(12)：2153.]

(3)赵蔚验方

药物组成：连翘、葛根、当归、桃仁(研)、红花各10g，柴胡、赤芍、生地各15g，枳壳8g，甘草6g。

功效：清热解毒，活血化瘀。

主治：带状疱疹邪毒羁留、瘀血阻滞型。

加减：视疼痛部位不同加减用药，若发生于头面部可选用荆芥、防风、川芎各10g，地龙5g，细辛2g，郁金10g，以理气宣窍，祛毒止痛；发生于胸胁者可选用茜草15g，郁金、玄胡、川芎、五灵脂(包)各10g，制乳、没各6g，以活血化瘀，通络止痛；发生于腰际者选用牛膝、杜仲、羌活、独活、川芎、五灵脂(包)各10g，荆芥、防风各12g，香附、制乳、没各6g，以理气活血，化瘀止痛；发生于四肢者选用鸡血藤20g，丹参、伸筋草、玄胡、荆芥、防风、羌活各10g，以活血化瘀，舒经通络止痛。

[赵蔚．解毒活血汤治疗带状疱疹后遗神经痛80例．四川中医，2002，20(1)：66.]

大医有话说

中医学认为本病以肝郁气结，郁久化火，肝胆火甚，湿热内蕴，外溢皮肤而生，或脾失健运，蕴湿化热，湿热搏结，并外感毒邪而成者多。王季儒方中生石膏大清阳明之热，阳明主肌肉，此证基底鲜红，是热毒结于肌腠，故以清阳明为主。紫花地丁、金银花藤、连翘、大青叶为清热解毒、治疮疡丹毒之品；黄连消炎杀菌；赤小豆、丹皮祛湿热以凉血；乳香、没药活血止痛；蚕沙、蝉蜕祛风湿；滑石、山栀子、知母、黄柏导湿热下行。加大黄者，以大黄通降清理肠胃，使肠胃清净，不致蕴郁成毒而发于肌腠。张志忠方中板蓝根、大青叶、黄芩、栀子清热解毒；车前子、泽泻祛水利湿；延胡索、当归活血止痛。诸药共同作用以清热泻火，利湿止痛。以本方为主辨证加减应用，发于头面部加用牛蒡子、连翘，眼结膜充血加谷精草、菊花之类兼清肝经风热；发于胸胁者或痛甚者加龙胆草、川楝子、郁金，加强疏肝止痛之功；合并大便秘结、阳明腑实者加用大黄、枳实、厚朴通里攻下，使湿热之邪从二便速出；发于下腹、下肢者酌加苍术、黄柏；局部皮肤红热甚者加牡丹皮、丹参以清血热。老年体弱者患此病因血虚肝旺、湿热毒盛，气血凝滞而致疼痛剧烈，日久难消，形成所谓"疱疹后神经痛"。本方虽为清热利湿重剂，但方中用生地黄、当归滋养肝血，颇合老年体弱者此病之病机。以上两家治疗本病均以清热解毒、利湿止痛为主。赵蔚分析带状疱疹后遗神经痛多属于邪毒阻滞，气滞血瘀。正如《内经知要》所言："通则不痛，痛则不通。"若邪毒羁留日久，则气滞血瘀，故有痛如针刺、痛有定处、入夜尤甚的特点。故治疗应以清热解毒、活血化瘀为原则。方中连翘、葛根、甘草清热解毒；当归、桃仁、红花、赤芍、生地活血化瘀；佐枳壳、柴胡以理气，以助活血之功；再根据疼痛的经络分布，结合药物的性味归经，在原方的基础上加减用药，使药性直达病所，共奏理气祛毒、活血化瘀止痛之效。现代药理学研究表明：活血化瘀具有增强局部血流量、改善微循环、促使炎性物质的吸收、改善营养的作用。

大医之法二：清热利湿方

搜索

(1)吕华榕验方

药物组成：龙胆草 10g，炒柴胡 15g，黄芩 15g，车前子 30g，川木通 12g，炒栀子 12g，生蒲黄 15g，五灵脂 15g，蜈蚣 2 条。

功效：清热利湿，化瘀止痛。

主治：带状疱疹肝胆湿热型。

[吕华榕．中医辨证论治配合西药治疗带状疱疹 30 例疗效观察．云南中医中药杂志，2011，32(1)：21－22.]

(2)唐德智验方

药物组成：茯苓、白术、苍术、厚朴、黄芩、栀子各 10g，薏米、板蓝根、白芍、延胡索各 20g，陈皮、甘草各 6g。

功效：健脾利湿，清热解毒。

主治：带状疱疹脾虚湿蕴型。

[唐德智．辨证分型治疗带状疱疹 90 例．陕西中医，2010，31(4)：445－446.]

大医有话说

中医认为带状疱疹的发生因于情志郁结，郁久化热，肝火旺盛，脾失健运，湿热内蕴，肝火脾湿郁内，毒邪乘之诱于外，内外湿热相搏，阻滞经络，气血不通，不通则痛。吕华榕认为带状疱疹急性期以肝胆湿热型为主，治疗宜清肝胆实火、泻下焦湿热为法。方中龙胆草为君，专泻肝经实火；黄芩、山栀清热燥湿，导热下行；泽泻、木通、车前子清热利湿，使湿热经小便而解；蒲黄、五灵脂活血化瘀止痛；柴胡疏肝引经；全方有清热利湿、化瘀止痛之效，用之得当，疗效确切。更妙在蜈蚣，能通经入络，又祛风镇静止痛，使肝火清，热毒解，疼痛止。唐德智认为脾虚湿盛，郁而化热，湿热内蕴，外溢肌肤，亦是本病病机之一，治宜健脾利湿清热。方中苍白术、茯苓、陈皮、厚朴健脾燥湿，理气和中，栀子、黄芩、板蓝根清热解毒，白芍、延胡索活血止痛，薏米健脾利湿，陈皮、甘草理气和中，调和诸药。全方共奏健脾燥湿、清热解毒之功。

大医之法三：行气活血方

搜索

(1)苗伟验方

药物组成：桃仁 12g，红花 9g，当归 9g，生地黄 9g，川芎 5g，赤芍药 6g，牛膝 9g，桔梗 5g，柴胡 3g，枳壳 6g，甘草 3g。

功效：行气活血祛瘀。

主治：带状疱疹气滞血瘀型。

用法：浓煎取汁 100ml，每日一剂，根据病变范围剪取灭菌医用脱脂纱布，在药液充分浸泡后覆盖于病变部位，采用远红外理疗器，峰值波长范围 3～13μm，距离应适当，使热烘温度达到患者能耐受或感觉舒适的程度为宜，每次 15～20 分钟，每日 2 次照射病变部位。10 天为 1 个疗程。

［苗伟，等．血府逐瘀汤热烘治疗带状疱疹 126 例临床观察．河北中医，2010，32(11)：1661.］

(2)王娟验方

药物组成：珍珠母(先煎)、牡蛎(先煎)、龙齿(先煎)、代赭石(先煎)各

30g,大青叶、制乳没各10g,当归、瓜蒌皮、白芍各15g,全蝎5g,元胡20g,蜈蚣2条。

功效:重镇止痛,通经络,和营卫,化瘀滞,清热毒。

主治:带状疱疹气滞血瘀型。

制法及用法:将上述药物混合煎煮,加水量为药物的3倍,沸后煎10分钟,浓煎至100ml,将药汁滤出放凉备用。每日1剂,早晚空腹服用各一次,重症每日服用3次。

[王娟,等. 四重汤加减治疗带状疱疹后遗神经痛. 陕西中医,2007,28(2):171-172.]

大医有话说

"久病入络,不通则痛","久病必虚、久病必瘀",病久气虚血瘀,气滞血瘀。苗伟方中当归、桃仁、红花、赤芍药活血祛瘀;生地黄配伍当归养血和血,使祛瘀而不伤阴血;牛膝祛瘀而通血脉,并引瘀血下行;川芎行气活血;柴胡、枳壳、桔梗疏畅胸中气滞,使气行血行;甘草调和诸药。诸药合用,使瘀去气行,则诸症可愈。其使用热烘法,通过从体表给药的方法,使药物透皮吸收,药物直达病所,发挥药效,使皮肤腠理疏通,脉络调和,气血流畅,从而治疗本病。王娟等认为带状疱疹经过治疗后虽然疱疹消失,火毒湿邪被折,但"瘀"和"虚"则尚存,气虚血瘀是蕴成后遗疼痛症的病因。《内经》谓"不通则痛"。故治疗带状疱疹后遗神经痛,辨证为气滞血瘀,治疗中多重用行气活血药。现代药理研究珍珠母、牡蛎、龙齿、代赭石对中枢神经系统有镇静、镇痛作用,且止痛效果较好,改善病人症状迅速;大青叶有抗病毒作用;白芍、当归有镇静、抗炎、镇痛作用,其中白芍对疱疹病毒有抑制作用;元胡、乳香、没药增强血管通透性,并有镇痛和抗炎作用;瓜蒌皮宽胸理气;全蝎、蜈蚣通络止痛。以上诸药配合,共奏重镇止痛、通经络、和营卫、化瘀滞、清热毒之效。

第18章 中医治疗接触性皮炎，很有一套

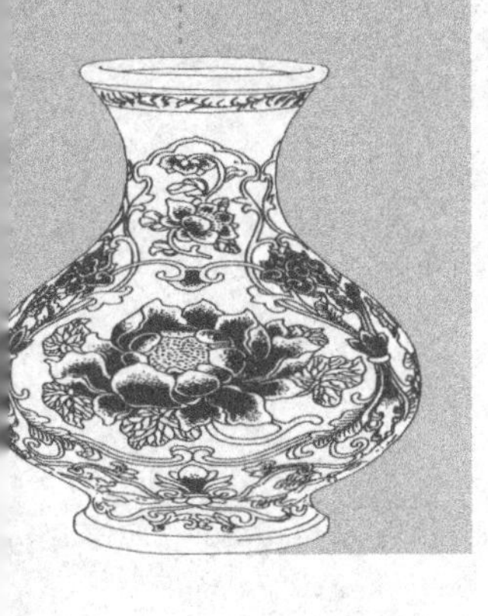

接触性皮炎是指皮肤黏膜接触外界某些物质后，主要在接触部位因过敏或强烈刺激而发生的炎症反应。引起接触性皮炎的物质很多,如动物的皮、毛、羽毛、毒素等，植物的叶、茎、花、果实等，化学物品如化妆品，生活用品如肥皂、洗衣粉，重金属如镍、铬、汞等，其他如抗生素软膏、橡皮膏等。接触性皮炎一般起病较急，在接触部位发生境界清楚地红斑、丘疹、丘疱疹，严重时红肿并出现水疱或大疱，疱破后为糜烂面。皮炎发生的部位及范围与接触物一致，常有瘙痒和烧灼感。去除病因后，经适当治疗1~2周痊愈，但再次接触过敏原可以再发。

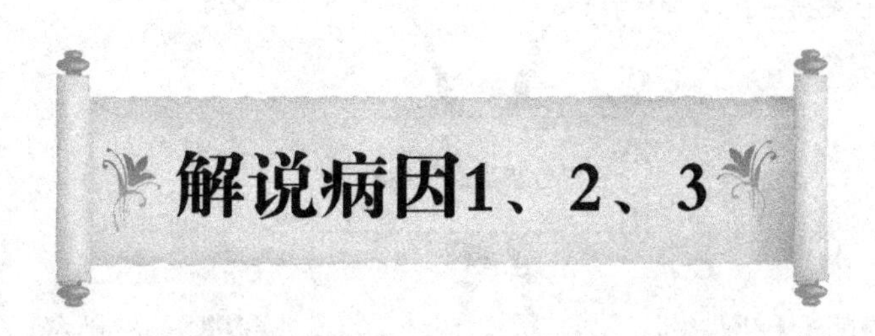

1. 禀赋不耐

若阴阳气血的某些物质缺乏或不足，则不能与外环境保持稳定，不足以抵抗某些物质，接触这类物质时，就有可能使皮肤发生超常反应。

2. 风热血燥

由于素体阴血不足，则易感风热之邪，搏于肌肤而发生皮肤过敏性病变。且风性燥，热易伤津，更可耗伤阴血津液，使病变加重。

3. 热毒挟湿

素体肝胆或脾胃湿热者，则易感湿热之毒邪，蕴滞于肌肤，与气血相搏而发生过敏性病变。又湿热蕴滞，容易化毒，形成热毒挟湿的病因病机。如热毒迫血妄行，则出现血疱、水疱；湿毒浸淫，则发生溃烂、渗出等病变。

4. 肺脾气虚

素体肺脾气虚，卫气化生乏源。肺主皮毛，卫主表，则皮肤易发生接触过敏。另外，各种外邪经常引起过敏，与正气相搏，亦可耗伤正气（肺卫之气），使肺脾更虚，则发生经常性、复发性接触性皮炎。

中医认为，本病因感受湿热毒邪（或接触某种物质），由于禀赋不耐，皮毛腠理不密，毒热蕴于肌肤而发病。毒热之邪外袭，与气血相搏，发于肌肤则皮损潮红、肿胀，热盛肉腐则见糜烂渗出，热灼津液则口干。溲赤便干、舌红苔薄黄、脉弦数则皆为毒热内盛之征（见图35）。

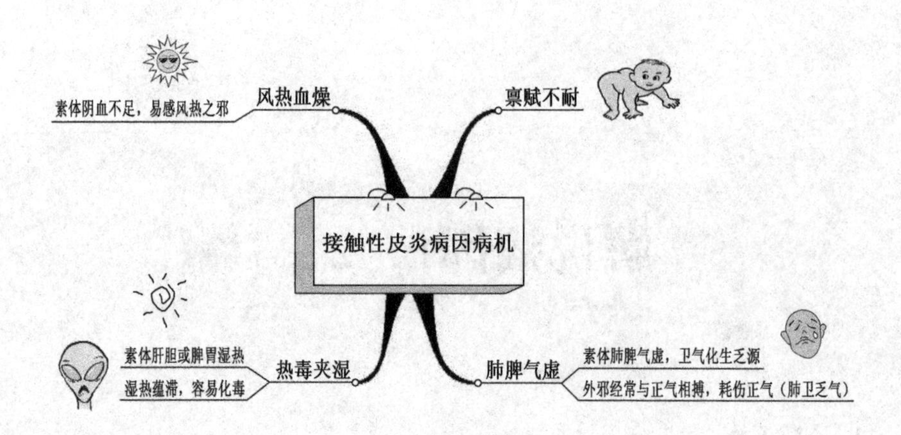

图 35　接触性皮炎病因病机

中医治病，先要辨证

1. 风热血燥症

皮肤红斑、丘疹、风团、干燥作痒，搔之痒甚且皮肤起痕隆起，或有抓痕、血痂。皮损遇热加剧，可伴轻度发热、心烦、口干、尿赤，大便干结，舌质红，苔薄黄，脉弦数。治以清热消风、养阴润燥，方以消风散加减。

2. 热毒夹湿证

皮肤突然出现红肿、水疱、大疱，或丘疹和丘疱疹与水疱并发。瘙痒剧烈，抓破渗流脂水，露出潮红的糜烂面，严重时甚至发生浅表皮肤溃疡。可伴发热、胸闷、腹胀、心烦、口渴等症，舌质红，舌苔黄或黄腻，脉滑数。治以清热利湿、解毒消肿，方以化斑解毒汤加减。

3. 肺脾气虚证

经常接触某物就迅速发病。表现为淡红斑、风团、肿胀，除去接触物后，皮损消退亦缓慢。反复发作可致皮肤增厚，失去弹性，甚至苔藓样变，舌质淡，舌苔白，脉细。治以补气固表、解毒和营，方以玉屏风散加减(见图 36)。

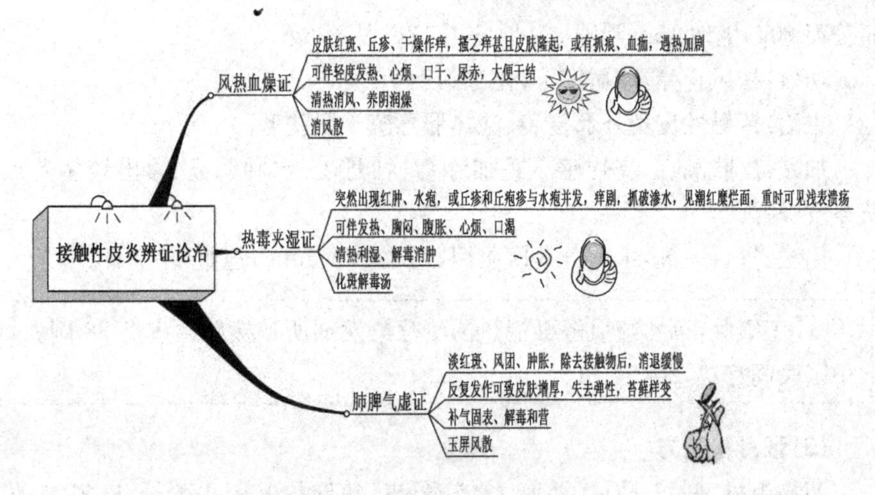

图 36　接触性皮炎辨证论治

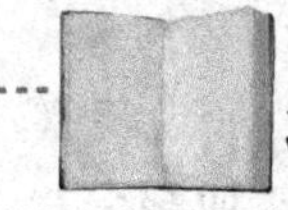

接触性皮炎的大医之法

大医之法一：疏风解热方

搜索

(1)赵东瑞验方

药物组成：荆芥、防风、当归、生地、苦参、苍术、蝉蜕、胡麻仁、牛蒡子、知母、白芷、羌活各12g，煅石膏30g，生甘草6g。

功效：清热疏风，除湿止痒。

主治：接触性皮炎外感邪毒、湿热蕴结型。

[赵东瑞，等．消风散临证应用举隅．实用中医药杂志，2008，24(8)：529.]

(2)王康胜验方

药物组成：荆芥9g，防风9g，蝉蜕4.5g，白鲜皮6g，连翘9g，金银花9g，蒲公英 20g,生地 15g,浮萍 9g,地肤子 12g,甘草 6g。

功效:祛风止痒,凉血解毒,化湿。

主治:接触性皮炎外邪侵袭、湿热邪毒蕴于肌肤型。

加减:皮肤潮红、烧灼感严重加赤芍、牡丹皮;水肿明显、渗出较多者加茯苓皮、泽泻。

用法:每日一剂,水煎分 3 次服用,每次 30~50ml,连服 5~7 日。

[王康胜,等. 疏风解毒清热汤治疗染发剂所致接触性皮炎 38 例. 中国民间疗法,2005,13(8):34.]

(3)张月桂验方

药物组成:荆芥、防风、浮萍、蝉衣、丹皮、知母各 10g,牛蒡子、皂刺、银花各 12g,生地、连翘、白茅根各 15g。

功效:疏风清热,凉血解毒。

主治:接触性皮炎外感邪毒、血热风燥。

加减:痒甚,加白鲜皮 15g,刺蒺藜 9g,苦参 10g;血虚,加当归、鸡血藤各 10g;湿甚,加猪苓、茯苓、泽泻各 10g,车前草 12g;大便干,加制大黄 10g,麻仁 15g。

[张月桂,等. 自拟祛风汤治疗接触性皮炎 35 例疗效观察. 新疆中医药,2005,23(6):15-16.]

(4)方佩影验方

药物组成:地骨皮 30 克,桑叶 9 克,桑白皮 12 克,黄芩 9 克,泽泻 12 克,茅根 12 克,料豆衣 12 克,生草 6 克。

功效:疏风散热,利湿。

主治:接触性皮炎风湿热毒蕴结型。

加减:皮损潮红、水肿,加茯苓皮、丹皮;痒甚,加珍珠母、灵磁石;皮损发于头面加菊花;发于躯干、四肢加地肤子、白鲜皮。

[方佩影. 自拟祛风止痒汤治疗接触性皮炎 30 例,上海中医药杂志,1996(2):35.]

大医有话说

中医认为本病是由于禀赋不足、腠理不密，以致外邪侵袭，或湿热邪毒蕴于肌表，或郁而化热，邪热与气血相搏而发病。前两位医家均认为外邪侵袭、湿热邪毒浸淫肌肤为本病的主要病机，治疗上均主张以疏风清热、化湿止痒为大法。赵东瑞方中荆芥、防风、牛蒡子、蝉蜕疏风止痒为君药，以祛在表之风邪。配伍苍术祛风燥湿，苦参清热燥湿为臣药。佐以知母、石膏清热泻火，当归、生地、胡麻仁养血活血。生甘草清热解毒，调和诸药。又佐以白芷、羌活取其引经之功。现代研究证明，荆芥、蝉蜕、苦参、牛蒡子具有明显的抗敏作用，其作用机制是能抑制组胺和慢反应物质等过敏介质的释放，或直接拮抗过敏介质。当归、生地、胡麻仁养血活血，可降低毛细血管的通透性及抗组胺等作用。石膏、知母清热泻火，具有抗乙酰胆碱作用，并能抑制毛细血管通透性增加。甘草有抗炎、抗过敏和皮质激素样作用。诸药合用，能有效抑制组胺的释放。王康胜方中荆芥、防风、蝉蜕、白鲜皮、浮萍、地肤子祛风、止痒、抗过敏；连翘、金银花、蒲公英清热解毒；生地、牡丹皮、赤芍凉血清营；茯苓皮、泽泻利湿消肿。全方共奏疏风、清热、凉血、解毒、化湿之效，使邪外透而解。张月桂认为本病总因禀赋不耐接触某种物质，使毒邪侵入皮肤，郁而化热，邪热与气血相搏而发病。因痒自风来，止痒必先疏风，本方中荆芥、防风、蝉蜕、皂刺开发腠理，透达在表之风邪，使风得以外出，散风止痒；浮萍入肺经，肺主皮毛，能助肺气之宣发，以利湿热，《滇南本草》载“浮萍发汗解毒，治疥癞、疥癣，祛皮毛瘙痒之风”；银花、连翘、牛蒡子清热解毒；生地、知母、丹皮、白茅根清热凉血。全方共奏疏风清热、凉血解毒之功。一般常用祛风之药，往往首选荆芥、防风、牛蒡等，而方佩影方中却重用地骨皮30g，以桑叶、桑白皮为臣，后者配合地骨皮起到祛散表之风热、清泻肺之积热的作用。地骨皮常人多用于退虚热、泻虚火，据现代医学分析，地骨皮还是一味有效而无副作用的抗过敏药物。黄芩协同地骨皮清上焦之湿热，用泽泻以通利水道，渗湿下行，茅根取其清热凉血之功用，据有关资料报道，茅根还可降低毛细血管通透性，料豆衣为黑小豆种皮，有平肝除热之功用。该方运用了地骨皮个性的特长，合而用之，湿必去而邪无以留。

大医之法二:清利湿热方

搜索

(1)王宏燕验方

药物组成:龙胆草10g,栀子10g,黄芩10g,泽泻6g,柴胡10g,生地30g,车前子10g,当归5g,公英20g,大青叶20g,甘草20g。

功效:清热利湿,泻火解毒。

主治:接触性皮炎属肝经郁热、复加毒邪外袭型。

[王宏燕,等.龙胆泻肝汤加减治验接触性皮炎1则.内蒙古中医药,2001,S1.]

(2)陈方林验方

药物组成:杏仁(去皮尖)、净苡仁、半夏(久煎)各15g,白蔻(后下)、厚朴、竹叶、汉防己、紫草皮各10g,通草5g,茵陈、土茯苓各20g,滑石(布包煎)30g。

功效:行气化湿,凉血解毒。

主治:接触性皮炎属湿毒浸淫、搏结肌肤、殃及血脉之证。

[陈方林,等.加味三仁汤治疗接触性皮炎21例.实用中医药杂志,2003,19(7):356.]

大医有话说

王宏燕认为面部接触性皮炎可由肝经郁热、复加毒邪外袭于肌肤滞着腠理而致病。方选龙胆泻肝汤加减,其中龙胆草、栀子、黄芩清泄肝经实热,燥湿止痒为君药;泽泻、车前子清热利湿,使湿热从水道排出;公英、大青叶、野菊花、蝉蜕清热利湿解毒;生地、当归滋阴养血;柴胡引药上行直达面部;甘草调和诸药,亦有解毒之功。全方泻中有补,利中有滋,以使火降热退。陈方林认为本病一则由于禀赋不耐,直接接触某些物质,病邪经皮肤入里,引发本病。二则由湿毒经气道入肺,随肺气之布施搏结于肌肤,殃及血脉亦可引发本病。若久治不愈,邪气入里,郁肺则肺气不化,滞脾则脾不运湿,湿毒胶着,是故病情迁延难愈,他指出"湿毒"是主要病机,其治针对"湿"选用三仁汤，宣肺化气，运化水湿，淡渗利湿，正如吴鞠通有云：“惟此三仁汤轻宣上焦肺气，盖肺主一身之气，气化则湿亦化矣。”此外，《圣济总录》言茵陈疗“风疹瘙痒，皮肤肿痒”。《本草正义》言土茯苓“利湿去热，能入络，搜剔湿热蕴毒。”《本草别录》言防己“散痈肿恶结，诸疥癣虫疮”；言紫草皮“清理血分之热，……而兼疗斑疹。”加此四味，其治针对“毒”，使肺气得以宣化，脾湿得以健运，湿气宣化，毒无依附。

大医之法三：凉血解毒方

搜索

(1)李亚平验方

药物组成：生地 20g，丹皮 10g，赤芍 10g，金银花 20g，连翘 15g，黄连 10g，牛蒡子 10g，白鲜皮 15g，蝉蜕 10g，黄芩 10g，薄荷 10g，荆芥 10g，防风 10g，石膏 20g，知母 10g，甘草 10g。

功效：凉血解毒，疏风散邪。

主治：接触性皮炎属毒邪侵袭、血热内蕴型。

加减：如皮肤有水疱，破溃渗出者，可用马齿苋 30g，黄柏 30g，黄连 30g 水煎；如有口干口渴明显的加用石斛、元参、天花粉。

用法：以上药物煎煮 3 次，第一次和第二次煎出的药汁合并，分早、晚两次分别服下，第三次煎出的药汁置凉后外洗患处。

[李亚平．中药治疗染发剂致接触性皮炎．河北中医，1996，2(1)：81.]

(2)王怀平验方

药物组成：金银花、连翘、板蓝根、生地各 20g，黄芩 15g，苦参、赤芍、丹皮、蝉蜕、葛根、升麻、牛蒡子、木通、生甘草、焦三仙各 10g。

功效：清热解毒，疏风利湿，凉血散瘀。

主治：接触性皮炎属风毒外袭、搏于气血型。

用法：每日 1 剂，连煎 2 次，合先后药汁为 600ml，日服 3 次，每次 200ml，温汤冲服青黛粉 1g，小儿用量酌减。

加减：如有血疱坏死者，加紫草 30g；局部疼痛较重者加元胡 15g。

[王怀平,等.银翘板地汤治疗接触性皮炎36例.实用中医药杂志,2000,26(3):16.]

大医有话说

李亚平认为本病由于禀性不耐,腠理空疏,玄府失固,毒邪侵袭肌体,以致邪毒化热,血热内蕴,正邪相搏,壅于肌肤而发病。方中生地、丹皮、赤芍凉血活血;金银花、连翘、石膏、知母、黄连、黄芩清热解毒泻火;白鲜皮、蝉蜕、薄荷、牛蒡子、荆芥、防风祛风止痒,疏散头面风热。诸药合用,共奏清热解毒、疏风散邪之效。王怀平认为本病急性期表现为红斑、肿胀、丘疹、水疱,甚至大疱,自觉痒痛,有灼热感,是热证、实证的典型反映,其病机在于禀赋不耐,接触某些物质,使风毒之邪侵入皮肤腠理之间,郁而化热,邪热与气血相搏而发病,治当清热解毒,散瘀祛风,佐以利湿。方中金银花、连翘、板蓝根、生地、青黛、赤芍、丹皮、生甘草清热解毒,凉血散瘀;蝉蜕、葛根、升麻、牛蒡子开发腠理,祛风透热;苦参清热燥湿,木通清热利湿,焦三仙健运脾胃。诸药合用,共奏清热解毒、祛风利湿、凉血化瘀之功。

大医之法四:其他外治方

搜索

(1)唐秀江验方

药物组成:苦参30～60g(创面未溃烂用30g,溃烂时可用至60g),黄柏15g,金银花35g,地肤子15g,蛇床子15g,黄芩15g,枯矾15g,五倍子15g,赤芍15g,白鲜皮15g,薄荷10g(后下),野菊花30g。

功效:泻火解毒,燥湿敛疮,活络止痛。

用法:上方水煎成1000ml,用无菌方纱湿敷创面,频洗,每次20～30分钟,每日2次。

[唐秀江,等.自拟苦参汤洗剂治疗接触性皮炎疗效观察.广西中医药,2007,30(6):38.]

大医有话说

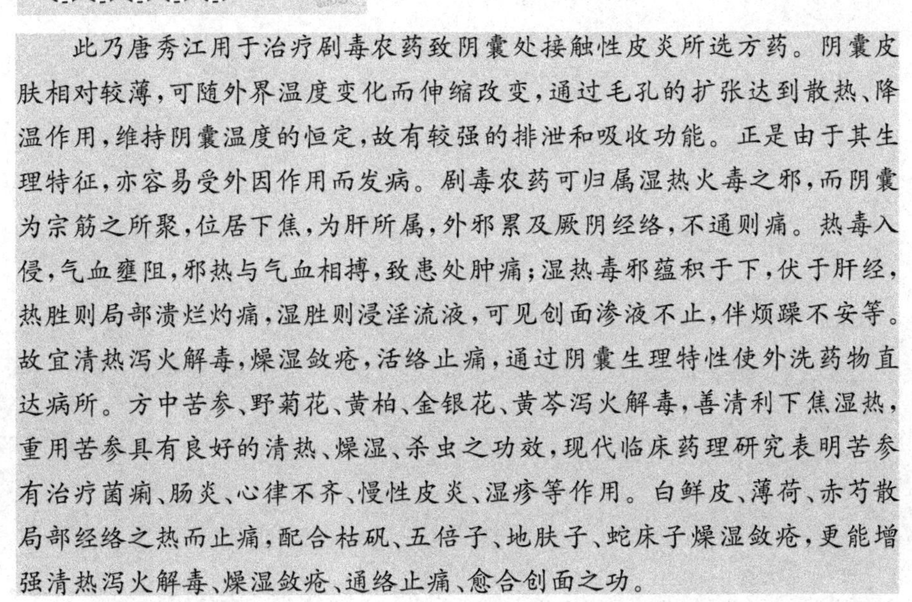
此乃唐秀江用于治疗剧毒农药致阴囊处接触性皮炎所选方药。阴囊皮肤相对较薄，可随外界温度变化而伸缩改变，通过毛孔的扩张达到散热、降温作用，维持阴囊温度的恒定，故有较强的排泄和吸收功能。正是由于其生理特征，亦容易受外因作用而发病。剧毒农药可归属湿热火毒之邪，而阴囊为宗筋之所聚，位居下焦，为肝所属，外邪累及厥阴经络，不通则痛。热毒入侵，气血壅阻，邪热与气血相搏，致患处肿痛；湿热毒邪蕴积于下，伏于肝经，热胜则局部溃烂灼痛，湿胜则浸淫流液，可见创面渗液不止，伴烦躁不安等。故宜清热泻火解毒，燥湿敛疮，活络止痛，通过阴囊生理特性使外洗药物直达病所。方中苦参、野菊花、黄柏、金银花、黄芩泻火解毒，善清利下焦湿热，重用苦参具有良好的清热、燥湿、杀虫之功效，现代临床药理研究表明苦参有治疗菌痢、肠炎、心律不齐、慢性皮炎、湿疹等作用。白鲜皮、薄荷、赤芍散局部经络之热而止痛，配合枯矾、五倍子、地肤子、蛇床子燥湿敛疮，更能增强清热泻火解毒、燥湿敛疮、通络止痛、愈合创面之功。

(2)谢振民验方

药物组成：刺蒺藜 100g，地肤子 100g，大黄 100g，紫草 150g，千里光 100g，地榆 100g。

功效：祛风除湿，凉血解毒。

制法：分别将上药加工碾细为粗末混匀，装入大口大容量瓶中，加入生菜籽油浸泡，半月后油液变为紫红色即可使用。

[谢振民，等．自制肤安油防治药物接触性皮炎 250 例．中医药临床杂志，2004，16(6)：567.]

大医有话说

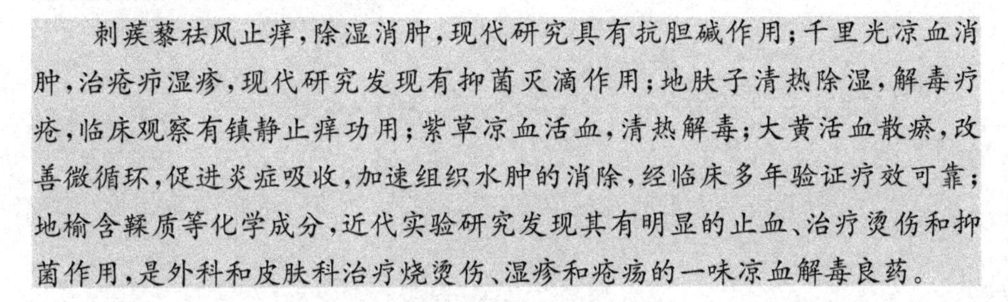
刺蒺藜祛风止痒，除湿消肿，现代研究具有抗胆碱作用；千里光凉血消肿，治疮疖湿疹，现代研究发现有抑菌灭滴作用；地肤子清热除湿，解毒疗疮，临床观察有镇静止痒功用；紫草凉血活血，清热解毒；大黄活血散瘀，改善微循环，促进炎症吸收，加速组织水肿的消除，经临床多年验证疗效可靠；地榆含鞣质等化学成分，近代实验研究发现其有明显的止血、治疗烫伤和抑菌作用，是外科和皮肤科治疗烧烫伤、湿疹和疮疡的一味凉血解毒良药。

第19章 名医支招让你阔别神经性皮炎

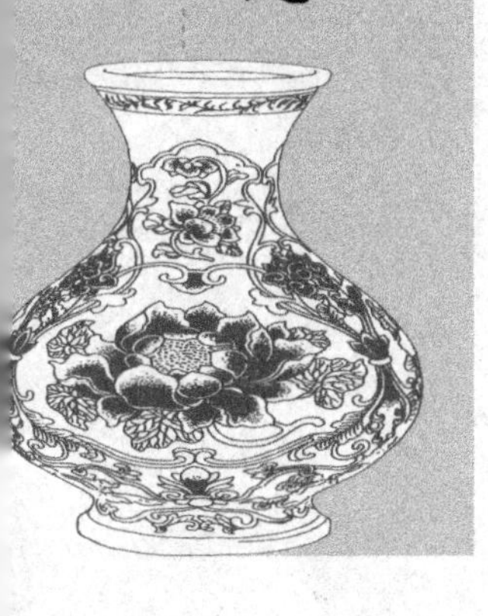

神经性皮炎又称慢性单纯性苔藓，是一种常见的慢性皮肤病，以皮肤苔藓样变及剧烈瘙痒为主要特征，中医称为“摄领疮”或“顽癣”，是一种难治、易复发的皮肤病。中青年人多见，好发于颈项、上眼睑处，也常发生于双肘伸侧、腰骶部、小腿、女阴、阴囊和肛周等易搔抓的部位。起初发病时，患者皮肤仅有瘙痒感而无皮疹发生。经常搔抓或摩擦后，出现粟粒大的丘疹，顶端扁平，呈圆形或多角形，散在分布，丘疹逐日增多，密集融合形成皮纹加深和皮嵴隆起的苔藓样变。本病常表现为阵发性的剧烈瘙痒，每到夜晚时瘙痒症状更加明显，泛发性神经性皮炎更表现为奇痒难忍，可严重影响工作与睡眠。本病病因目前还不十分清楚，但与神经精神因素有明显的关系，其他如胃肠功能障碍或内分泌异常及感染病灶的致敏均可能成为发病因素。

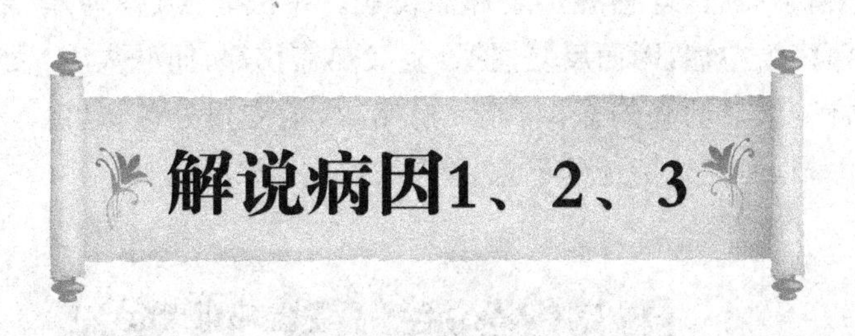

1. 风热交阻

由于人体内伤七情，情绪烦躁，故卫表失固，腠理开泄，易受风热之邪侵犯，凝聚不散，阻滞经络，发于肌肤而成本病。

2. 血热风盛

精神紧张，情绪抑郁或性情急躁致人体气机不舒，郁而化热，热伏营血，经脉失疏，血热生风，风盛与血热交于体表，发于肌肤则成本病。

3. 血虚风燥

风热、血热炽盛，日久伤阴耗血，营血亏虚，血虚生风，风盛则燥，燥盛则肌肤失养而成本病。

总之，本病多归咎于风、湿、热、火等诱发，是风热、湿热、血热相互搏结，

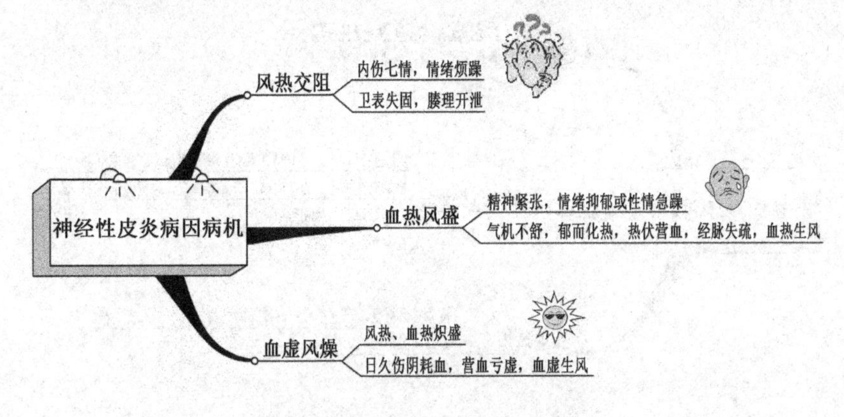

图37　神经性皮炎病因病机

蕴滞于肌肤而发生。初起多因情志不遂、郁闷不舒而起，七情内伤，五志化火，伏于营血，产生血热，血热生风，风盛则燥而发病；或肝旺克土，脾虚湿困，水湿停留于肌肤，复感湿热之邪而发病。中医有“风盛则痒”之说，故本病以剧烈瘙痒为主症，因而反复搔抓，复又热盛伤津，肌肤失养，而见皮肤增厚呈苔藓样变。热邪燔灼血液，充斥脉络，故见皮损处色深红。湿热久恋，导致正气亏损，而使病情迁延不愈，反复发作（见图 37）。

中医治病，先要辨证

1. 风热交阻证

见于早期，皮损以丘疹为主，或发为红斑，瘙痒阵发，舌质红，苔微黄或黄腻，脉弦滑数。治以清热祛风，调和气血，方以消风散加减。

2. 血热风盛证

皮损泛发全身，呈大片浸润潮红斑块，并有抓痕、血痂或苔藓样变。自觉奇痒不止，心烦内热，口渴喜冷饮，尿黄便干，舌质红，苔黄腻，脉濡数。治以清热凉血，祛风止痒，方以清营汤合消风散加减。

3. 血虚风燥证

久病后肌肤失养，皮损渐呈苔藓样变，表面干燥脱屑或有抓痕结痂，剧

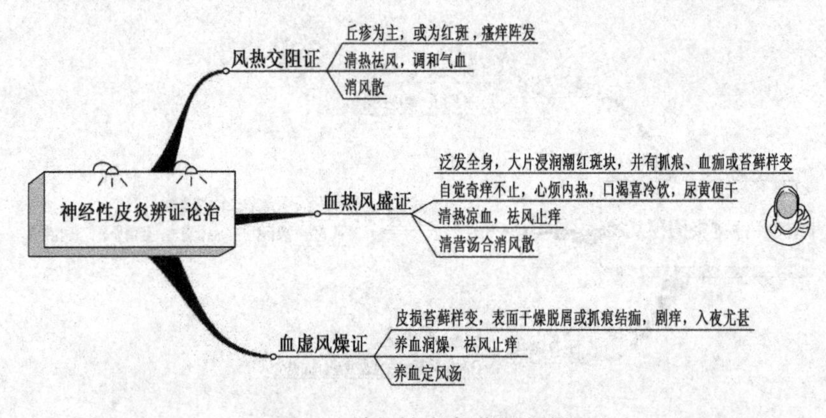

图 38　神经性皮炎辨证论治

痒，入夜尤甚，舌质淡红，苔薄白，脉细数。治以养血润燥，祛风止痒，方以养血定风汤加减(见图38)。

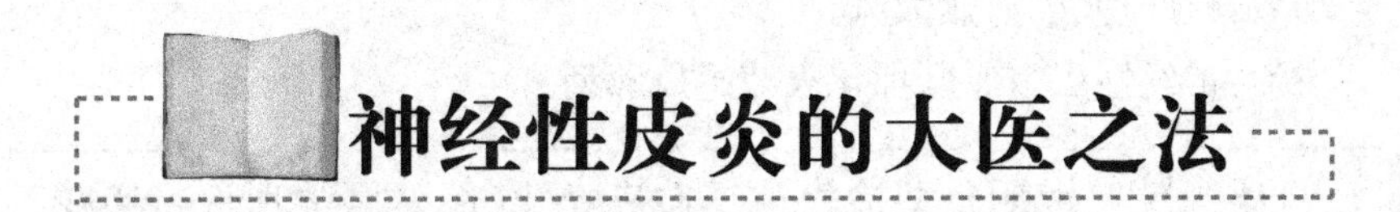

神经性皮炎的大医之法

大医之法一：疏肝止痒方

搜索

(1)陈俊验方

药物组成：柴胡12g，郁金12g，黄芩10g，白芍20g，茯苓15g，珍珠母30g(先煎)，酸枣仁15g，柏子仁15g，牡丹皮12g，钩藤12g，防风10g，甘草5g。

功效：疏肝清热，宁神止痒。

主治：神经性皮炎属肝经郁热型。

用法：内服，每日一剂，煎2次，早、晚服用。

[陈俊．疏肝止痒汤治疗神经性皮炎临床观察．中国实用神经疾病杂志，2010，13(17)：4.]

(2)王娟验方

药物组成：白蒺藜30g，白芍20g，乌梢蛇6g，当归、羌活、茯苓、蝉蜕、柴胡各10g，合欢皮30g。

功效：疏肝健脾，祛风止痒。

主治：神经性皮炎属肝阳上亢、脾胃虚弱型。

用法：内服，将上述诸药制备成水丸，口服，每次6g，每日2次，2周为一个疗程，连服3个疗程。

[王娟，等．二白止痒丸治疗神经性皮炎143例．陕西中医，2010，31，(6)：706－707.]

(3)梁德权验方

药物组成:柴胡、枳壳、龙胆草、栀子、丹皮、赤芍、当归、钩藤、防风各10g,生地 15g,首乌藤 30g。

功效:疏肝理气,清热散风。

主治:神经性皮炎属肝郁化火兼感风邪型。

[梁德权．辨证分型治疗神经性皮炎 46 例．医学理论与实践,2010,23(6):695－696.]

(4)刘爱民验方

药物组成:牡丹皮 12g,栀子 12g,白芍 20g,当归 15g,柴胡 10g,薄荷 6g,鸡血藤 30g,陈皮 9g,白蒺藜 15g,白鲜皮 30g,甘草 5g。

功效:养血柔肝,清热祛风。

主治:神经性皮炎属肝经郁热、血虚风燥型。

[代淑芳,等．刘爱民教授运用丹栀逍遥散治疗皮肤病验案 5 则．中国中西医结合皮肤性病学杂志,2009,8(5):297－298.]

大医有话说

大多数认为神经性皮炎是一种神经功能障碍性皮肤病,其发病和神经精神因素有明显的关系,主要表现为皮肤剧烈瘙痒,因搔抓、刺激导致皮损部位粗糙,苔藓样变,常因情绪波动而诱发或加重。中医学理论认为多因情志不遂、思虑过度而导致肝阳上亢,阳亢则热,热极化火生风;或素体脾胃虚弱,运化失司,气血运化失常阻遏脉络,蕴结肌肤,肌肤失养所致。以上诸家紧扣病因,均以疏肝祛风止痒为治疗原则。方中以清热疏肝之品为要药,黄芩、龙胆草、栀子清泻肝火,柴胡、郁金、枳壳、陈皮疏肝理气;钩藤熄风止痒;防风散风止痒。平抑肝火之后,再以当归、牡丹皮、白芍、赤芍、首乌藤、鸡血藤养血柔肝,甘草调和诸药。患者大多有心烦易躁、剧烈瘙痒、夜眠差,可由情绪抑郁、紧张或激动而引发,陈俊方中还大剂量使用安神之品珍珠母、酸枣仁、柏子仁,有助睡眠。王娟治疗本病方中以白蒺藜、白芍为君药,功在疏肝祛风止痒,还佐以健脾兼清郁热,茯苓健脾安神为臣药,佐以合欢皮既有安神止痒作用,又能以皮达皮,引药达表;加羌活引药入足太阳膀胱经,使药力直达病所,具有祛风止痒作用;乌蛇乃搜剔之品,功擅祛风通络,皮肤粗糙顽厚，必借乌蛇之类搜剔窜透，方能使浊去凝开，经通络畅，邪去正复；加蝉蜕更助其力。

大医之法二：祛风利湿止痒方

搜索

(1)吴军验方

药物组成：黄柏15g，薏苡仁30g，茯苓15g，地肤子15g，白鲜皮15g，生地黄20g，牡丹皮15g，赤芍15g，防风15g，紫草10g，刺蒺藜30g，蝉蜕10g，僵蚕10g，何首乌藤20g，合欢皮15g。

功效：清热凉血，祛风止痒。

主治：神经性皮炎属湿热内蕴、血热风盛型。

[耿爱爱，等．吴军教授治疗神经性皮炎经验总结．吉林中医药，2010，30(6)：471－472.]

(2)魏品康验方

药物组成：土茯苓30g，苦参15g，白鲜皮15g，川芎15g，当归15g，赤芍15g，熟地20g，白蒺藜10g，桃仁6g，红花6g，乌梢蛇6g，炙甘草6g。

功效：清热除湿，养血祛风，活血通络。

主治：神经性皮炎属湿热之邪伤津耗血型。

加减：急性发作期，加用龙胆草清肝胆湿热，黄连清心降火；慢性迁延期，加用鸡血藤养血活血通络，荆芥、防风合用既散肌表风邪，又除经络流湿。

[徐晶钰，等．魏品康教授治疗神经性皮炎经验．吉林中医药，2010，30(4)：288－289.]

(3)王昭敏验方

药物组成：苍术15g，生薏苡仁20g，川牛膝15g，黄柏15g，蜈蚣2条，乌梢蛇30g，全蝎6g。

功效：清热利湿，祛风止痒。

主治：神经性皮炎属湿热阻滞、气血凝滞型。

加减：皮损色红加水牛角粉、赤芍、丹皮，有渗液者加土茯苓，月经不调者加女贞子、旱莲草，睡眠差者加夜交藤、合欢皮、酸枣仁，肝郁者加香附、郁金，痒剧者加全蝎、紫草、白鲜皮、地肤子。

[王昭敏，等．四妙散加减治疗15例神经性皮炎的体会．四川省卫生管理干部学院学报，2007，26(2)：120.]

大医有话说

以上三方均以清热除湿、祛风止痒为主，吴军教授认为本病与湿热、血热、风邪最为密切，故治以清热凉血、祛风止痒为大法。这是对朱丹溪"治风先治血，血行风自灭"论述的继承与发展。方中黄柏、薏苡仁、茯苓、地肤子、白鲜皮、刺蒺藜清热利湿，祛除病邪；生地黄、牡丹皮、赤芍、防风、紫草直达血分，清除血分之热；蝉蜕、僵蚕加强祛风止痒的作用。《内经》云"诸痛痒疮，皆属于心"，故用何首乌藤、合欢皮安神止痒，改善睡眠。魏品康认为湿热之邪绵缠，一方面阻塞脉络，瘀血内生；另一方面日久伤津耗血，而使病情迁延不愈，反复发作，故始终将清热除湿、养血祛风、活血通络之法贯穿于整个治疗过程。方中重用土茯苓解毒除湿；苦参清热燥湿止痒；白鲜皮清热燥湿，祛风解毒。赤芍清血分实热，散瘀血留滞；川芎入血分理血中之气，当归补血活血；熟地补血滋阴，益精填髓；四药合用，有四物汤之义。白蒺藜平肝解郁，活血祛风止痒；桃仁、红花相配，更增活血化瘀之功；乌梢蛇搜风通络，更能引药直达病所；炙甘草调和诸药。诸药相配伍，具有清热除湿、养血祛风、活血通络之功。王昭敏认为湿热阻滞、营血失和、气血凝滞为本病的病机，治当清热除湿、凉血祛风、行气活血。其用药以四妙散(苍术、薏苡仁、黄柏、川牛膝)为基本方，功在清热利湿，舒筋壮骨，加入虫类药物蜈蚣、乌梢蛇、全蝎以入络搜风，通络止痒；赤芍、丹皮、水牛角粉、紫草等清热凉血药的配伍，意在"治风先治血，血行风自灭"、"痒自风而来，止痒必先疏风"、"经气清利，枢机畅通"。香附、丹参、郁金的相伍增其疏肝解郁功能。诸药合用，重在治本，集清热、利湿、逐风、凉血、止痒、润燥于一功。临证遣方用药，审证求因，攻补兼施，因势利导，药中相伍自行酌调，标本兼顾，促使气机畅通，气血和顺，诸症自愈。

大医之法三：养血疏风止痒方

搜索

(1)唐定书验方

药物组成：制首乌30g，熟地黄20g，丹皮15g，白芍20g，当归15g，鸡血藤20g，蝉衣10g，僵蚕10g，乌梢蛇10g，夜交藤30g，炒枣仁10g，郁金10g。

功效：养血润燥，祛风止痒。

主治：神经性皮炎属血虚风燥、肌肤失养型。

加减：热盛加栀子、石膏等；阴虚血燥加二至丸，赤芍改为白芍；血虚加鸡血藤，生地改为熟地。

[杜桂营，等. 唐定书治疗神经性皮炎经验. 黑龙江中医药，2007(3)：24－25.]

(2)李瑞婷验方

药物组成：全蝎5g，乌梢蛇5g，僵蚕5g，蜈蚣1条，防风10g，荆芥10g，白蒺藜15g，地肤子15g，红花10g，威灵仙15g，生甘草20g。

功效：祛风止痒，养血活血。

主治：神经性皮炎属风阻于络、肌肤失养型。

加减：遇热加重或有新发皮疹色红，舌红苔黄，加黄芩10g，生地25g，玄参15g；年龄超过70岁，皮肤干燥，加首乌15g，当归15g，鸡血藤15g；病程超过5年，皮损以苔藓样化为主，加白鲜皮15g，炮山甲5g。

[李瑞婷，等. 自拟“四虫祛风汤”治疗泛发性神经性皮炎56例临床观察. 中国临床医药研究杂志，2004(115)：12088]

大医有话说

正如《内经》所云“邪之所凑，其气必虚”，唐定书指出，血燥、血虚等所致的内风是发病的基础，外风是发病的重要条件。同时与情志不畅、睡眠不佳、局部摩擦等因素关系密切。他认为本病的致病根本在阴血，在立法上极其重视治疗内风及内风产生的条件，这是对朱丹溪“治风先治血，血行风自灭”论述的发展。治以养血熄风，解毒止痒。方中制首乌、生地、当归养血活血，滋阴润燥，以达到调和血分平内风的效果；僵蚕熄内风，蝉衣祛外风，配伍乌梢蛇更能入血入络，以搜剔隐伏之风邪，增强祛风止痒的效果。《内经》云“诸痛痒疮皆属于心”，故用夜交藤、炒枣仁、合欢皮安神止痒，改善睡眠。中医有“风盛则痒”之说，风邪外淫，阻于经脉，肌肤失养，或情志内伤，五志化火，灼伤阴血，化燥生风。李瑞婷治疗本病重祛风止痒，方中重用虫类药物全蝎、乌梢蛇、僵蚕、蜈蚣，搜血中之余风，配防风、荆芥、白蒺藜、地肤子、威灵仙加强祛风之效，另配红花以治血祛风，生甘草调和诸药，以成祛风活血止痒之剂。他还指出，本类疾病患者年龄偏大，多有血虚风燥之病机，临床上多用当归、首乌、鸡血藤等养血润燥之药，因多由五志化火，或因瘙痒反复搔抓，使肌肤蕴热，故多配生地、玄参、黄芩等清热凉血之品。

大医之法四：活血养血祛风方

搜索

(1)于长林验方

药物组成：三棱、莪术、荆芥、防风各10g，蚤休、生地各15g，紫草20g，蝉衣5g，蜂房5g。

功效：活血祛瘀，养血祛风。

主治：神经性皮炎属病久血瘀型。

加减：苔藓严重者酌加桃仁、王不留行各10g；干燥脱屑者加当归10g；瘙痒严重者加乌梢蛇10g。

用法：每日1剂，水煎，分2次服，并用药渣洗敷15分钟。

[于长林．祛瘀消风法治疗神经性皮炎42例．中国社区医师：综合版，2009(20)：158.]

(2)高仰秀验方

药物组成：当归9g，赤芍6g，生地9g，川芎9g，桃仁12g，红花12g，枳壳6g，柴胡6g，桔梗6g，牛膝9g，甘草3g，栀子9g，香附9g，郁金9g，蝉衣9g，全蝎9g，蜈蚣3条，五味子9g。

功效：活血行气，疏通经络。

主治：神经性皮炎属气滞血瘀型。

［高仰秀．血府逐瘀汤新用．临床医药实践杂志，2009，18(1)：49－50.］

大医有话说

中医认为神经性皮炎多因情志不遂，肝郁不舒，或平素体弱，阴血不足，血虚生风，或因皮损反复发作，气血耗损，加上风邪外袭，以致内不得疏泄，外不得透达，郁于皮肤腠理之间，邪正相搏而发病，为本虚标实之证，故多以养血润燥、祛风止痒为法辨证施治。然于长林则认为本病多因迁延日久，"久病必瘀"，气血瘀滞，应为其重要的病因之一。现代医学认为，神经性皮炎真皮层血管内皮细胞肿胀，管壁增厚或闭塞，管壁常有纤维蛋白样变性及坏死，红细胞外溢及炎细胞浸润，呈明显微循环障碍的特征，与中医的血瘀相吻合。于长林以活血化瘀、养血祛风法治疗神经性皮炎，有独特疗效。方中三棱、莪术活血消瘀，软坚散结；紫草、生地、蚤休凉血活血，解毒消疹；荆芥、防风、蝉衣、蜂房轻扬透散，祛风止痒，宣散疹毒；桃仁、王不留行可加强祛瘀散结之功；当归养血和血，与生地相伍加强润燥之功。诸药合用，达到活血化瘀、养血润燥、祛风止痒之功。现代实验研究表明，活血化瘀疗法具有免疫调节、免疫抑制、抗炎、改善微循环、抑制过敏介质、释放和解除平滑肌痉挛等作用，其中三棱、莪术可提高抗纤酶的活性，使增厚的角质层和棘层细胞体积减少；桃仁有抗过敏作用，可促进炎症吸收，有较好的抗渗出作用；荆芥有增强皮肤血液循环，增加汗腺分泌及抗炎作用。因此，现代研究的结果亦显示活血化瘀中药在治疗神经性皮炎上有显著的作用。《灵枢·经脉篇》曰："血不流则髦毛不泽，故其面黑如漆柴者。"气为血帅，气行则血行。治风先治血，血行风自灭。高仰秀在使用养血、活血化瘀类药的同时，配以理气药柴胡、枳壳、郁金、香附、桔梗，以使气行血活，脉络通畅，肌肤得养，病自而愈。此外，方中还引入虫类药入络搜风，加强散风止痒之效。

第20章 患了压疮，中医依旧有办法

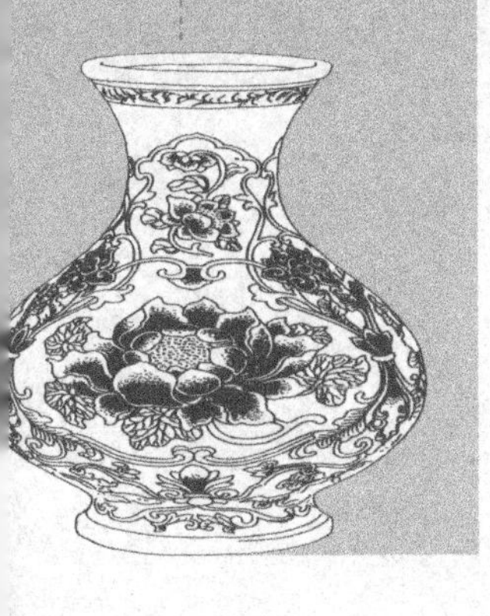

压疮是由于身体局部组织长期受压，血液循环障碍，局部组织持续缺血缺氧、营养缺乏，致使皮肤失去正常功能而引起的组织破损和坏死。压疮是多种因素相互作用的结果，可分为外源性、原发性、内源性及继发性等类型。由于疾病、手术、骨折等使患者长期卧床，长时间不改变体位，局部皮肤受压过久，血液循环不良，加之受潮湿、摩擦等物理性刺激，使皮肤抵抗力降低，局部发生组织营养不良，继而引起组织坏死，常见于昏迷、瘫痪、晚期癌、年老体弱等患者。垂直压力作用于皮肤是导致褥疮发生的最主要因素，发生部位大多为骶骨、股骨大转子、坐骨粗隆、足跟、外踝等，一旦发生压疮，轻者影响创面愈合，重者危及患者生命。

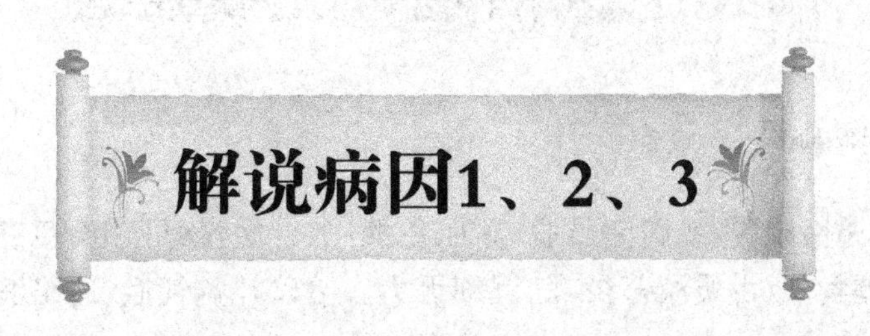

1. 气血亏虚

久病、大病之后，气血虚衰，肌肤失养，稍加摩擦即可使皮肤溃破、坏死，导致本病发生。气血亏虚则疮色淡红或灰白。

2. 气血瘀滞

大病、外伤性截瘫，久着床席，不能转侧，长期受压，气血运行不畅，郁滞化热，热胜肉腐，肉腐化脓。气血郁滞，故疮色紫暗。

本病发生于久病或重病及卧床患者，加之局部受摩擦而致。总之，气血虚衰或气血不畅为其本，局部长期受压迫及摩擦为其标（见图39）。

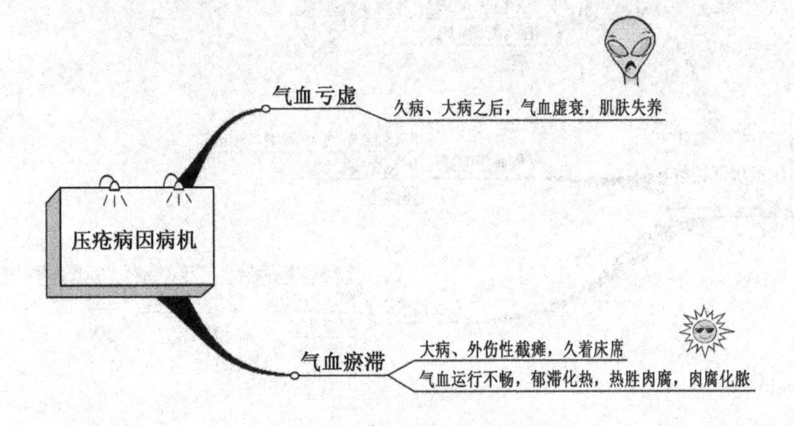

图39 压疮病因病机

中医治病，先要辨证

1. 气血两虚证

创面腐肉难脱，或腐肉虽脱，新肌色淡，愈合缓慢，可伴面色苍白，神疲乏力，纳差食少，舌质淡苔少，脉沉细无力。治以补益气血，通络润肤，方以八珍汤加减。

2. 气血瘀滞证

局部皮肤出现褐色红斑，继而紫暗红肿，或有破损。苔脉随原发病的情况而异。治以行气活血，通络止痛，方以桃红四物汤加减。

3. 蕴毒腐溃证

压疮溃烂，腐肉及脓水较多，或有恶臭，重者溃烂可深及筋骨，四周漫肿，可伴发热，口苦且干，形神萎靡，不思饮食等，舌红苔少，脉细数。治以清热解毒托毒，方以四妙勇安汤加减(见图 40)。

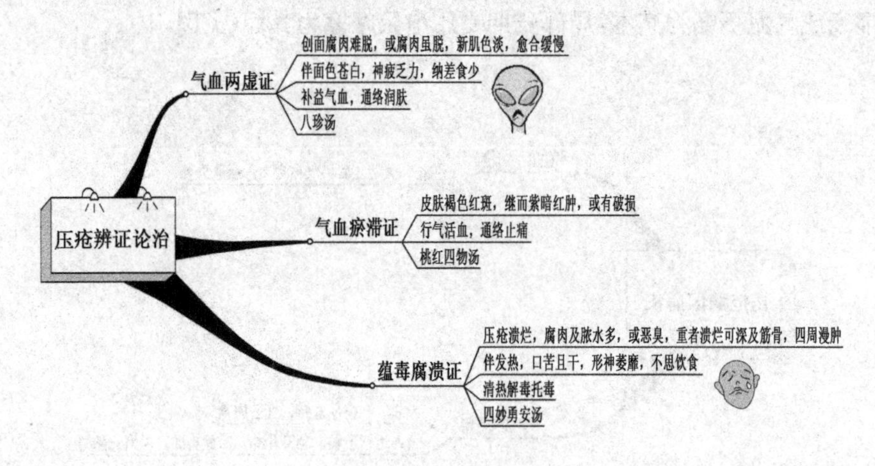

图 40　压疮辨证论治

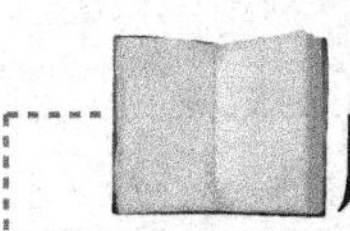

压疮的大医之法

大医之法一：益气活血散瘀方

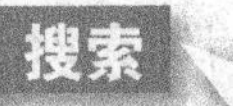

(1)李振宏验方

药物组成：黄芪 50g，当归 15g，地龙 10g，川芎 15g，赤芍 20g，桃仁 10g，红花 10g，皂角 10g，马齿苋 10g，毛诃子 10g，甘草 5g，甲珠 6g，马勃 15g，黄药子 15g，败酱草 15g。

功效：补益气血，活血通络，兼消肿排脓。

主治：压疮气血亏虚型。

用法：水煎服，每日 1 剂，每剂 4～5 服，15 剂为一疗程。

［李振宏．补阳还五汤加减治疗褥疮 36 例疗效观察．云南中医药杂志，2007，28(6)：31－32.］

(2)王万春验方

药物组成：①内服：黄芪 60g，太子参 15g，当归尾 6g，赤芍 6g，地龙 6g，川芎 6g，红花 3g，桃仁 3g，茯苓 30g，姜半夏 10g，白扁豆 30g，薏苡仁 30g，生甘草 3g。②外用：当归 60g，白芷 15g，黄连 15g，白蜡 60g，甘草 6g，紫草 6g，麻油 500g，血竭 12g，白及 30g，珍珠粉 15g，氧化锌 15g 等。

功效：益气活血，扶正生肌；清热解毒，活血散瘀，敛疮生肌。

主治：压疮气血亏虚、脉络瘀阻型。

制法及用法：①内服方：水煎日 1 剂，早、晚分服，20 天为一个疗程；②外用方：先将当归、黄连、白芷、紫草、甘草入油内浸 2 天后，用慢火熬微枯，细绢滤清，文火煎熬，去渣。此时入血竭、白及，火宜旺，待血竭、白及化尽后，再入白蜡，此时宜微火化开，约 10 分钟后将锅取下放冷，不断搅拌，至温度不烫手时加入氧化锌及珍珠粉，搅拌至冷凝成膏体备用。

［王万春，等．生肌愈疡膏配合中药内服治疗大型褥疮1例．光明中医，2010，25(6)：1077.］

大医有话说

中医学称压疮为"席疮"，"席疮乃久病着床之人，挨擦磨破而呈，上而背脊，下而尾闾，当用马勃软衬，庶不致损而又损，昼夜呻吟也，病人旦见席疮，死之征也。"此番论述明确叙述了压疮的成因、发病部位及预后等。由于长期卧床不起的患者，久卧伤气，气虚而血行不畅，日久则气血亏虚，复因受压的部位气血失于流通，不能营养肌肤，引起肌肤失养而坏死肉腐，导致溃疡形成。以上诸方紧扣病机选方用药。李振宏用补阳还五汤加减治疗本病取其补气、活血及通络之功。方中重用黄芪，取其补气益血之功，使气旺血亦行，再取其托毒生肌之功，使腐去新生，去瘀而不伤正；当归、红花、桃仁、赤芍、地龙活血通络，使创面血行畅通；甲珠、败酱草、马勃、马齿苋、黄药子、皂角消肿排脓、解毒消炎、去腐生新，促进溃疡愈合；毛诃子、甘草收敛养血，调和诸药。上方诸药合用，使气旺血行，瘀祛络通，起到标本兼治之效。王万春强调"虚"、"瘀"、"腐"、"毒"是压疮形成的关键病理环节，主张内外合治。外用方中黄连泻火解毒；紫草凉血活血；当归、白及、珍珠粉养血敛疮；血竭散瘀血、生新血。以上诸药，各司其功，共奏清热解毒、活血散瘀、敛疮生肌之效。再者，针对"虚"，给予口服加味补阳还五汤，黄芪、太子参大补元气，气旺则血行；当归尾、赤芍、川芎、红花、桃仁活血祛瘀不伤正；地龙通筋活络；茯苓、姜半夏、薏苡仁、白扁豆、生甘草利水渗湿，托疮排脓。合而用之，则气旺、瘀消、络通、腐去，诸症向愈。

大医之法二：解毒化腐，益气活血生肌方

搜索

(1)黄友土验方

①药物组成：蚤休10g，银花15g，白花蛇舌草15g，天花粉15g，蒲公英15g，白蔹10g，沙参15g，生地12g，黄芪15g，当归6g。

功效：解毒化腐，益气养阴。

主治：压疮溃腐期蕴毒腐溃、气阴亏虚型。

用法:水煎服,每日1剂。

②药物组成:黄芪30g,党参15g,当归10g,白术10g,白芍12g,苡米15g,白及15g,生地12g,银花10g,白花蛇舌草15g。

功效:补益气血,兼清余毒。

主治:压疮收口期气血不足型。

用法:水煎服,2～3日服一剂。

[黄友土.中医药外敷内服治疗巨大褥疮.中医外治杂志,2004,13(3):15.]

(2)程艳华验方

①药物组成:生地黄20g,当归15g,白芍药9g,牡丹皮9g,黄连3g,黄柏9g,苍术9g,败酱草15g,蒲公英30g,虎杖20g等。

功效:清热解毒,活血消肿止痛。

主治:压疮湿热毒盛型。

用法:水煎服。

②药物组成:当归15g,丹参15g,桃仁15g,红花10g,川芎6g,地龙15g,牛膝15g,穿山甲6g,生黄芪30g。

功效:活血通络,祛腐生肌。

主治:压疮邪毒衰退、正气渐复型。

用法:水煎服。

③药物组成:生黄芪30g,党参15g,苍术9g,白术12g,茯苓12g,山药12g,当归12g,丹参12g,黄柏9g,生薏苡仁12g,牛膝9g,鹿衔草30g。

功效:益气养血,生肌敛疮,健脾扶正。

主治:压疮气血亏虚型。

用法:水煎服。

[程艳华,等.内服外治难愈性褥疮68例.河北中医2004,26,(10):734－744.]

大医有话说

本病由于长期卧床不起,久病气血亏虚,复因受压部位气血失于流通,以致引起局部坏死,形成溃疡,易于蕴毒腐溃。以上两位医家均采用分期辨证法治疗本病，体现“急则治其标、缓则治其本”的治疗原则。黄友土将本病分为溃腐期和收口期进行分期辨治，在溃腐期内服以清热解毒化腐为主，佐以少量补益药物，清补兼施。收口期内服以补益气血为主，兼清余毒，清补结合，补而不滞。气血充足则可促进血液循环，加速肉芽组织生长，加快褥疮的愈合。压疮的局部用药尤为重要。程艳华将本病分为三期：急性感染期，患者久病气血亏虚，气虚则运血乏力，以致气血运行不畅，脉络阻滞，瘀阻损伤人体之正气，促使邪毒愈盛，正气愈衰，邪毒郁于局部，故治宜清热利湿、活血、消肿止痛；缓解期，邪毒衰退，正气渐复，热退，治宜活血通络，托毒排脓，祛腐生肌；恢复期，邪热已去，正气不足，脉络阻滞，治宜扶正活血，生肌敛疮，健脾为重，使气血充盈。

大医之法三：收湿敛疮，解毒生肌方

搜索

（1）袁菲验方

药物组成：制炉甘石 15g，煅石膏 30g，滑石 30g，黄连 15g，黄柏 15g，冰片 1g。

功效：清热收湿，敛疮生肌。

主治：压疮湿热蕴结、疮疡多脓型。

［袁菲，等．二黄三石散外用治疗Ⅲ期褥疮的疗效观察．中国中医药，2009，7(6)：110.］

大医有话说

压疮多发生于年老体弱之卧床患者，由于长时间不改变体位，局部组织受压过久，出现血液循环障碍而发生组织营养不良，因机体气血不畅，湿热蕴结，从而导致局部疮疡多脓，久而不散，袁菲等自拟二黄三石散，取自《证治准绳》之炉甘石散加味。方中以炉甘石、煅石膏、滑石为君，煅炉甘石主含氧化锌，有抑菌作用，同时还有收敛、防腐、保护创面的作用；石膏煅后有清热收湿、敛疮生肌之效；滑石含硅酸镁、氧化铝、氧化镍等，其中硅酸镁有吸附和收敛作用，滑石粉撒布创面形成被膜，有保护创面、吸收分泌物、促进结痂的作用，三者共用，共奏收湿敛疮生肌之效；黄连、黄柏对药为臣，有清热燥湿解毒之功：黄连含小檗碱、甲基黄连碱等多种生物碱，有很广的抗菌范围，对多种杆菌、球菌有较显著的抑制作用，对多种致病性皮肤真菌也有抑制作用；黄柏含小檗碱、黄柏碱等多种生物碱，抗菌谱和抗菌效力与黄连相似，对多种致病细菌均有抑制作用，对某些皮肤真菌也有抑制作用，外用可促使皮下渗血的吸收。佐以冰片消肿止痛。冰片局部应用有一定的止痛及温和的防腐作用，较高浓度(0.5%)对葡萄球菌、链球菌、大肠杆菌及部分致病性皮肤真菌等有抑制作用。另据现代实验研究，三石可以起到收敛溃疡黏膜、保护创面、吸收分泌物和促进结痂的作用；二黄有较为广谱的抑菌抗病毒作用，并可松弛平滑肌，改善血供，从而促进溃疡病的愈合。

(2)范慧珍验方

药物组成：黄芪 20g，浙贝母 20g，水牛角粉 20g，儿茶 20g。

功效：托疮生肌，收湿敛疮，凉血止血。

主治：压疮溃腐期。

制法及用法：将上述诸药研成细末混匀，灭活处理。充分暴露创面，先行外科无菌换药处理，严重感染者用双氧水、生理盐水交替冲洗 2 遍，彻底清除分泌物及坏死组织后，用碘伏消毒，用鲜鸡蛋清涂抹创面，面积大于创面 1.0cm，再将中药粉剂均匀地点撒在创面上，然后将鸡蛋内衣(凤凰衣)贴于创面，最后用无菌敷料外固定。

[范慧珍，等．黄芪散治疗褥疮的临床护理．中国民间疗法，2010，18(9)：70.]

大医有话说

黄芪是具有抗病毒、抗炎功效的中药，可托疮生肌；浙贝母、水牛角可收敛疮面，又能凉血止血解毒，协同黄芪托疮生肌；儿茶收湿敛疮，生肌止血。加之鸡蛋内膜为软脂蛋白，使疮面表层形成保护膜，具有增加营养的作用，又可形成抗病毒的环境。上药合用，共奏消炎、改善血运、祛腐生肌的功效。

(3)张帅验方

药物组成：滑石 60g，硼砂 90g，龙骨 120g，川贝 18g，冰片 18g，朱砂 18g。

功效：收湿敛疮，解毒生肌。

主治：压疮疮疡溃久不敛型。

制法：以上六味共研细末混匀，凡士林 1300g 加热成油状，将药粉放入凡士林油中搅匀放冷,使之成20%的软膏。

[张帅,等. 九华膏治疗褥疮溃疡期的临床观察. 中医药导报,2010,16(4):63-64.]

大医有话说

久病患者气血亏虚,不能营养肌肤是引起局部血运障碍、组织坏死溃烂的主要原因。另外,出汗、大小便失禁,均可使局部组织多湿而高温,利于细菌繁殖,细菌或毒素的作用及污染物的浸渍导致组织浸润、感染,最终形成压疮。九华膏方由滑石、硼砂、龙骨、川贝、冰片、朱砂等药物组成。滑石外用有清热收涩作用;硼砂外用清热解毒;龙骨性收涩,外用有收湿、敛疮、生肌之效,可用治疮疡溃久不敛;川贝能消肿散结;冰片有清热解毒、防腐生肌作用;朱砂性寒,有清热解毒作用,用治疮疡肿毒。现代药理研究表明滑石有吸附和收敛作用,在体外,10%滑石粉对伤寒杆菌、甲型副伤寒杆菌有抑制作用;硼砂对多种革兰阳性与阴性菌、浅部皮肤真菌及白假丝酵母菌有不同程度抑制作用,并略有防腐作用,对皮肤和黏膜还有收敛和保护作用;龙骨所含钙能促进血液凝固,降低血管壁通透性,锌参与核酸及蛋白质的代谢,维持细胞膜的正常生理功能和调节机体的免疫功能,积极参与损伤的修复过程,有利于消除溃疡和促进伤口的恢复;川贝所含贝母总碱有抗溃疡作用;冰片中的主要成分龙脑、异龙脑均有耐缺氧及镇静的作用,局部应用对感觉神经有轻微刺激,有一定的止痛及温和的防腐作用,较高浓度(0.5%)对葡萄球菌、链球菌、肺炎双球菌、大肠埃希菌及部分致病性皮肤真菌等有抑制作用;朱砂外用有抑制和杀灭细菌、寄生虫作用。以上诸药合用,可改善褥疮局部微循环,增强局部组织免疫功能,消肿止痛,生肌润肤,促进创面愈合。

(4)黄妙玲验方

药物组成:龙血竭。

功效:活血散瘀,祛腐生肌。

主治:压疮气血瘀滞型。

用法:取龙血竭胶囊内容物适量与75%酒精调配成糊状,清洁褥疮创面后用无菌棉签蘸龙血竭药物均匀涂在创面上,然后暴露创面。

［黄妙玲．龙血竭胶囊治疗褥疮的疗效观察．齐齐哈尔医学院学报，2010，31(7)：1067.］

大医有话说

中医认为压疮病理属于气血壅瘀，血肉腐败而腐肉未脱、新肌未生之候，故治疗应活血散瘀，祛腐生肌，而龙血竭胶囊主要成分为龙血竭，主要功效是活血散瘀，其与75%酒精混合使用，可扩张血管，促进局部血液循环，减轻炎症水肿及组织缺氧，促进炎症的吸收和消散，保持创面干燥。同时，其又具有止痛、祛腐生肌作用，可将压疮坏死的组织液化消除，使新鲜肉芽组织再生，从而促使创面愈合。

(5)郭艳欢验方

药物组成：生黄芪、乳香、没药、炉甘石、石膏、血余、地黄、蜂蜡、象皮、当归、龟甲、血竭。

功效：补益气血，活血化瘀，清热解毒，祛腐生肌。

主治：褥疮气血亏虚、脉络瘀阻型。

制法：将炉甘石、石膏、象皮、血竭、生黄芪、乳香、没药粉碎成极细粉，过筛备用。当归、龟甲、血余、地黄与麻油同置锅内炸枯，去渣，滤过，降至一定温度后，加入蜂蜡溶化，一并加入上述粉碎粉末，搅拌均匀，放冷，灌装，即得。

用法：外用，厚度不超过2mm，摊在脱脂棉上敷于患处，每日视创面的渗液多少换药2～3次。

［郭艳欢．祛腐生肌膏外敷治疗褥疮的护理体会．中医药导报，2010，16(5)：123－124.］

大医有话说

褥疮又名“席疮”，其发病多由于久病卧床导致气血亏虚，血行不畅，脉络瘀阻，肌肤、经脉失养，气血不调，导致局部的坏死、成疮，若病久溃烂成脓，迁延不愈。郭艳欢采用中医辨证论治，以补益气血、活血化瘀、清热解毒、祛腐生肌为治疗原则制备祛腐生肌膏，它是以中医经典方橡皮生肌膏加血竭、生黄芪、乳香、没药而成。方中以生黄芪、当归补益气血；乳香、没药活血化瘀、消炎生肌;龟甲、地黄清热凉血生津;象皮、炉甘石、石膏、血竭生肌敛口;血余止血生肌,蜂蜡收涩、敛疮、生肌、止痛。诸药合用,共奏补益气血、活血化瘀、清热解毒、祛腐生肌之效。生肌祛腐膏直接作用创面发挥药效,既促进了坏死组织的脱落、局部血液的循环及肉芽组织的生长,药物形成的屏障又保证了创面与外界的隔离,降低了细菌的感染机会,有利于创面的愈合。

第21章 中医帮你留住秀发，打败脂溢性脱发

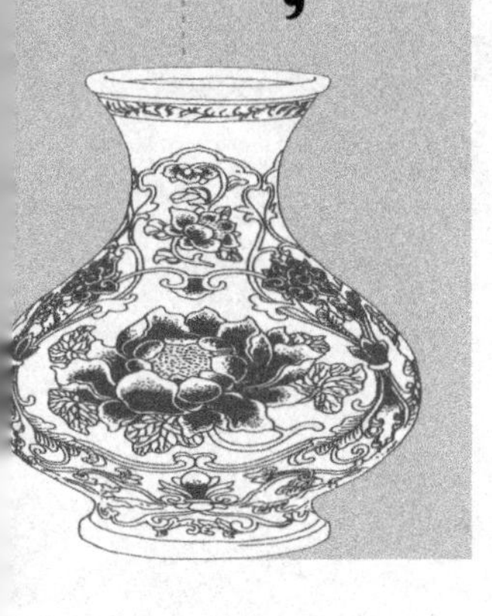

脂溢性脱发，又名男性型秃发、雄激素源性秃发，中医称之为“油风”、“蛀发癣”。本病是在皮脂溢出过多的基础上发生的一种脱发，男女均可发病，但以20~30岁的男性较为多见，临床表现为头发油腻、多屑、有明显瘙痒感、额颞区及顶部的渐进性脱发，继而形成高额，而枕区较少累及。主要原因是过多的皮脂分泌物堆积在毛囊周围，甚至压迫或堵塞毛囊孔，给毛发正常生长制造障碍，或是皮脂分泌物对毛囊的毒性作用，导致毛发中毒、枯萎、脱落。此病是皮肤科的常见病、多发病，也是难治性疾病之一，病程比较缓慢，可达数十年，病因目前并非完全明确，与多种因素相关，可能与人体的内分泌功能（主要是雄性激素）、精神状态、遗传及某些药物等因素有关。由于本病影响美观，常给患者带来很大的精神压力和心理负担。

解说病因1、2、3

1. 血热风燥，耗血伤阴

平素血热之体，复感风邪，以致腠理不固，毛窍张开，风热之邪乘虚而入，郁久转而化燥，进而耗血伤阴，阴血不能上承巅顶荣养毛发，毛根干涸，故发焦脱落。

2. 饮食不节，湿热内生

脾主运化，为后天之本，若脾气虚弱，或过食肥甘厚味、辛辣酒类等，易致脾胃运化失常，水湿内停，郁久化热，则湿热内生，上蒸巅顶，侵蚀发根，而致头发油腻、脱落。

3. 肝肾不足，精血亏虚

若禀赋不足，思虑过度，劳伤肝肾，则精血日渐亏虚，毛发失去濡养，发枯而落。

4. 情志抑郁，肝失疏泄

若情志不舒，易致气血运行不畅，久则气滞血瘀，或因久病入络，瘀阻毛窍，血不能上荣发根，故致脱发。

综上，本病分为干性与湿性两大类，干性脱屑而痒，头发稀少干焦或枯黄，多为血热化风化燥所致；湿性脱屑而痒重，头发黏腻或如油涂水洗者，常由湿热上蒸所致。其病变在毛发，病位在脏腑，尤与肝、脾、肾三脏关系密切（见图 41）。

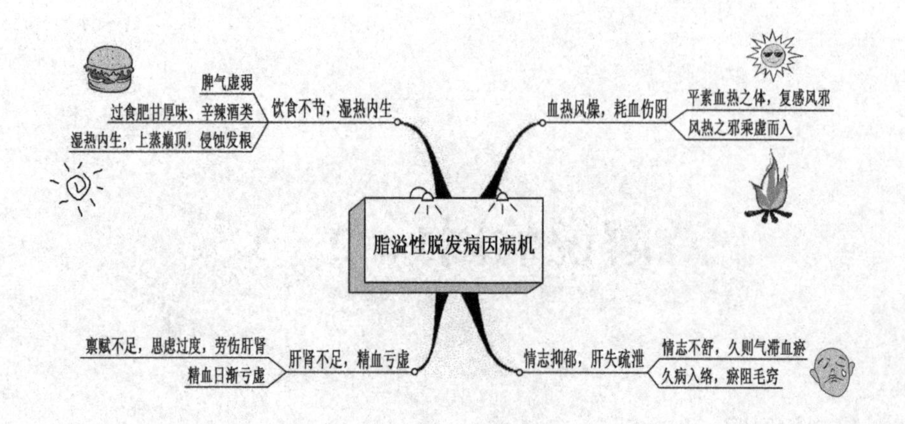

图 41　脂溢性脱发病因病机

中医治病，先要辨证

1. 血虚风燥证

头发干枯，略有焦黄，均匀而稀疏脱落，搔之则白屑飞扬，落之又生，自觉头部烘热，头皮燥痒，舌质红，苔淡黄，脉细数。治以凉血消风，润燥护发，方以凉血消风散加减。

2. 脾胃湿热证

头发潮湿，状如擦油或水浸，甚则数根头发彼此粘在一起；鳞屑油腻呈枯黄色，周围附着紧，难涤除，舌质红，苔黄微腻，脉濡数。治以健脾祛湿，清热护发，治以祛湿健发汤加减。

3. 肝肾不足证

平素头发干枯焦黄，发病时头发常常大片均匀地脱落，可伴有面色苍白，畏寒肢冷，头昏耳鸣，腰膝酸软，舌质淡红，苔少或无，脉沉细无力。治以滋肝补肾，方以七宝美髯丹加减（见图 42）。

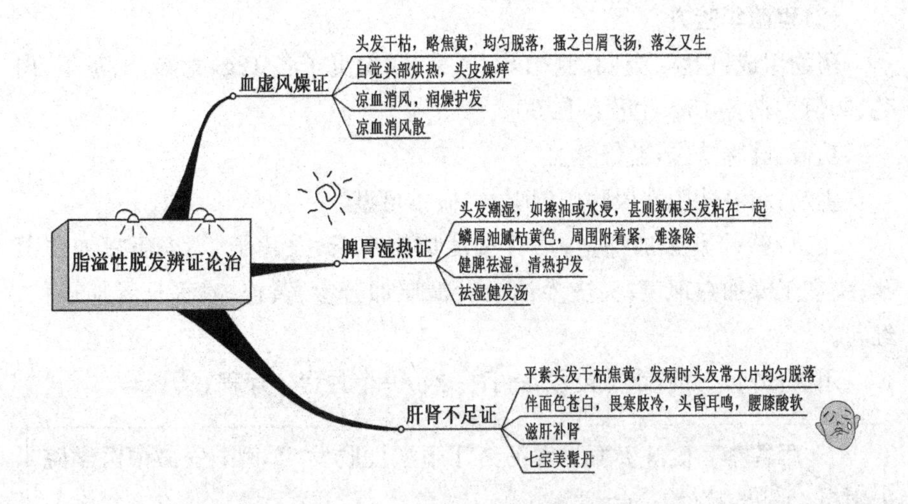

图42 脂溢性脱发辨证论治

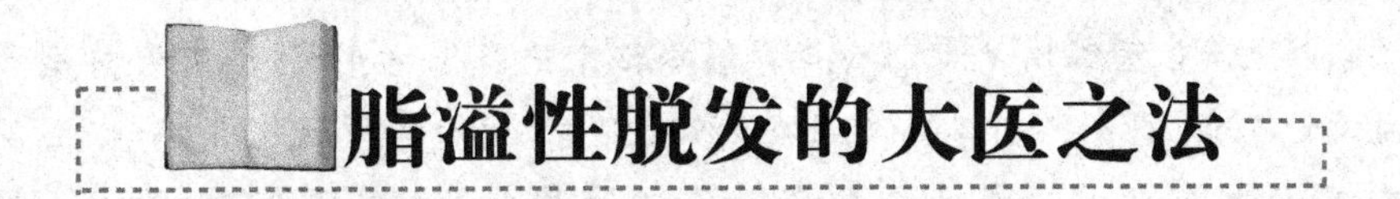

脂溢性脱发的大医之法

大医之法一：健脾利湿方

搜索

(1)柏彩英验方

药物组成：生山楂、槐米、神曲各30g，厚朴、陈皮各15g，苍术、甘草各6g。

功效：健脾和胃，除湿祛脂。

主治：脂溢性脱发属湿热郁结、毛发失养型。

用法：每日1剂，水煎2次，取汁约500ml，分3次服，一周为一个疗程。

［柏彩英，等．楂曲平胃散治疗脂溢性脱发．山西中医，2007，23(3)：73－74.］

(2)程德华验方

药物组成：白术、当归、侧柏叶、冬桑叶、女贞子各12g，党参、土茯苓、白芍、制何首乌各15g，生薏苡仁30g。

功效：健脾祛湿，益气养血。

主治：脂溢性脱发属脾虚湿阻、气血不足型。

加减：精神紧张加郁金；房劳过度加枸杞子、桑葚子；头皮瘙痒加白蒺藜；头皮干燥加熟地黄；头皮多油或有糠屑加苦参、黄连；病程长者加桃仁、红花。

用法：每日1剂，水煎内服，每日2次，一个月为一疗程。

［程德华．健脾养血生发汤治疗脂溢性脱发36例．安徽中医学院学报．1998，17(5)：34—35.］

大医有话说

以上两位医家均针对本病脾胃湿热证型进行选方用药，脾胃湿热型多因饮食不节，过食肥甘厚味及酒类，伤及脾胃，致使脾胃运化失常，酿成湿热，湿热上蒸，毛发不固，故见脱发，故治疗上均主张以健脾除湿为大法。柏彩英强调湿热之邪应归于内湿和外湿两方面，前者为饮食不节致脾胃失于健运而生湿热，后者则多因地处潮湿，外受湿邪，湿邪郁而化热；内外湿热合而发病，上蒸巅顶，侵及发根，气血运行不畅，致毛发失养而脱落。方中生山楂功能消食化积，行气散瘀，尤为消化油腻肉食之要药，神曲功能消食健胃，与山楂相配，增强其健脾和胃、除湿祛脂之功，槐米清热凉血，甘草调和诸药，共奏清热除湿祛脂之效。程德华认为本病除脾胃湿热上蒸，至毛发不固而脱落外，还在于阴血不足。久病失治误治，或病后失于调养，或由于血热太过，耗伤阴血，阴血不能上荣巅顶，毛发失于荣养所致。他认为本病的发生，病变在毛发，病位在脏腑，尤其与脾胃关系较为密切，脾胃为后天之本，脾虚湿阻，致气血生化之源不足。因此，在配方用药时，主张健脾祛湿为先，佐以益气养血，紧扣病机。方中选用白术运脾化湿，培补中焦，益气生血；当归甘补辛散，能走能守，入肝能养血和血，走脾经能生化补血；侧柏叶益阴凉血，可促使头发再生，使新生之发黑而不焦，并有祛风利湿之效；冬桑叶甘以养血，寒以凉血，益血故能长发。本病病程往往较长，久病易伤阴血，易耗伤肾阴，女贞子补肝肾，乌须发，滋而不腻，宜于久服缓补；党参补脾养胃而益气，不燥不腻；土茯苓有利湿之功，上泄皮肌湿毒，下渗膀胱湿热，走表达里，善搜毒外泄，解血毒等，使湿祛痒止；白芍能化阴补血，和营敛阴，滋润肝脾，柔养经脉；制何首乌甘微温而涩，润而不燥，益精养血，乌须黑发，补而不腻，为补肝肾益精血之良药；生薏苡仁健脾除湿，性微寒而不伤胃，益脾而不滋腻，药性缓和，是一味清补利湿的药品。诸药配伍，补泻兼施，标本兼顾，共奏健脾祛湿、益气养血之功，促进毛发生长而获良效。

大医之法二：滋补肝肾方

搜索

(1)席建元验方

药物组成：蒲公英 20g，何首乌 15g，牡蛎 30g(先煎)，女贞子 20g，旱莲草 15g，桑葚 20g，桑白皮 15g，生地 20g，白花蛇舌草 15g，侧柏叶 15g，山楂 20g，丹参 20g，茯苓 20g，柴胡 10g，甘草 6g。

功效：固肾生发，清热除湿，兼活血凉血。

主治：脂溢性脱发属肝肾不足、兼湿热内阻、脉络瘀阻型。

[席建元，等．固肾生发汤治疗脂溢性脱发 45 例临床观察．中国中西医结合皮肤性病学杂志，2009，8(3)：167－168.]

(2)何进验方

药物组成：苍术、黄柏、牛膝、当归、苦参各 10g，苡仁、女贞子、土茯苓、旱莲草各 30g，甘草、三七粉(冲服)各 3g，何首乌、白鲜皮各 15g。

功效：滋补肝肾，除湿解毒，养血活血。

主治：脂溢性脱发属肝肾不足、精血亏虚兼湿热上蒸型。

用法：每日 1 剂，水煎 2 次，取汁约 500ml，分 3 次服，15 天为一疗程。

[何进，等．加味四妙散治疗脂溢性脱发 62 例．实用中医药杂志，2005，21(12)：730.]

(3)韩建军验方

药物组成：女贞子 12g，旱莲草 12g，当归 15g，川芎 12g，白芍 15g，生地 12g，首乌 15g，黑芝麻 15g，升麻 10g，葛根 15g。

功效：滋补肝肾，养血生血，祛风凉血。

主治：脂溢性脱发属肝肾不足兼血虚风燥型。

加减：证属湿热内蕴者，可加苡仁30g，泽泻10g；证属血虚风燥者可加赤芍12g，丹皮12g；兼肝气郁滞者可加柴胡9g，香附10g，佛手10g；兼心悸、头晕、失眠者可加生龙牡各30g，磁石30g；兼腰腿痛膝酸软者可加枸杞子12g，菟丝子12g，补骨脂12g；兼气滞血瘀者可加桃仁、红花各12g。

用法：水煎取汁300ml，分早晚温服，每日1剂。

[韩建军．二至四物汤加减治疗脂溢性脱发68例体会．光明中医，2006，21(2)：37.]

大医有话说

以上诸家认为肝肾不足，尤其是肾阴不足，是脂溢性脱发的主要病机，兼有湿热内蕴，或脉络瘀阻，或风邪侵袭、风盛血燥，或血热血燥、成瘀等。治疗以滋补肝肾为大法。席建元认为本病的主要病机为肝肾不足，湿热内阻，上蒸于头，脉络瘀阻。方中用旱莲草、女贞子、桑葚、何首乌滋阴补肾生发；牡蛎重镇安神，潜阳补阴；蒲公英、茯苓、侧柏叶、桑白皮、白花蛇舌草、山楂清热利湿，祛脂止痒；丹参、生地清热凉血，活血化瘀；柴胡条达肝气，疏肝解郁；甘草调和诸药。全方共奏固肾生发、清热除湿之功效。《本草纲目》谓女贞子能“补肝肾、安五脏、强腰膝、明耳目、乌须发”；旱莲草能“乌髭发、益肾阴”；蒲公英有“乌须发，壮筋骨”之效。《滇南本草》认为桑葚“益肾脏而固精，久服黑发明目”。现代药理学研究证明蒲公英内含肌醇，丹参抗凝作用显著，可促使微循环血流量增加，二者都能促进毛发的生长。此外，牡蛎含有铜、铁、锌、锰、锶、铬等微量元素及多种氨基酸，利于头发的生长。何进认为临床脱发者，多数源于七情所伤，肝郁日久则肝血亏虚，血虚则精竭；或生活无规律，劳累过度，日久伤肾，肾精亏耗不能上养，致头发失养而脱落；或脾虚土失濡养，又恣食肥甘，更伤胃损脾，湿热内生，湿热上蒸巅顶，侵蚀发根，引起头发黏腻而脱落。方中黄柏清热解毒燥湿，何首乌、女贞子、旱莲草补养肝肾，苍术、苡仁、牛膝、土茯苓、苦参健脾除湿止痒，白鲜皮、当归、三七粉祛风止痒，养血活血，甘草调和诸药。诸药合用，共奏除湿解毒、养血美发之功。韩建军认为本病病机多为肝肾不足，血不荣肤，风邪乘虚而入，风胜血燥；或过食辛辣，易致血热，血热易致血燥，血燥成瘀，瘀阻发根而发落，且多与情志刺激有关，如由于精神过度紧张或严重的精神创伤影响血管运动中枢，反射性地引起血管舒缩功能紊乱，头部皮肤及毛乳头的血供发生障碍而脱发。方中以女贞子、旱莲草滋补肝肾，以四物汤养血生血、润燥祛风，用首乌、黑芝麻补肝肾、益精血，用升麻、葛根取其升举透发之性。诸药合用，一者可改善血液循环，激活毛母细胞使毛囊再生；二者可提高免疫促其病愈，从而共奏补肝肾、益精血、养血生发之功。

大医之法三：养血通络方

搜索

(1)方玉莲验方

药物组成：当归、川芎、生地、桃仁、红花、白芍、丹参、桑葚、生山楂、泽泻、制首乌、柴胡、黄芩、大枣。

功效：活血化瘀，养血益精，益气健脾。

主治：脂溢性脱发属脉络瘀阻、精血不足型。

加减：伴腰膝酸软、舌红少苔属肾阴亏虚者加旱莲草、女贞子；伴头皮瘙痒、多屑加白鲜皮、蝉衣、白蒺藜；伴失眠多梦加酸枣仁、生龙骨、夜交藤。

[方玉莲，等．活血生发饮治疗脂溢性脱发60例临床观察．中国中医药，2005，12(4)：215.]

(2)李强验方

药物组成：当归15g，黄芪30g，鸡血藤15g，川芎15g，酸枣仁20g，枸杞子20g，藁本10g，甘草20g，夜交藤15g，女贞子15g，山茱萸15g，桑葚20g，山药15g，熟地黄15g。

功效：补益肝肾，滋阴养血

主治：脂溢性脱发属肝肾不足、精血亏虚型

用法：每日1剂，水煎取汁200ml，分3次口服。8周为一疗程。

[李强，等．养血通络生发汤治疗肝肾亏损型脂溢性脱发96例．河北中医，2009，31(1)：104－105.]

大医有话说

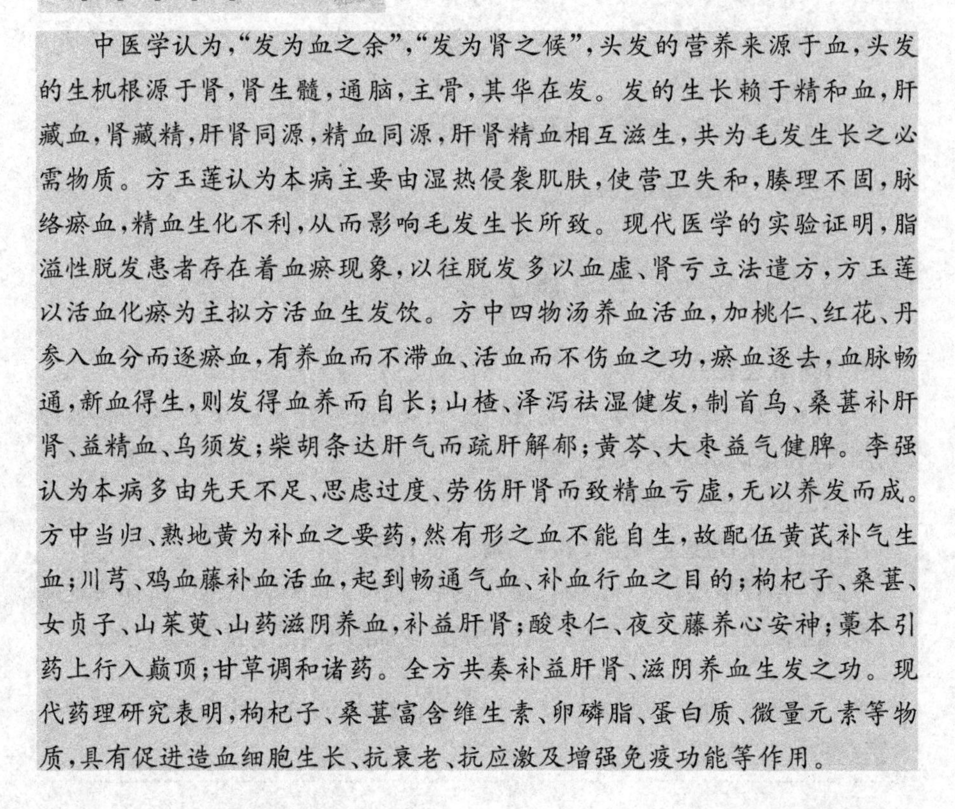

中医学认为,“发为血之余”,“发为肾之候”,头发的营养来源于血,头发的生机根源于肾,肾生髓,通脑,主骨,其华在发。发的生长赖于精和血,肝藏血,肾藏精,肝肾同源,精血同源,肝肾精血相互滋生,共为毛发生长之必需物质。方玉莲认为本病主要由湿热侵袭肌肤,使营卫失和,腠理不固,脉络瘀血,精血生化不利,从而影响毛发生长所致。现代医学的实验证明,脂溢性脱发患者存在着血瘀现象,以往脱发多以血虚、肾亏立法遣方,方玉莲以活血化瘀为主拟方活血生发饮。方中四物汤养血活血,加桃仁、红花、丹参入血分而逐瘀血,有养血而不滞血、活血而不伤血之功,瘀血逐去,血脉畅通,新血得生,则发得血养而自长;山楂、泽泻祛湿健发,制首乌、桑葚补肝肾、益精血、乌须发;柴胡条达肝气而疏肝解郁;黄芩、大枣益气健脾。李强认为本病多由先天不足、思虑过度、劳伤肝肾而致精血亏虚,无以养发而成。方中当归、熟地黄为补血之要药,然有形之血不能自生,故配伍黄芪补气生血;川芎、鸡血藤补血活血,起到畅通气血、补血行血之目的;枸杞子、桑葚、女贞子、山茱萸、山药滋阴养血,补益肝肾;酸枣仁、夜交藤养心安神;藁本引药上行入巅顶;甘草调和诸药。全方共奏补益肝肾、滋阴养血生发之功。现代药理研究表明,枸杞子、桑葚富含维生素、卵磷脂、蛋白质、微量元素等物质,具有促进造血细胞生长、抗衰老、抗应激及增强免疫功能等作用。

第22章 鱼鳞病，『可怕』的顽疾

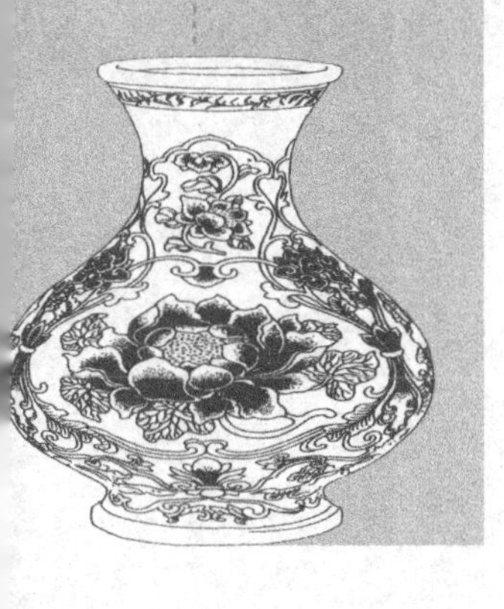

鱼鳞病又叫“蛇皮癣”，是一种角化障碍性皮肤病。本病多以皮肤干燥、粗糙为主，伴明显片状固着性的鳞屑，形状如鱼鳞（或蛇皮）起白皮，有的呈灰褐色或黑色鱼鳞状的鳞屑，重者皮肤干燥皲裂，僵硬坚厚，毛发稀少。其临床特点是：冬重夏轻，皮肤好发于四肢伸侧及背部，严重者波及全身。临床上可见寻常型鱼鳞病、性连锁鱼鳞病、板层状鱼鳞病、表皮松解性角化过度鱼鳞病、先天性非大疱性鱼鳞病样红皮病等多种类型。本病是一组遗传性疾病，此外与神经精神因素、内分泌、感染等因素亦密切相关。

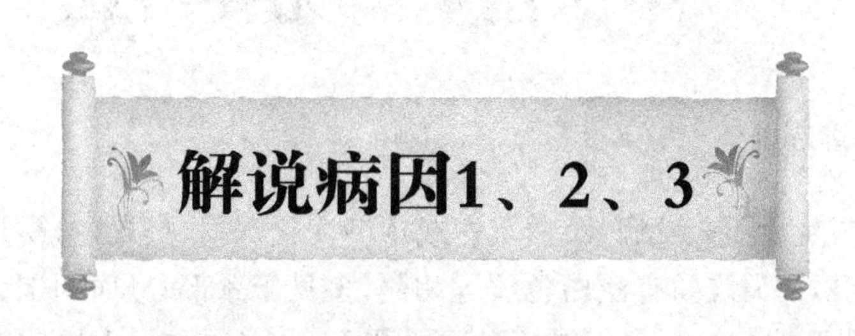

解说病因1、2、3

1. 禀赋不足

先天禀赋不足，真气虚衰，肾精亏少，精亏血燥，皮肤无以荣润；或后天脾失健运，精气难生，津血失布，精微难达，皮肤肌腠失于煦养而肌肤甲错。

2. 瘀血阻滞

因素赋虚弱而致血脉运行涩滞，气血不能通达肌肤，乃至体肤失养，而呈鳞甲之状；或外感六淫，内伤七情，均可致瘀血内停。

总之，本病总因禀赋虚弱，五脏虚损，真气虚衰，精亏血燥，皮肤无以荣润之故。五脏虚损中，尤以肾、脾、肺三脏为要，其病根在肾，病本在脾，病标在肺也(见图 43)。

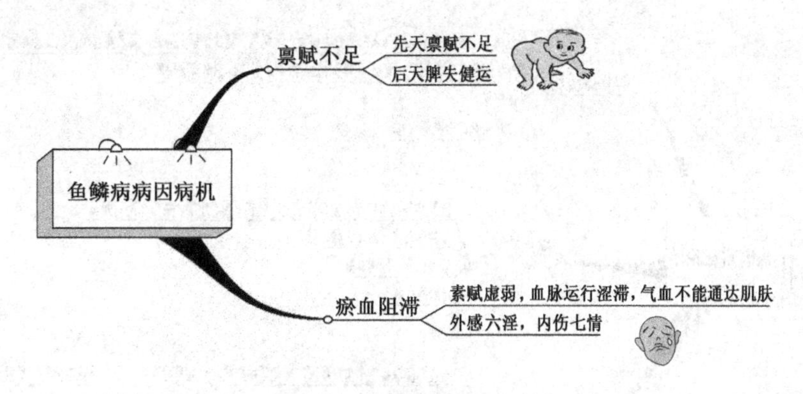

图 43　鱼鳞病病因病机

中医治病，先要辨证

1. 脾肾虚弱证

生后或生后不久发病，鳞屑灰白或逐渐变化深褐、黑褐色，鳞片不规则呈粗大外观，鳞屑之间有浅白色纹理相隔，多见于颈部、颜面周围、腹部、臀部等处，腋下、肘弯、腘窝等皱褶处可受累及。毛发粗糙、干燥，掌跖正常。皮肤干燥、发紧或有痒感。治以补益脾肾，方以血养润肤饮、金匮肾气丸加减。

2. 瘀血阻滞证

自幼发病，常有家族史，皮肤呈弥漫性角化，可发生于头皮、面颈、膝、肘，状似鱼鳞蛇皮，肌肤干燥、粗糙、皲裂，两目黯黑，舌质紫暗无华，有瘀点或瘀斑，脉涩滞。治以活血化瘀，润燥养肤，方以血府逐瘀汤加减。

3. 肝肾阴虚证

生后或生后数月发病，症状较轻，至儿童期逐渐明显。四肢伸侧有棕褐色多角形鳞屑，一侧紧贴皮肤，一侧呈游离状，日久四肢屈侧轻度受累。腋

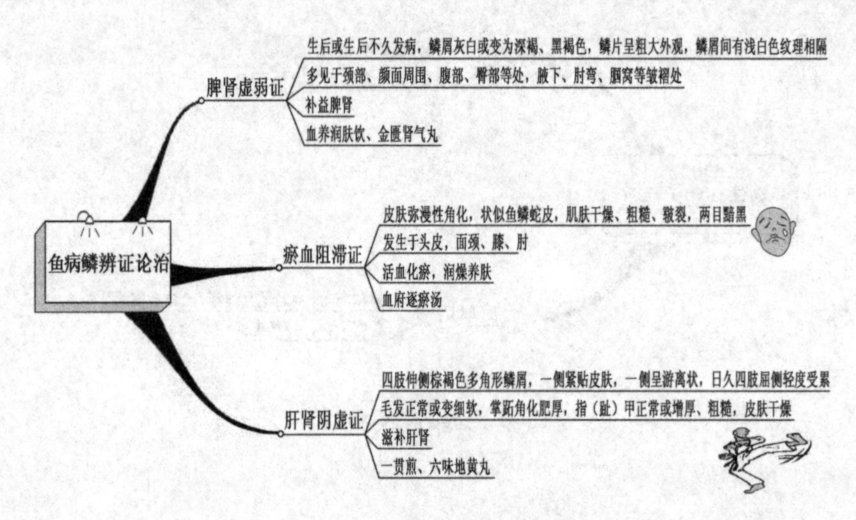

图 44　鱼鳞病辨证论治

下、腹股沟等皱褶处常不受累。毛发正常或变得细软，掌跖角化肥厚，指(趾)甲正常或增厚、粗糙，皮肤干燥。治以滋补肝肾，方以一贯煎、六味地黄丸加减(见图 44)。

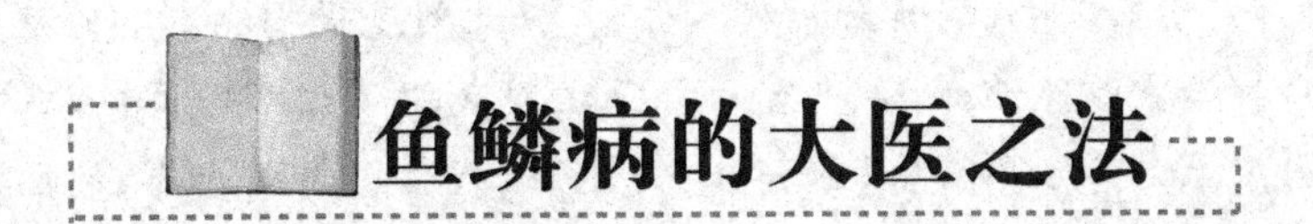

鱼鳞病的大医之法

大医之法一：活血化瘀方

搜索

(1)刘复兴验方

药物组成：生黄芪 45g，当归 15g，川芎 15g，赤芍 30g，桃仁 15g，红花 10g，鹿角霜 30g，蒲公英 30g，海藻 15g，甘草 9g，麻黄 10g，蜈蚣 2 条。

功效：益气活血，祛瘀通络。

主治：鱼鳞病属气虚血瘀型。

[刘复兴，等．从“瘀”论治鱼鳞病经验(附 1 例报告)．中华现代皮肤科学杂志，2004，1(2)：158－159.]

(2)李林验方

药物组成：①当归 10g，生地 15g，红花 10g，桃仁 10g，赤芍 10g，川芎 6g，丹参 12g，桔梗 10g，枳壳 10g，青皮 10g。②大黄䗪虫丸。

功效：活血化瘀。

主治：鱼鳞病属瘀血阻滞型。

用法：将上述诸药煎后内服，再加服大黄䗪虫丸。

[李林．实用中医皮肤病学．北京：中国古籍出版社，1998.]

中医认为，久病致瘀，瘀久必虚，虚又可致瘀，瘀血阻滞则血不载气，气化不行，则血不生气，正如《血证论·脉证生血论》云："载气者血也，运血者气也"。而"旧血不去，则新血断然不生"。据此刘复兴推测本病的病机为气虚血瘀，故治宜益气活血，方中重用补气之黄芪以清除病源，增强血行之动力，促进瘀血之清散；辅以活血药当归、川芎、桃仁、红花、赤芍，使已瘀之血得化，已滞之血得行，从而达到气足而鼓动有力，瘀消而血行流畅。肾藏精、精血同源，《诸病源候论·虚劳精血出候》云："精者，血之所成也。"又《类经·藏象》"精足则血足"，二者可相互转化。故于方中加用鹿角霜以补肾阳，益精血。"肺朝百脉，输精于皮毛……"血液的运行要借助肺气的运动，故加用麻黄以宣肺；瘀血阻滞，经络阻塞，蜈蚣走窜之力最速，内而脏腑，外而经络，凡气血凝集之处皆能开之，故用它以开瘀通络，海藻、甘草软坚以助活血之力。李林认为，久病不愈，气血循行痞涩，瘀滞经脉，新血不得生，肌肤失于濡养而表现出本病之瘀血阻滞这一证型，他亦突出了血瘀在发病中的作用，故方中选用活血化瘀之品，如当归、红花、川芎、赤芍、丹参等，配以桔梗、枳壳、青皮助行气活血，体现"气为血帅"之意。另外还加服大黄䗪虫丸，取其祛瘀生新之效，大黄䗪虫丸源自《金匮要略·血痹虚劳病脉证第六》，曰："五劳虚极羸瘦，腹满不能饮食，食伤、忧伤、饮伤、房室伤、劳伤、经络营卫气伤，内有干血，肌肤甲错，两目黯黑。缓中补虚，大黄䗪虫丸主之。"全方以主药大黄配以䗪虫、虻虫、水蛭、炒干漆、桃仁、蛴螬等行血之品，破血消积，逐瘀通络；辅以干地黄、杭白芍药、甘草等养血柔肝，缓中补虚，专为虚劳致内有瘀血干结之证而设。

大医之法二：滋补肝肾方

搜索

(1)卢俊芳验方

药物组成：党参 10g，生黄芪 30g，黄精 20g，淮山药 20g，生地 15g，熟地 20g，制首乌 15g，黑芝麻 30g，女贞子 15g，生麻黄 10g，蛇皮 10g，蝉蜕 10g，鸡血藤 30g，红花 10g，威灵仙 10g，苍术 20g，甘草 10g。

功效：滋补肝肾，补气养血。

主治：鱼鳞病属肝肾不足、血虚生风型。

加减：气虚甚者加人参、白术；血虚甚者加阿胶、何首乌；皮腠血滞甚者加当归、川芎、醋柴胡；大便干燥加肉苁蓉、火麻仁；痒甚者加白鲜皮、苦参；失眠多梦、心悸怔忡加炒枣仁、合欢皮；服药后见壅胀腻膈者，减生地、熟地、黑芝麻、女贞子，加炒白术、鸡内金。

用法：每日1剂，每剂药前2煎早、晚分服，第3煎外洗患处20分钟（小儿用量酌减）。

[卢俊芳，等．祛鳞汤治疗寻常鱼鳞病118例疗效观察．世界今日医学杂志，2002，3(5)：469－470.]

(2)李灵巧验方

药物组成：①生黄芪50g，黑芝麻40g，当归、生地黄、熟地黄、枸杞子、何首乌、白鲜皮各20g，生山药、防风各15g，川芎、桂枝、蝉蜕、甘草各10g。②大黄䗪虫丸。

功效：滋补肝肾，活血祛瘀。

主治：鱼鳞病属肝肾不足、瘀血内阻型。

用法：水煎服，每日1剂，在上方基础上，加服大黄䗪虫丸1丸，每日3次，连服2个月。

[李灵巧．大黄䗪虫丸在皮肤科中的临床应用．河北中医，2002，24(5)：352.]

大医有话说

鱼鳞病中医称“蛇皮癣”，是一种遗传性慢性角化异常的皮肤病。皮肤如蛇皮，干燥有鳞甲。卢俊芳认为本病多由先天禀赋不足、后天脾胃失调、营血亏虚、腠理不固、血虚生风、风盛则燥、肌肤失于濡养而成。党参、生黄芪、黄精、淮山药温补脾肺、益气通阳，以温补宣通之性畅行周身，温煦充养皮肤腠理，共为主药；制首乌、生地、熟地、黑芝麻、女贞子滋补肝肾、益精养血、滋阴润燥，以濡养滋荣为性助主药行使充养皮肤之功，同为辅药；生麻黄、蛇皮、蝉蜕疏达皮肤、宣达肺郁，兼有祛风止痒之功；鸡血藤、红花、威灵仙活血散邪，通络行经；苍术发汗畅表，共为方中佐药。诸药合用，相得益彰，共奏补气养血、活血润燥、祛风止痒、补益肝肾、畅荣肌肤之功。李灵巧在强调肝肾阴虚、营血不足的同时，也突出了瘀血内阻在发病中的作用。她认为本病亦因气血运行痞涩，经脉瘀阻塞滞，新血不得以生，乃至体肤失养，而呈鳞甲之状，故强调在治疗时既要补先天，滋补肝肾，又要祛瘀生新，瘀血不去则新血不生。方选大黄䗪虫丸，它是清热解毒、祛瘀生新、缓中补虚的方剂，专为虚劳而内有瘀血干结之证而设，其组方立意在于祛瘀以生新。方内诸药合用，祛瘀血，清瘀热，润燥结，攻补兼施，峻剂丸服，达到扶正不留瘀、祛瘀不伤正的作用，即尤在径《金匮心典》"润以濡其干，虫以动其瘀，通以去其闭"之意。正如《金匮要略直解》"与大黄䗪虫丸以下干血，干血去，则邪除正旺，是以谓之缓中补虚，非大黄䗪虫丸能缓中补虚也。"在活血化瘀、推陈出新、祛邪为主的基础上，注意到攻坚之品耗伤正气之弊，同时配以补益之药，攻中寓补，邪正兼顾。

(3)巩杰验方

药物组成：①口服中药：生地、人参、丹参、白鲜皮、地肤子、当归等19味中药。②外用药：灵仙、一枝黄、丹参等，丙二醇、尿素霜。

功效：滋补肝肾，健脾润燥，益气养血，祛风活络。

主治：鱼鳞病属肝肾阴虚、脾胃衰弱型。

制法及用法：将上述口服中药用水熬制成500ml瓶装口服液，每日服2次，每次50ml，儿童减半；连服3个月为1个疗程，根据病情连服1～3个疗程。外用药包括1号、2号搽剂及乳剂。搽剂以60%丙二醇为基质加入灵仙、一枝黄等53味中药，乳剂以尿素霜为基质加入胆固醇及丹参等30味中药组成。3种外用药按顺序各用1个月(即1号搽剂用第1个月，2号搽剂用第2个月，乳剂用第3个月)，3个月为1个疗程，根据病情连用1～3个疗程。每次用1号、2号搽剂时需要用无毒塑料薄膜封包24小时。

[巩杰，等．中药治疗鱼鳞病293例临床研究．中华现代皮肤科学杂志，2005，2(2)：149－150.]

大医有话说

《诸病源候论·面体病诸候篇蛇身候》中论述："蛇身者谓人皮肤上，如蛇皮而有鳞甲，世谓之蛇身也。此由血气否涩，不通润于皮肤故也。"据此，巩杰等医家认为五脏卫气血盛衰与本病有很大关系。故其病因病机属肝肾阴虚，脾胃衰弱，荣血不足，血虚生风，风盛则燥，肌肤失去濡养而成。在中医治疗中以滋补肝肾、健脾润燥、益气养血、祛风活络为主。故方用生地、当归等滋补肝肾，健脾养荣，加黄芪益气而固表，白鲜皮、地肤子、丹参等祛风活络。因口服中药，见效极慢，辅以外用治疗可迅速见效。丙二醇加入灵仙、一枝黄等除能溶解药物外，也能溶解角质和鳞屑，软化及润泽皮肤。为防止丙二醇挥发，外涂治疗时采用塑料薄膜包封法，达到了迅速缓解皮损的目的。鱼鳞病发病原因是遗传基因引起皮肤及其他组织内类固醇硫酸酯酶含量不足，不能去除硫酸盐，以致皮肤角质层内硫酸胆固醇过多积聚，游离胆固醇减少，硫酸胆固醇能促进鳞状上皮形成，如过剩使角质层黏合力增强，致使鳞状上皮不能脱屑。因此，在外用乳剂中加入胆固醇，可促使鳞屑脱落，达到巩固治疗的目的。

大医之法三：养血润燥方

搜索

(1)王琦验方

药物组成：①黄芪 15g，当归 6g，生地 10g，熟地 10g，天门冬 10g，麦门冬 10g，桃仁 5g，红花 5g，天花粉 7g，五味子 5g，黄芩 8g，威灵仙 6g。②川椒、黄连各 30g。

功效：养血滋阴，荣肌润肤。

主治：鱼鳞病属血虚生燥、肌肤失养型。

用法：水煎 2 次，分 3 次服，每日 1 剂。外用椒黄膏：川椒、黄连各 30g，共为细末，医用凡士林 500g，与上药末混合均匀，外涂患处，隔日一次。

[王素玲，等．王琦治疗鱼鳞病验案 1 则．中医药临床杂志，2005，17(6)：568.]

(2)赵语华验方

药物组成：甘草 30g，麻黄、桂枝、赤芍、炒杏仁、葛根各 60g，羌活、防风、荆芥各 30g。

功效：调理营卫，补益脾胃。

主治：鱼鳞病属先天营血不足，后天脾胃失养型。

用法：将上述诸药共煎取汁 2000ml。用药汁沐浴，每日 2 次，每次 30 分钟。同时配合针刺，取穴足三里，用补法，留针 20 分钟；四缝穴，用泻法。每日2次。

[赵语华,等. 中药外洗配合针刺治愈鱼鳞病1例. 中国民间疗法,2003,11(2):21—22.]

(3)罗云玲验方

药物组成:鸡血藤(单味)。

功效:行血补血,舒筋活络。

主治:鱼鳞病属营血亏虚、血虚生风型。

用法:用鸡血藤煎汁加蜂蜜调味,并嘱患者忌用强碱性肥皂洗澡,以免加重皮肤干燥。同时外用鸡血藤膏。

[罗云玲. 鸡血藤膏善治小儿鱼鳞病. 中医杂志,2003,44(10):731.]

大医有话说

王琦认为鱼鳞病的病因病机为血虚、血燥风盛、瘀血内阻、新血不生而致肌肤失养。遵照刘河间"诸涩枯涸干劲皲竭皆属于燥"之说,治则强调养血滋阴润燥为主,兼以活血祛风清热,倡内服外用并举。选方以生血润肤饮加减内服,外用椒黄膏。方中黄芪、当归、熟地益气生血;天门冬、麦门冬、生地滋阴润燥;佐桃仁、红花润燥活血散瘀;天花粉清热滋阴,兼消瘀血;黄芩清肺走表;五味子敛肺益肾;威灵仙祛风达表。全方共奏滋阴润燥、生血养肤祛风之效。外用椒黄膏,川椒《神农本草经》载其"逐骨节皮肤死肌";黄连《珍珠囊》谓"诸疮必用黄连";凡士林直接作用局部润燥养肤。内外合用,相得益彰,疗效增强。赵语华认为本病为先天营血不足,后天脾胃失养,以致血虚生风而化燥,无以濡养肌肤所致。其治疗强调配合针刺疗法,中药取麻桂各半汤加味外洗,可宣肺气,开腠理,调营卫;针刺能补脾胃,脾胃健运则气血生化有源,血气充足,通过肺的宣发肃降营运全身,外达皮毛。两者配合,营血生化有源,传输有道,肌肉有所养,故病可愈。罗云玲应用单味中药鸡血藤治疗小儿鱼鳞病亦取得较好的疗效,他认为小儿鱼鳞病由先天禀赋不足和后天脾胃失调、营血亏虚、血虚生风而致。鸡血藤,性苦、微甘,温,归肝经,具有行血、补血、舒筋活络的作用。鸡血藤膏具有祛腐生新、荣肌润肤、养血通络的作用。

大医之法四：祛风润燥方

搜索

(1)杨必科验方

药物组成：①当归、白及、生槐米、生甘草、威灵仙各30g，姜黄60g，紫草20g，蛇蜕、蜂房、麻黄、轻粉、冰片各10g，尿素粉、水杨酸、白蜡各100g，黑芝麻油1000g。②左归丸。

功效：祛风润燥。

主治：鱼鳞病属风燥侵肤型。

制法：先将上方前10种中药浸泡于芝麻油中10天，然后在炉上熬至诸药枯黄，离火去渣滤清，待油微温时再加入尿素粉、水杨酸、轻粉、冰片，搅拌均匀，最后加入白蜡调膏备用。

用法：外擦，每日2次，并嘱每周以温盐水洗浴2次。同时内服左归丸，每日2次，每次2g。

[杨必科，等. 克癣鳞油膏治疗鱼鳞病200例. 陕西中医，2003，24(12)：1095-1096.]

(2)吴明光验方

药物组成：全虫30g，蜈蚣10g，䗪虫25g，白花蛇30g，地龙30g，黄芪30g，黄精20g，升麻黄25g，生熟地各10g，红花20g，当归20g，何首乌20g等32味。

功效：祛风通络，益精养血。

主治：鱼鳞病属正气虚衰、风邪中经型。

制法及用法：将上述诸药研成粗末，过2号筛，用双层消毒纱布包裹后浸入60°优质白酒250ml中密封7天(秋冬季节时间延长)，并不断搅动，以利于有效成分浸出。用时每日3次，每次20ml，餐后服(12岁以下患者酌减，孕妇慎用)。另取上述中药入麻油2500ml浸泡10日，温火熬至药物枯黄，弃药渣后加凡士林，水杨酸、羊毛脂等配成软膏(以凡士林调节软膏硬度)，周身涂抹，每日1次，3个月为1疗程。

[吴明光．五虫药酒及药膏治疗鱼鳞病36例．中国民间疗法,1998(3):9—10.]

大医有话说

杨必科认为患者每于晚秋初冬凉燥发病,发病年龄正是“阳常有余,阴常不足”之时。皮损灰黑干燥,状如鱼鳞,多伴无汗、口干、便少、舌红、苔薄无津、脉涩等一派津液不足之象。此乃禀赋不足、初冬凉燥内侵、血虚卫弱、肤失润泽温煦所致。先天肾阴(精)不足为本病之内因;风燥侵肤,津损肤干为本病之外因,诚如王冰曰:“干于外则皮肤皱折,干于内则精血枯涸。”因此认为燥胜伤阴实为本病之基本病机。他根据本病燥盛伤阴之实质,采用审证求因、扶正祛邪、标本缓急之治则,在发病季节以祛风润燥外治为主,自拟克癣鳞油膏。膏中当归、姜黄养血润肤,调气活血,疏风疗痹;白及、威灵仙为生肤消鳞、抗皱裂之良药;生槐花、紫草活血祛风;甘草行血气通经脉,调和诸药;轻粉、冰片解毒消鳞而生皮;蜂白蜡为润肤之佳品;黑芝麻油归肾经补精而润燥。诸药合用,共奏养血润肤、疏风疗痹、消鳞抗裂之功效。同时配合内服滋养精血之左归丸以扶正祛邪,使之功效倍增。吴明光认为本病既有正气虚衰,精亏血燥,又兼风邪中经,令真气失布,津液难达,致使皮肤无以濡养,属标实本虚,虚实夹杂,肺脾胃三脏同病。治当益精养血,补气散瘀,疏表开窍。然临床据此治法选用性平缓之中药施治,往往难奏良效。他在此基础上自制五虫中药酒,以白花蛇、地龙、全虫、蜈蚣、䗪虫等搜风散结力强的动物药为主配成药酒,其药性峻猛,药效迅捷,故可疗顽疾而显效。酒为药引,酒率药行,散布全身,无处不至,再外用药膏直达病所,发挥祛屑润肤之功效。

大医之法五:滋阴生津方

搜索

徐秉坤验方

药物组成:生熟地各12g,天麦门冬各15g,沙玄参各12g,山萸肉10g,山药10g,丹皮 10g,泽泻 6g,茯苓 10g,玉竹 12g,天花粉 12g,甘草 6g,紫草10g。

功效：滋阴生津。

主治：鱼鳞病属阴津不足型。

用法：每日1剂，分3次口服，连服1个月。然后按原方药量比例泛水丸。每日3次，每次10g，小儿减半，连服3个月。

[徐秉坤，等．滋阴生津法治疗寻常性鱼鳞病26例．中医研究，1999，12(5)：30—31.]

大医有话说

徐秉坤观察患者多数口渴，咽燥，皮损燥热，认为此病之燥不是血虚之燥，应是津亏致燥，津血同源，亡血伤津，血虚也能致风燥，但本病是因血虚导致津亏而成，所以确切地说应该是阴津不足，不能滋润皮肤所致，皮肤干燥无汗是津亏无源。治疗以六味地黄丸合沙参麦冬饮化裁，六味地黄丸补肾水，钱乙用以专治小儿先天阴虚、五硬、五软，沙参麦冬饮滋养肺津，肺主皮毛，肺润则皮毛柔润，两方化合肺肾同治，切中病机，先用汤剂沃之，再以丸剂缓治之，以达到治愈的目的。

第23章 名方治疥疮，真是没话说

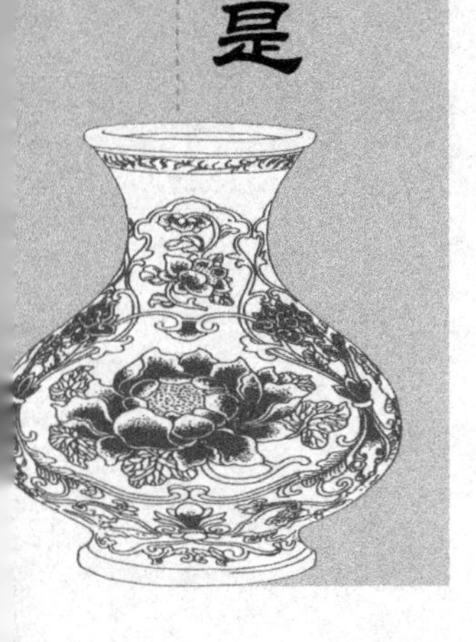

疥疮是由疥虫寄生在人体皮肤表层内所引起的慢性传染性皮肤病，主要通过接触传染，如同卧、握手等，也可由使用病人用过的被褥、鞋袜、衣服、帽子、枕巾等间接传染。寄生于动物的疥螨偶尔传染给人，但症状较轻，皮损好发于人皮肤薄嫩处，如指缝、手腕、肘窝、腋窝、乳晕、脐周、下腹、外生殖器及臀部等部位，表现为红色针头大小的丘疹和丘疱疹或小水疱，散在性分布，特别是指缝，常能见到很浅的线性匐行疹，长约1cm，呈灰白色或浅黑色，这就是疥虫所掘的隧道，雌虫多停留此处，可用针挑出，这是疥疮特有的症状。结节常发生于阴囊、阴茎、龟头。患者自觉剧痒，夜间尤甚。皮损常因搔抓可引起表皮剥损，继发感染而发生脓疱疮、疖肿、淋巴管炎甚至发展成肾炎。

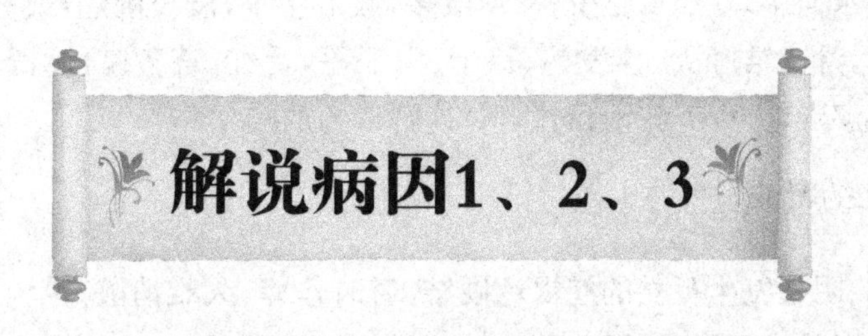

解说病因1、2、3

《诸病源候论》云："疥者，……多生于足，乃至遍体。……干疥者，但痒，搔之皮起干痂。湿疥者，小疮皮薄，常有汁出，并皆有虫，人往往以针头挑得，状如水内瘑虫。"本病由接触传染所致，其传染性很强，在一家人或集体宿舍中往往相互传染，集体发病。中医认为，本病多因湿热内蕴、虫毒侵袭、郁于皮肤所致。西医认为，发病多因与疥疮病人密切接触而直接传染，但也可通过接触患者使用过的日常生活用品（主要为未经消毒的衣服、床被）而间接传染（见图45）。

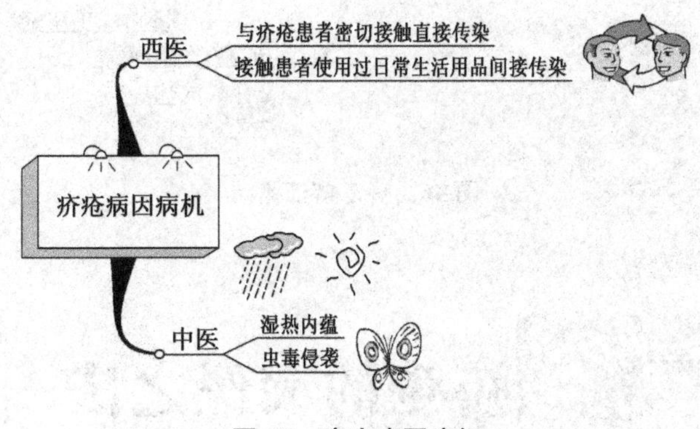

图45　疥疮病因病机

中医治病，先要辨证

1. 肌肤风热证

皮肤水疱少，丘疱疹较多，壁厚液少，抓破干结，瘙痒不已，久则皮肤干燥肥厚，舌红，苔薄，脉浮或滑。治以疏风清热润燥，方以消风散加减。

2. 湿热毒蕴证

皮肤水疱多，丘疱疹泛发，壁薄液多，破流脂水，浸淫湿烂，或脓疱叠起，或起红丝，淋巴结肿大，伴发热、口干、失眠等，舌红，苔黄腻，脉滑数。治以清热化湿解毒，方以五味消毒饮合黄连解毒汤加减。

3. 虫毒结聚证

阴茎、阴囊发生孤立的红褐色硬结，时时作痒，久难消散，舌淡红，苔白，脉滑。治以杀虫解毒，方以芦荟丸加减（见图 46）。

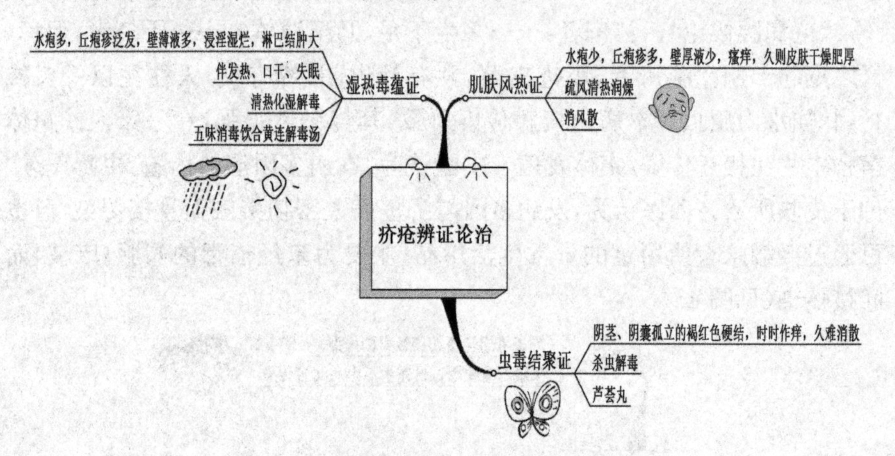

图 46　疥疮辨证论治

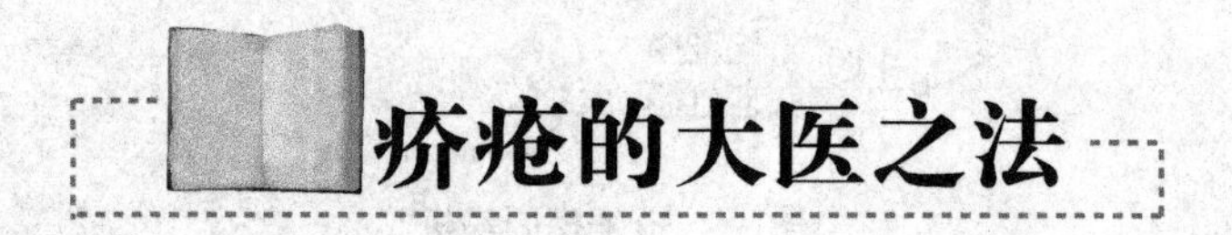

疥疮的大医之法

大医之法一：疏风清热方

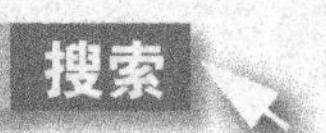

（1）苏小茹验方

药物组成：栀子、当归、苦参、生地黄、木通、甘草各 10g，枳壳、连翘、荆芥、羌活各8g，蒺藜、白芷各15g，竹叶4g。

功效：疏风清热，利湿止痒。

主治：疥疮属风湿热郁蕴皮肤型。

加减：心烦、小便黄，竹叶可加至8g，另加黄芩12g；水疱大者蒺藜用至20g，羌活用至12g。

用法：每天一剂，水煎，分早、晚2次温服，7天为1疗程。

［苏小茹，等．疥灵丹合导赤散治疗疥疮60例．新中医，2005，37(9)：70.］

(2)李新民验方

药物组成：当归10g，防风10g，生地黄15g，胡麻仁10g，苍术10g，木通6g，知母10g，蝉蜕6g，牛蒡子10g，生石膏30g，苦参10g，荆芥10g，大黄9g，甘草3g。

功效：疏风清热，除湿止痒，凉血润燥。

主治：疥疮属风毒内蕴、结聚皮肤型。

［李新民．消风散治验举隅．山东中医杂志，2002，21(3)：184.］

大医有话说

中医学认为，疥疮发病为卫生不佳，沾染疥虫，相互传染，风湿热郁蕴皮肤，治疗多以散风清热、利湿止痒为主法。苏小茹受《内经》"诸痛痒疮，皆属于心"的启示，选用钱乙《小儿药证直诀》导赤散，合用《古今医鉴》疥灵丹，组成一治疗疥疮的专方，方中连翘、荆芥、羌活、白芷入肺经散风止痒；蒺藜、苦参杀疥虫止痒；栀子、木通、竹叶利湿清热；枳壳理气、当归活血，二者促进气血运行，有利湿热之邪外出，以免蕴毒于经致湿热不清；生地黄养阴清热；甘草解毒，调和诸药。林新民认为大凡皮肤病皆由湿热内蕴，气血沸郁，风热乘袭，浸淫皮毛所致；风热之邪侵入人体，痒自风来，止痒必先疏风，故其紧扣本病之瘙痒症状，以疏风清热为主法选用消风散加减。方中荆芥、牛蒡子、防风、蝉蜕疏风清热，透解在表之风邪；苍术散风祛湿，苦参清热燥湿杀虫；木通清利湿热，使湿热之邪从小便排出；风毒内蕴，则气血郁滞，郁而化热，故以生石膏、知母清热泻火，生地黄、当归、胡麻仁、甘草清热凉血，养血润燥，和中解毒。诸药合用，共奏疏风清热、除湿止痒、凉血润燥之功。

大医之法二:杀虫清湿热方

搜索

(1)曹升荣验方

药物组成:①内服药:全蝎10g,苍术10g,蚕沙10g,蝉蜕10g,地肤子12g,丹皮12g,蒲公英30g,生苡仁30g,甘草6g。②外洗药:花椒、大枫子、生杏仁、荆芥、防风、硫黄、白矾各10g,生百部15g,大黄18g。

功效:清热解毒,除湿杀虫止痒。

主治:疥疮属湿热内蕴、虫毒积聚型。

用法:①内服药:文火慢煎,取汁500ml,分3次温服。②外洗药:煎汤外洗,每日数次。

[曹升荣.中药内服外洗治疗疥疮80例.陕西中医学院学报,2008,31(5):55.]

(2)张晓军验方

药物组成:①内服方:川椒6~10g,蛇床子10~15g,雷丸3~6g(冲服),地肤子10~15g,蝉衣5~10g,白蒺藜10~15g,生牡蛎15~30g,土茯苓15~30g,丹皮10~15g,地骨皮15~30g,苦参6~10g,枳壳10~15g,木通3~6g,生甘草3~6g。②外洗方:土大黄30g,生百部30g,川椒15g,蛇床子15g,苦参30g,川草乌各10g,冰片3g。

功效:清热除湿,杀虫止痒。

主治:疥疮属风湿热郁结、日久生虫型。

加减:局部渗液较多者,在上述内服方中加滑石、龙胆草;局部干燥加玄参、麦冬;局部感染加蒲公英;形成结节加浙贝母、皂刺。

用法:①每日1剂,水煎300~400ml早、晚分服,7日为1个疗程;②每日1剂,将7味药水浸半小时,煮取药汁1000ml,加入冰片,擦洗患处,每日2次,疗程同口服。

[张晓军,等.中药内服外洗治疗疥疮45例.中国中医急症,2009,18(6):993-994.]

(3)田林验方

药物组成：苦参 30g，黄柏 25g，地肤子 30g，花椒 5g。

功效：清热利湿，杀虫止痒。

主治：疥疮属湿热虫邪侵袭皮肤型。

用法：将上述诸药加水 2500ml，煎至 2000ml，外洗，分 2 次用，每次 1000ml。先用清水洗净患处，再用药液擦洗 3～5 次，然后用硫黄软膏与尿素软膏混合擦患处，每日 2 次，连用 4 天。

［田林，等．苦参黄柏汤治疗疥疮 40 例．中国社区医师，2003，5(1)：46－47.］

大医有话说

以上前两位医家均主张内外合治法治疗本病，但各有侧重。曹升荣认为，中医将疥分为五类：干疥，湿疥，脓疥，虫疥，沙疥。如肺经燥盛，则生干疥，瘙痒发枯而起皮屑。脾经湿盛，则生湿疥，臀肿作疼，破津黄水，甚流黑汁。肝经风，则生虫疥，瘙痒彻骨，挠不知痛。心血凝滞，则生沙疥，形如细沙，焮赤痒疼，抓之有水。肾经湿热，则生脓疥，形如豆粒、便利作痒。正如内经谓“肺之合皮也，脾之合肉也，诸痛痒疮，皆属于心。”故其强调本病本质在于脏腑，而表现于皮毛。湿蕴体内，郁久化热，热毒与湿邪互裹，或侵入营血，或注入脉络，疥虫乘虚而入，故病情缠绵久治不愈。治疗上他主张内外合用，内服以清其湿毒、活血祛风为主，外洗润肤止痒以断其根源，共同达到清热解毒、除湿、杀虫止痒之功。“诸痛痒疮皆属于心”，张晓军方中用苦参、木通、生甘草祛心火；本病夜间瘙痒为甚，故用丹皮、地骨皮清热凉血以调阴分；“治湿不理气，非其治也”，故用枳壳行其气；川椒、百部、蛇床子、雷丸杀虫祛湿止痒；土大黄、苦参清热燥湿；土茯苓、地肤子、白蒺藜、蝉衣、牡蛎熄风除湿止痒；生甘草调和诸药。田林治疗本病在于外治法，他认为疥疮是由于湿、热病邪及疥虫侵袭皮肤所致，其中湿、热是标，疥虫是本。方中苦参、黄柏有较好的清热除湿之功效，苦参、地肤子、花椒有较强的杀虫止痒之功效，花椒还能疏松皮肤腠理，使药液能直达病所——疥虫所居之处，诸药合用，具有较强的杀虫、清热除湿止痒之效，起到标本同治。

搜索

(1)张群永验方

药物组成：龙胆草、栀子各10g，柴胡6g，车前子、泽泻、赤芍、丹皮、苦参、地肤子、白鲜皮、连翘各10g，甘草3g。

功效：清肝利湿，活血散结。

主治：疥疮结节属肝经湿热、瘀血郁结型。

用法：小儿用量酌减。每日一剂，煎2次服，药渣煎水洗浴患处，7剂为1个疗程。治疗期间，不再用其他药物。

[张群永．龙胆泻肝汤加减治疗疥疮结节136例．辽宁中医杂志，2003,30(11):908.]

(2)黄早发验方

药物组成：全蝎6g，黄柏10g，苦参15g，白鲜皮15g，皂角刺6g，威灵仙15g，刺蒺藜15g，乌蛇肉6g，炒槐花30g，金银花15g，连翘15g，羌活10g，黄连5g，荆芥10g，赤芍10g，牡丹皮10g，生甘草10g。

功效：解毒除湿，疏风止痒，活血软坚。

主治：疥疮结节属风湿热毒搏结肌肤型。

加减：如结节坚硬，经久不愈，可在前方的基础上重用活血软坚之品，如穿山甲、夏枯草、三棱、莪术；若瘙痒明显，可加地肤子，重用白鲜皮、刺蒺藜；若病情较久，血虚血热明显，可加生地、紫草根、白茅根、茜草根等养阴润燥、凉血活血之品。

用法：每日一剂，分2次口服(早、晚饭后1小时各服1次)。以上剂量为成人用量，2～6岁儿童按成人用量1/3计，6～12岁儿童按成人用量1/2计，12岁以上儿童按成人用量计。在服用上方的同时皮损行局部封闭治疗。

[黄早发，等．中西医结合治疗顽固性疥疮结节的临床研究．中国临床医生杂志，2008,36(1):44－45.]

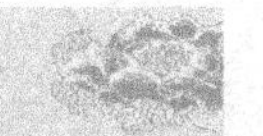

大医有话说

疥疮在中医学文献中也称“疥疮”、“虫疥”、“癞疥”、“干疤疥”，中医认为由湿热内蕴、外受虫毒侵袭、郁于皮肤所致。而疥疮结节在中医学文献中未见记载，现代医学认为是由疥螨引起的一种异物反应。以上两位医家对疥疮结节中医病机的认识各有侧重。张群永认为本病当属湿毒之邪外袭肝经，与瘀血郁结于皮肤所致，故治宜清利肝经湿热，并活血散结。活血化瘀乃取前人“治风先治血，血行风自灭”之旨，以达散结止痒之效。方中以龙胆草、栀子、苦参清热燥湿，泻火解毒；车前子、泽泻、地肤子、白鲜皮导湿热下行，祛湿止痒，使邪从水道而去；丹皮、赤芍凉血活血，使血分畅和，则邪无所稽；再配以连翘解毒、消痈散结，则结肿更易消除；柴胡能引药入肝经，作引经药。诸药合用，共奏清热利湿、活血散结之效。黄早发认为疥疮结节与中医学文献中的“马疥”及近代名医赵炳南所谓“顽湿聚结”类似。马疥之名，首见于隋代《诸病源候论·疥候》：“马疥者，皮肉隐嶙起根土庶，搔之不知痛。”其意为：马疥的皮疹隐伏于内，高出皮面，而有根基，近似一种结节性皮损。他认为本病病因病机为患者素体湿蕴，复感风毒或外受疥虫叮咬，毒汁内侵，风湿邪毒凝聚，郁而化热，风湿热毒阻隔经络，气血瘀滞，形成结节作痒。风胜则痒，风邪侵入，善行数变，故患者常感剧痒；湿性重浊、黏滞，善趋下方，故疥疮结节多发于外阴、股部，病程缠绵，经久不愈；湿热内蕴，局部皮损多色红、灼痒；日久经络阻隔，气血瘀滞，故形成结节。治疗应解毒除湿，疏风止痒，活血软坚。全虫方和乌蛇祛风汤分别是中医皮肤外科专家赵炳南和朱仁康治疗风毒湿热搏结肌肤所引起的慢性顽固难愈的瘙痒性皮肤病的经验方，他以两方为基础化载，治疗顽固性疥疮结节取得较好的疗效。方中全蝎、乌蛇肉、皂角刺既能搜风剔邪，又能托毒攻伐，对顽固、蕴久、深在性湿毒作痒，用之最为相宜；苦参、白鲜皮清热散风，燥湿止痒；荆芥、羌活、刺蒺藜祛风胜湿止痒；威灵仙祛风除湿通络；黄连、黄柏清热燥湿；炒槐花、金银花、连翘、牡丹皮、赤芍凉血解毒，活血散结；生甘草清热解毒，调和诸药。该方治疗顽固性疥疮结节疗效较好。

大医之法四：燥湿杀虫止痒方

搜索

(1)侯明胜验方

药物组成：硫黄 20g，土槿皮 20g，苦参 30g，蛇床子 30g，黄柏 30g，白鲜皮 30g，地肤子 30g，土茯苓 30g，苍耳子 20g，白蒺藜 30g。

功效：杀虫解毒，祛风止痒。

主治：疥疮属风湿热虫郁于皮肤型。

加减：若继发感染，加金银花 30g，野菊花 20g，蒲公英 30g。

用法：每日 1 剂，水煎 2 次混匀，分 2 次外用温洗。治疗前先用热水和肥皂洗澡，然后搽药，从颈以下，先搽皮损，后及全身，连续 3～4 日为 1 个疗程。搽药期间，不洗澡、不更衣，以保药效，彻底消灭皮肤和衣服上的疥虫。

[侯明胜．中药水煎外洗治疗疥疮 180 例．中国民间疗法，2009，17(7)：21.]

(2)潘力验方

药物组成：生百部、苦参、乌梅、川椒、明矾各 40g，金钱草、芒硝各 60g，露蜂房 30g。

功效：杀虫，燥湿止痒，软坚散结。

主治：疥疮属湿热虫毒积聚型。

加减：皮肤合并感染者加龙胆草、黄柏各 30g。

制法及用法：上方除芒硝外，加水 2000ml，煎沸后文火继煎 20 分钟，煎液倒出，再加水 1500ml，煎沸一刻钟后，二煎倒出，两煎混合后倒入一面盆中，再将芒硝倒入溶化。待药液温热时，用小毛巾或纱布蘸药洗患处，对于皮损处(多在皮肤皱褶处)要多加擦洗，对于阴部及臀部有疥疮结节者要用小毛巾蘸药液外敷 15～20 分钟；对于婴幼儿患者，皮损多发于全身各处，可将煎液按 1∶4 比例加温水稀释后全身浸浴，原煎液可连用两天，每天需浸洗 2 次，再用时可将原煎液煎沸。待温再洗，药液减少时，可适量添水，6 天为一疗程。

[潘力，等．灭疥汤外洗治疗疥疮120例疗效观察．中华临床医学研究杂志，2008，14(2)：249－250.]

大医有话说

以上二方均为外洗方，治疗重在杀虫止痒，但各有侧重。古有硫黄“杀疥虫”、“生用治疥癣”之说；土槿皮《本草纲目》载：“治肿痛疥癣”；《本草纲目拾遗》载：“杀虫，为治癣良药。”侯明胜方中以硫黄、土槿皮为重，以收杀虫止痒之效；苦参、蛇床子燥湿杀虫；黄柏、白鲜皮、地肤子、土茯苓清热解毒、除湿止痒；苍耳子、白蒺藜祛风止痒。潘力观察发现许多人对硫黄过敏，而且针对婴幼儿全身发疹的情况，硫黄软膏的用量及浓度往往不易掌握，容易造成接触性皮炎而加重病情。他结合自己的诊治经验，选用生百部、露蜂房、川椒杀虫止痒，苦参、金钱草、明矾燥湿止痒，乌梅、芒硝还有软坚散结之功，对疥疮结节有良好的消除作用。全方寒热并用，对皮肤刺激性小，对婴幼儿也同样适用。现代药理研究证明，苦参、生百部、川椒、明矾等均能有效地杀死疥虫；乌梅、苦参、芒硝有一定的抗过敏作用。用水煎液外洗患处，局部药物浓度较高，可有效地杀灭疥虫，消除疥虫等过敏原对皮肤产生的变态反应，使皮损得到冲洗，使瘙痒得到很好的缓解。

第24章 巧用药，荨麻疹不再寻你麻烦

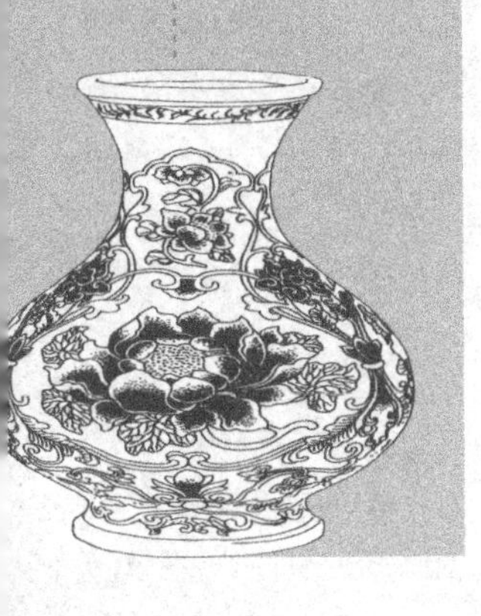

荨麻疹俗称“风疹块”，是由于皮肤、黏膜小血管反应性扩张及渗透性增加而产生的一种局限性水肿发应。临床表现为大小不等的局限性水肿性风疹块，其特点是迅速发生与消退，退后无痕迹，伴有剧痒。严重者可伴有发热、腹痛、呕吐、腹泻等症状。多数患者找不到确切原因，尤其是慢性荨麻疹，其常见病因有：食物、药物、感染、物理因素、动物及植物因素、精神因素、内脏和全身性疾病等。临床根据病程长短，一般把起病急、病程在3个月以内者称为急性荨麻疹；风团反复发作超过3月以上者称为慢性荨麻疹。此外还有几种特殊类型荨麻疹：皮肤划痕症、寒冷性荨麻疹、胆碱能性荨麻疹、日光性荨麻疹、压力性荨麻疹等。中医称本病为“隐疹”、“风疹”、“赤疹”、“白疹”、“赤白游风”、“风丹”等。俗称“鬼风疙瘩”、“风疹块”、“风包”等。

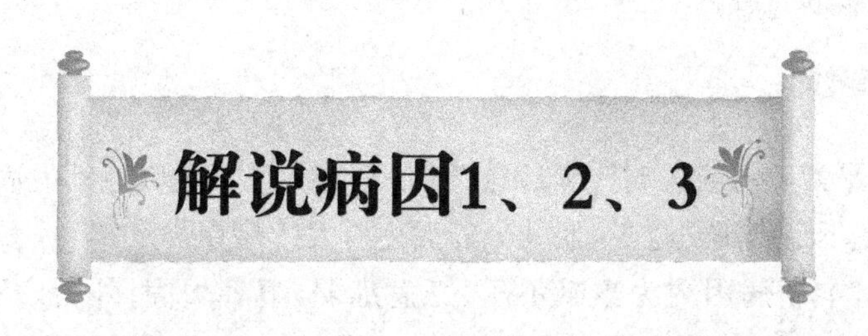

解说病因1、2、3

1. 禀赋不耐

血气禀素偏盛者，因服某药物或食物致热盛生风，毒热燔及营血，血热外壅，郁于皮肤而生瘾疹。

2. 风热相搏

风为六淫之首，《素问·风论》谓“风气藏于皮肤之间”，风热邪外侵，依附于风而侵犯人体，风邪与热邪相兼搏于营血，营血热盛，则充盈于肌肤络脉引起本病。《素问·风论》谓“风者，病之长也”，“风者，善行而数变”。临床上急性荨麻疹起病急，来势快，疹块骤然而生，迅速消退，具有“风候”的特点，正符合《素问·风论》所论。

3. 风寒外袭

素体虚寒，遇冷风、冷水，腠理闭塞致营卫失和，络脉结聚而成疹块，且疹块色白或淡，遇冷加重。即现代医学的“冷性荨麻疹”，其致病因素为风寒外袭所致。

4. 湿热内蕴

饮食不当，素体湿热，又食鱼腥海味、辛辣等物，则湿热内蕴，或饮食不洁，湿热生虫，虫积伤脾，湿热之邪内犯脾胃，脾胃运化失司，湿热之邪内蕴，郁久化热动风，内不得疏泄，外不得透达，佛郁于皮毛腠理之间所致。

5. 情志内伤

精神紧张、焦虑等可使脏腑机能失调，阴阳偏颇，营卫失和，或因神情烦扰，心绪不宁，心经郁热化火，以致血热偏盛，络脉壅郁而发病。盖心主神明、主血脉，心绪烦扰，致使心火偏盛而血热，热则生风而发痒。临床上多见于乙酰胆碱型荨麻疹。

6. 素体虚弱

由于平素体弱或久病体虚，以致气血不足。气不足则卫外失固，风邪乘虚而入；血不足则虚热生风，肌肤失养而皮肤发疹瘙痒。

综上，本病病因内为禀赋不耐，气血虚弱，卫气失固；外为虚邪贼风侵袭，或由鱼虾、辛辣、膏粱厚味化热动风，或因七情变化，或因虫积、异味等因素诱发。前者为发病基础（为本），后者为致病的条件（为标）。标象明显时，则发病急骤；本虚突出时，则反复发作，缠绵难愈。众多医家均认为内因禀赋不耐，外因虚邪贼风侵袭，郁于皮肤腠理而发病，皆由“风”所致，包括外风和内风，外风为外邪，内风则与脏腑虚实有关，特别心、肺、肾、大肠与本病关系密切（见图 47）。

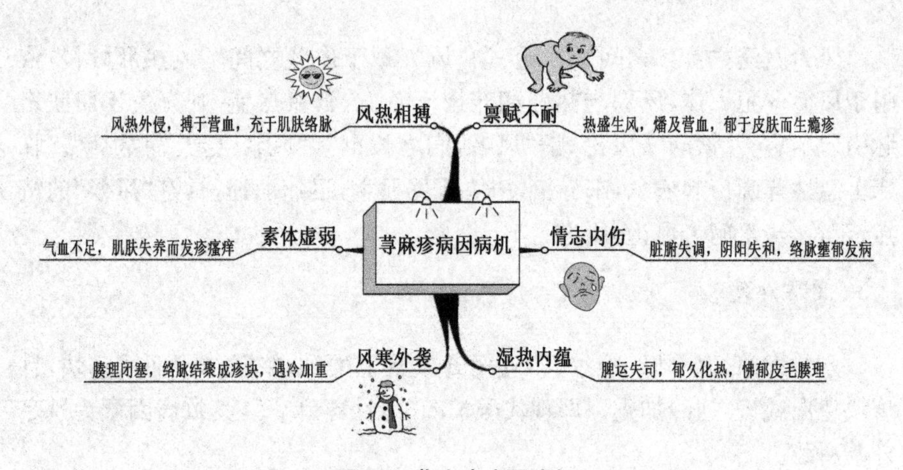

图 47　荨麻疹病因病机

中医治病，先要辨证

1. 风寒证

风团色淡或白，遇风遇冷加重，得暖则减，自觉瘙痒，冬重夏轻，舌质淡，苔白，脉浮紧。治以祛风散寒，调和营卫，方以麻桂各半汤加减。

2. 风热证

风团色红，遇热加剧，得冷则减，恶寒发热，口渴心烦，咽喉肿痛，舌质红，苔黄，脉浮数。治以疏风清热，方以荆防方加减。

3. 肠胃湿热证

风团色红或淡红，瘙痒剧烈，伴脘腹疼痛，恶心呕吐，大便秘结或溏泄，纳呆，舌质红，苔黄腻，脉滑数或濡数。治以清热祛风，表里双解，方以防风通圣散加减。

4. 气血两虚证

平素体虚或病久，风团色淡或与肤色同，反复发作，发无定时，常年缠绵，劳累后加重，倦怠无力，面色无华，纳呆，舌质淡，苔薄白，脉沉细。治以补气益血，祛风固表，方以当归饮子合玉屏风散加减(见图 48)。

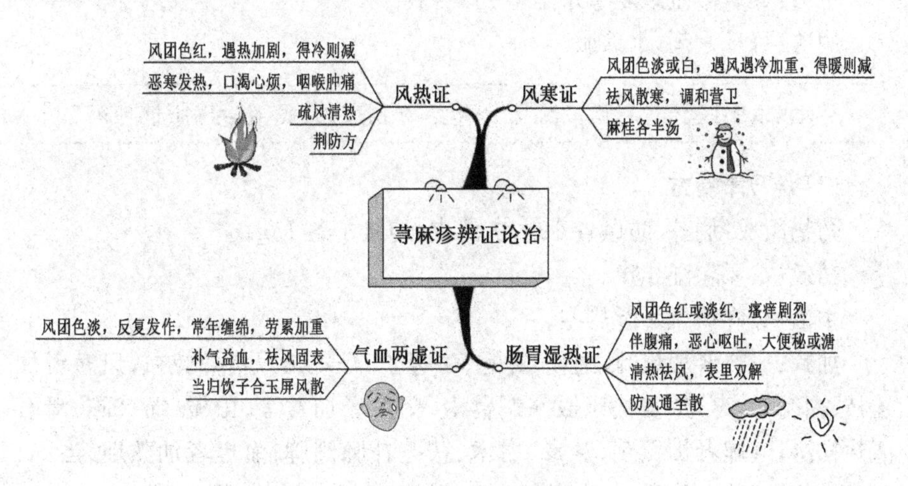

图 48　荨麻疹辨证论治

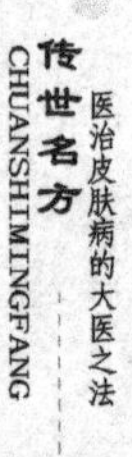

荨麻疹的大医之法

大医之法一：祛风散寒方

搜索

(1)赵炳南验方

药物组成：麻黄3g，杏仁5g，干姜皮3g，浮萍3g，白鲜皮15g，陈皮9g，丹皮9g，白僵蚕9g，丹参15g。

功效：开腠理，和血止痒。

主治：荨麻疹血虚复感寒湿型。

用法：每日一剂，水煎服。

［北京中医药．赵炳南临床经验集．北京：人民卫生出版社，1975.］

(2)梁乃津验方

药物组成：荆芥、防风各12g，白鲜皮、地肤子各15g。

功效：祛风除湿止痒。

主治：荨麻疹风寒湿热型。

加减：风热者加桑叶、菊花、蝉蜕、牛蒡子、丹皮疏风清热凉血；风寒者加桂枝、白芍、大枣、生姜祛风散寒调营卫；湿热者加黄芩、山栀、绵茵陈、滑石清热祛湿；气虚者加黄芪、党参、白术、茯苓补肺健脾；血虚者加熟地、当归、首乌、川芎等养血祛风；阴血者加生地、沙参、麦冬、赤芍养阴祛风。

用法：每日一剂，水煎服。

［黄穗平．梁乃津教授验方医案4则．新中医，1996，28(7)：9.］

(3)朱其杰验方

药物组成：黄芪20g，蝉蜕、桂枝各6g，白芍15g，防风、生姜各10g，大枣4枚。

功效:扶正固表,疏风散寒。

主治:荨麻疹风寒外袭、表虚不固型。

用法:水煎服,每日一剂。

[肖卫棉．朱其杰教授应用黄芪桂枝五物汤治疗皮肤病举隅．新中医,2008,40(10):96.]

大医有话说

《诸病源候论》云:“邪气客于皮肤,复逢风寒相折,则起风瘙瘾疹。”说明荨麻疹发病与风寒外袭有关。赵炳南认为慢性荨麻疹可由血虚又外受寒湿之邪传入里而致。方中以麻黄、杏仁、干姜皮为主要药,取其辛温宣肺以开腠理,推邪外出;佐以浮萍、白鲜皮走表扬散寒湿;丹参、丹皮、白僵蚕养血润肤,和血止痒;陈皮、干姜皮同伍,能理气开胃,醒脾化湿,以期内外兼治。干姜皮与麻黄相配,又能缓和麻黄辛温透发之性,以免大汗伤正。梁乃津认为荨麻疹多与风有关,然风有外风与内风之分,因外风者多有肺卫气虚,因内风者多有阴血不足,治以祛风止痒为要法。方中荆芥、防风味辛性温,祛风胜湿止痒,地肤子、白鲜皮味苦性寒,止痒力强。四味相配,寒热并用,共奏祛风除湿止痒之功。朱其杰认为本病发病与风寒外袭、表虚不固相关,治疗宜扶正固表,调和营卫,疏风散寒,其根据黄芪桂枝五物汤具温阳调和营卫之功效,酌加祛风止痒之蝉蜕、防风、蒺藜等,每每能收良效。

大医之法二:疏风清热方

搜索

(1)赵炳南验方

药物组成:荆芥穗 6g,防风 6g,僵蚕 6g,金银花 12g,牛蒡子 9g,丹皮 9g,紫背浮萍 6g,干生地 9g,薄荷 5g,黄芩 9g,蝉衣 5g,生甘草 6g。

功效:疏风解表,清热止痒。

主治:荨麻疹风热型。

加减:若见恶寒重、发热轻、风团皮损偏白者属风寒,本方去薄荷,重用荆芥,另外干姜皮也可使用。若服用一二剂后皮损逐渐消退,可以减去第一线药组,以免辛散太过大汗伤气。若兼见高热,不必另加其他药物,但可增加服药次数，每日服用4次。

用法：每日一剂，水煎服。

［北京中医药．赵炳南临床经验集．北京：人民卫生出版社，1975.］

(2)殷钢验方

药物组成：荆芥6g，防风6g，羌活6g，葛根15g，蝉蜕6g，柴胡6g，白鲜皮15g，薄荷5g(后下)，生地30g，赤芍10g，白芍10g，丹皮12g，紫草12g，浮萍10g，首乌藤15g，鸡血藤15g。

功效：疏风清热，凉血和营。

主治：荨麻疹风寒热邪外侵、营卫不和型。

用法：水煎服，每日1剂。

［殷钢．中医治疗荨麻疹临证经验．包头医学，2011，35(1)：27.］

(3)朱良春验方

药物组成：①僵蚕60g，蛇蜕30g，生大黄120g，广姜黄45g；②僵蚕，姜黄，蝉衣，乌梢蛇。

功效：祛风清热，凉营止痒。

主治：荨麻疹风热型。

加减：患者胃肠湿热或热象重者，加入生大黄以清泄之，可以缩短疗程；风寒型当配麻黄、桂枝、浮萍以温散之；妇女月经不调加当归、川芎、仙灵脾以调冲任；气血虚加益气养血之品，如地黄、芍药、丹参、黄芪等。

用法：①诸药研细末，每服6g，以白糖水送服，服后得微汗即愈。未愈可续服数日，每日一次，该方对体质壮实者适用；②研细末，每服4.5g，每日2次，该方对脾气偏虚而风热仍盛者适用。

［鄂永安．朱良春论治皮肤病经验举要．四川中医，2003，21(10)：3－4.］

(4)肖廷刚验方

药物组成：地骨皮6g，桑白皮10g，茯苓皮10g，生姜皮3g，生地12g，地肤子6g，连翘10g，牛蒡子10g，白芍12g，夏枯草10g，蝉蜕6g，白蒺藜6g。

功效：泻热消疹止痒。

主治：荨麻疹风热夹湿型。

加减：顽固性反复发作者加地龙、蜈蚣、全蝎；合并胃肠道症状者加白芍、白术、蒲公英、厚朴等；若发热甚者酌加黄芩、银花，加重连翘、夏枯草用量。水肿甚者加重茯苓皮用量，也可用茯苓代之，或加木通、苡仁等药；痒甚而不能安寐者除适量加重祛风药用量外，可加白鲜皮、合欢皮、防风、首乌等药。

［肖廷刚．四皮饮治疗荨麻疹23例的体会．广西中医药，1984，(4)：29.］

大医有话说

赵炳南方中以荆芥、防风、薄荷、蝉衣为主要药，荆芥辛苦而温，芳香而散，气味轻扬入气分，驱散风邪；防风其气不轻扬，能散入于骨肉之风，能宣在表之风邪，用防风必用荆芥；薄荷清轻凉散，善解风热之邪，又能疏表透疹解毒；蝉衣凉散风热，开宣肺窍，其气清虚，善于透发。以上四味主药，清热疏风，表散作用较强，故赵氏视为本方的第一线辛散解表清热药组；而牛蒡子、浮萍、僵蚕为第二线药组，作用稍缓。牛蒡子疏散风热，解毒透疹；浮萍轻浮升散，善开主窍；僵蚕祛风散结，单用也可治风疮瘾疹。协助上述四味主药以透达表热之邪。金银花、黄芩解毒清肺热以泄皮毛之邪；丹皮、干生地理血和血；生甘草解毒调和诸药。该方适用于急性荨麻疹偏于风热者。殷钢认为本病病机主要在风寒热邪侵袭于皮肤腠理间，阻滞肌表气机，营卫不和，气血瘀滞，治宜宣肺，解肌，疏风止痒，凉血和营。方中荆芥、防风、蝉蜕、浮萍疏风清热，热邪由表而散；生地、丹皮、赤芍、白芍、紫草凉血、和营、解毒，散血中之风；柴胡走表，和少阳之邪，葛根解肌清热为阳明之表药，羌活清太阳之邪，散风止痒。三药合用，三阳同治，共奏解表散邪之效。白芍、鸡血藤、首乌藤敛阴补血，行血止痒，适其"治风先治血，血行风自灭"的治疗方法。诸药同攻，相得益彰，使邪毒从表而解，营卫气血调和而愈。朱良春认为本病病因病机虽多，但均与风(外风、内风)有关，故治疗当以祛风为首务，其首选药物即为乌梢蛇，可内通外达，其透剔搜风之力强，加僵蚕宣散风热，解毒镇痉；取蝉衣轻浮达表，凉散风热；加炒荆芥、赤芍祛风凉营；佐以白鲜皮、地肤子、徐长卿清热利湿，祛风止痒；更加乌梅抗过敏。诸药相配，共奏祛风清热、凉营止痒之功。肖廷刚认为本病多由体虚、风寒、风湿、风热怫郁肌肤而成，多与肺卫有关，盖肺主皮毛，肺与卫相通，宣肺则卫气得行，风邪得以外透，营卫调和，血脉流畅；宣肺则水道得调，水肿得消，邪热乃随之下行外泄。方中以四皮（桑白皮、地骨皮、茯苓皮、生姜皮）为主，取其宣肺祛皮水之功。《内经》云："诸痛痒疮，皆属于心"，故取生地、连翘、夏枯草、赤芍凉营清热为辅。地肤子、蝉蜕、牛蒡子、白蒺藜疏风泄热而止痒。

大医之法三：清热凉血方

搜索

(1)孙一民验方

药物组成：生地 15g，牡丹皮 9g，茅根 30g，赤芍 9g，金银花、连翘各 15g，当归尾 3g，山栀、苍耳子各 9g，薏苡仁、谷芽、麦芽各 15g，白鲜皮 9g。

功效：凉血清热，活血祛风。

主治：荨麻疹血燥感风型。

加减：丘疹突出皮面，加小蓟清热凉血；瘙痒难忍，加防风、荆芥穗、蝉蜕、桑叶祛风止痒；桃仁、红花、当归尾活血止痒；伴有消化不良，加山楂、建曲、内金和胃消食；大便干结，加瓜蒌、大黄、元明粉、泻叶清泄通便；小便短赤，加竹叶清热利尿；虫积腹痛，加槟榔、榧子驱虫；气虚血虚易过敏（过敏体质），加黄芪、白术、归身、白芍、何首乌补气养血，增强体力以抗过敏。

用法：水煎服，每日一剂。

[孙一民．临证医案医方．郑州：河南科学技术出版社，1987.]

(2)李智伟验方

药物组成：僵蚕 10g，蝉蜕 10g，大黄 6g，姜黄 12g，荆芥穗 10g，薄荷 9g，苦参 10g，牡丹皮 10g，生地 20g，地骨皮 20g，丹参 20g。

功效：疏透郁热，清热凉血。

主治：荨麻疹血分郁热、风邪外袭型。

用法：水煎服，每日 1 剂。

[李智伟．升降散加味治疗皮肤病临床验安举隅．吉林中医药，2007，27(3)：30.]

大医有话说

荨麻疹病因复杂，包含内外因素共同作用的结果。孙一民认为内在因素为血燥，外在因素为感风，临床治疗以凉血清热为主。如血不燥热，疹块即可能不发生，处方宜用少量活血药，既可去瘀，又能止痒。祛风药大多辛燥，过用则伤阴，能加重血燥，故不宜多用，不宜久服，宜在开始治疗时服之。消化不良往往是荨麻疹发病的重要因素，故方中应适当加些和胃消食药。祛邪必须给邪找出路，用引热下行之药，使热从小便而解，逐邪务必干净彻底，才能提高疗效，病情不易反复。方中用生地、丹皮、茅根、赤芍凉血；金银花、连翘清热解毒；当归尾活血止痒；苍耳子祛风止痒；白鲜皮能清热解毒，祛风止痒；谷芽、麦芽助消化；山栀、薏苡仁引热下行。上药配合，可收到凉血、清热、活血、祛风之功效。李智伟认为外感风邪，不得疏泄，日久化热入里入血，方中僵蚕、蝉蜕使郁热随气机宣畅得以外透，大黄、姜黄泻火化瘀，使郁热从大便而泄，加荆芥穗、薄荷增强其祛风止痒之功效，生地、牡丹皮、地骨皮、丹参加强凉血活血之效，使“气清血畅”而瘾疹自消。诸药合用，功在散血中之郁热，祛在表之风邪。

大医之法四：益气固表方

搜索

(1)肖东验方

药物组成：荆芥、防风各6g，生黄芪30g，赤芍15g，川芎5g，当归、桃仁、浮萍、红花各10g。

功效：益气固表，疏风清热。

主治：荨麻疹气血两虚、瘀血阻络型。

用法：水煎服，每日一剂。

[肖东．补阳还五汤加减治疗皮肤病举例．浙江中医杂志，2008，43(1)：48－49.]

(2)印利华验方

药物组成：生黄芪30g，防风10g，当归10g，生地10g，熟地黄10g，川芎6g，白芍15g，荆芥10g，桂枝10g，白蒺藜30g，制首乌10g，生甘草4g，大枣

5枚,生姜3片。

功效:益气养血,疏风止痒。

主治:慢性荨麻疹阴血不足、血虚受风型。

[印利华,等.中医治疗慢性荨麻疹的体会.中国中西医结合皮肤性病学杂志,2010,9(6):372.]

(3)杨萍验方

药物组成:黄芪20g,白术、防风、荆芥、当归、白芍各10g,龙骨、牡蛎各15g,红花、桃仁、甘草各6g。

功效:益气固表,活血化瘀。

主治:慢性荨麻疹气血虚弱、卫气不固型。

[杨萍.玉屏风散加味治疗慢性荨麻疹.山西中医,27(1):55.]

大医有话说

慢性荨麻疹是一种临床常见的过敏性皮肤病,属中医"瘾疹"范畴,俗称"风疹块"。《医宗金鉴》云:"由汗出侵风或露卧乘凉,风邪多中表虚之人。"总因禀赋不耐,气血虚弱,卫气不固,风邪外袭,以至内不得疏泄,外不得透达,郁于皮肤腠理之间,邪正相搏而发病。所以慢性荨麻疹不论实证虚证,禀赋不耐及营卫失固是最根本的病机。肖东取补阳还五汤益气养血活血以治本,加荆芥、防风、浮萍疏风清热以治标,标本兼治而获效。补阳还五汤源于清朝名医王清任的《医林改错》,具有补气、活血、通络的功效。方中重用生黄芪补气,配当归、川芎、赤芍活血和营,桃仁、红花、地龙化瘀通络,诸药合用,能补气活血通络。印利华认为慢性荨麻患者长时间服用激素和抗组胺药治疗,致阴血亏虚,气随血耗,导致气虚血亏,乃慢性荨麻疹病情迁延不愈的主要病机之一。方中以当归、生地、熟地黄、川芎、白芍、何首乌养血滋阴;黄芪益气固表;防风、荆芥、刺蒺藜疏风止痒,宣通腠理,使气机得畅,营卫得行;又加桂枝、芍药入营血而息风;桂枝得生姜之力攘之于外;芍药得生甘草、大枣安之于内,以断正气内变之功。上药合用,使机体阴阳趋于平衡,营卫协调。杨萍方中黄芪、白术、防风是玉屏风散的主药,功能益气固表止汗,专治营卫失调、卫气不固之表虚自汗;加荆芥解表祛风;龙骨、牡蛎止汗止痒;当归、白芍补血,桃仁、红花活血化瘀,因"久病多瘀","治风先治血,血行风自灭";甘草既可益气又调和药性。

大医之法五：祛湿消风方

搜索

(1)黄宁验方

药物组成：大浮萍 15g，徐长卿 15g，威灵仙 9g，丹参 15g，鸡血藤 30g，三七粉 3g，生地黄 30g，土茯苓 30g，白鲜皮 12g，陈皮 9g，茵陈蒿 12g，六一散 6g。

功效：消风祛湿，化瘀通络，活血解毒。

主治：慢性荨麻疹湿热郁滞型。

用法：每日 1 剂，水煎 3 次，早、中、晚分服。

[黄宁，等. 祛湿化滞解毒法治疗慢性荨麻疹 126 例. 光明中医，2011，26(3)：488－489.]

(2)印利华验方

药物组成：荆芥、防风、知母、当归、蝉衣、牡丹皮、赤芍各 10g，牛蒡子 12g，木通 8g，白术、茯苓皮各 15g，苦参、生甘草各 6g，生石膏、生地、胡麻仁、白鲜皮各 30g。

功效：疏风清热，利湿止痒。

主治：慢性荨麻疹湿热内蕴、复感风热型。

[印利华，等. 中医治疗慢性荨麻疹的体会. 中国中西医结合皮肤性病学杂志，2010，9(6)：372.]

大医有话说

饮食不节或气候湿热，脾失健运，肠胃湿热郁滞，复感风热，内外相兼而发，“病久入络，久病必瘀”，故或风邪入络，或瘀血阻络，瘀滞不通，此为慢性荨麻疹缠绵难愈之主要病机之一。黄宁方中以大浮萍、徐长卿、威灵仙祛风通络，除湿解毒；丹参、鸡血藤以活血化瘀，养血通络；三七粉、生地黄凉血解毒；陈皮行气以助活血；寓“热清风去则痒止，血清血行则疹消”之意；以土茯苓“搜剔湿热之药毒”；白鲜皮合陈皮醒脾燥湿；茵陈蒿配浮萍既清热化湿，又解表透疹；六一散清暑利湿，三焦湿热从水道而泄，使"湿不内恋，风无所依"。诸药共奏消风祛湿、化瘀通络、活血解毒之功。印利华方中荆芥、防风、牛蒡子、蝉蜕疏风透表，白术健脾除湿；木通渗利湿热；石膏、知母清热泻火；当归、生地、胡麻仁养血活血，滋阴润燥；生甘草清热解毒，调和诸药。

第25章 这些名方让你轻松搞定斑秃

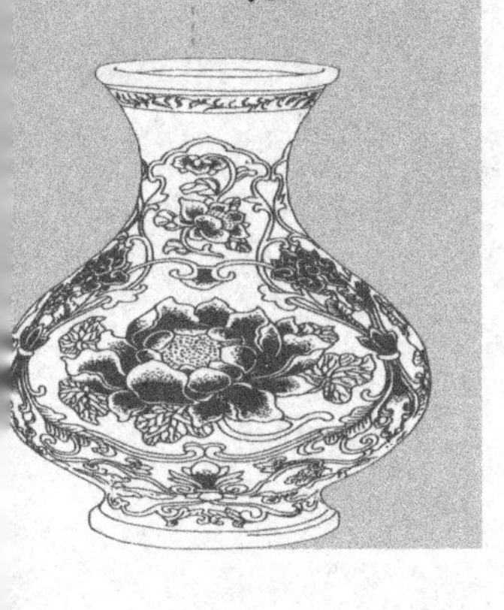

斑秃是一类常见的皮肤病，俗称“鬼剃头”，为一种突然发生的局限性斑片状脱发，可发生于身体任何部位，头发全部脱落称全秃；全身毛发均脱落称普秃。本病可发生于任何年龄，但以青壮年多见。皮损为突然发生的圆形或椭圆形，直径1～10cm，数目不等，境界清楚的脱发区，皮损区皮肤光滑，无炎症、鳞屑和瘢痕；进展期脱发区边缘头发松动，很容易拔出。多数患者发病3～4个月后进入恢复期，局部有毛发长出，最初为细软色浅的绒毛，逐渐增粗、变黑，最后恢复正常。约50%患者可复发，其病因尚不清楚，可能与遗传、情绪、应激、内分泌失调、自身免疫等因素有关。

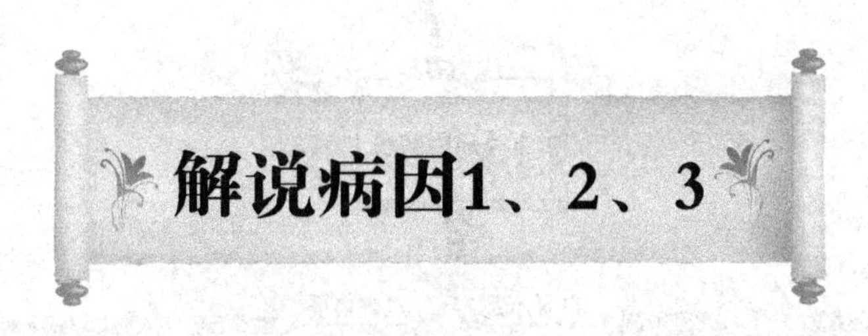

解说病因1、2、3

1. 血热生风

过食辛辣、肥甘厚味，易伤脾胃，湿热内蕴，或情志抑郁化火，损阴耗血，血热生风，风火相煽，循经上窜巅顶，毛发失于阴血濡养，故成片脱落，皮肤鲜红光亮如镜。

2. 肝郁血瘀

若忧思恼怒，肝郁气结，木失条达，血行不畅，停而为瘀；或因外邪阻滞，络脉痹阻，血瘀于皮里肉外，毛窍瘀阻，经气不宣，新血难以灌注于发根而失其濡养，故出现大面积的头发脱落，甚则须眉并落。

3. 肝肾不足

肾主骨、藏精，“其华在发”，肝藏血，“发为血之余”，肝肾精血同源，血乃精所化，精血充足则毛发光泽。若肝肾不足，精不化血，血不养发，肌腠失温，毛发生长无源，毛根空虚而发落成也。

4. 气虚血弱

若忧思劳倦过度，饮食失调，损伤脾胃；或产后、病后脾胃虚弱，运化不及，则气血生化无源，气虚则温煦无力，血弱则不能濡养，毛根空虚，故毛发枯而不润，乃至成片脱落。

综上，本病病机不外乎虚与实，虚一指气血之虚，一指肝肾之虚；实多因过食辛热厚味，或情志抑郁化火，血热生风，或血瘀毛窍，都能导致头发不知不觉脱落。其病变在毛发，病位在脏腑，与肝、脾、肾三脏关系密切（见

图 49)。

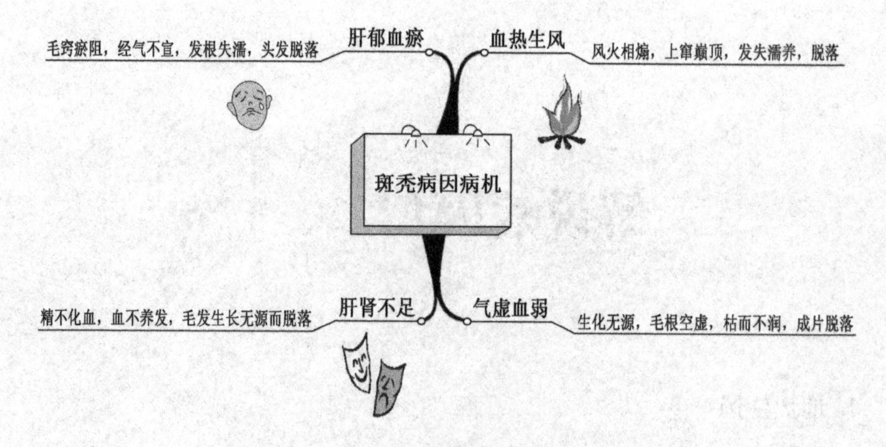

图 49 斑秃病因病机

中医治病，先要辨证

1. 肝肾不足证

病程日久，平素头发枯黄或灰白，发病时头发呈大片均匀脱落，甚或全身毛发尽脱，或有脱发家族史。常伴膝软，头昏，耳鸣，目眩，遗精滑泄，失眠多梦，畏寒肢冷，舌淡苔薄或苔剥，脉细或沉细。治以滋补肝肾，填精生发，方以七宝美髯丹加减。

2. 肝郁血瘀证

脱发前先有头痛，头皮刺痛或胸胁疼痛等自觉症状，继而出现斑片状脱发，久之则头发全秃。常伴有夜多噩梦，烦躁易怒，或胸闷不畅，胸痛胁胀，喜叹息，失眠，舌质紫暗或有瘀斑，苔少，脉弦或沉涩。治以疏肝解郁，活血化瘀，方以逍遥散合桃红四物汤加减。

3. 血热生风证

突然脱发成片，偶有头皮瘙痒或蚁行感，或伴有头部烘热，心烦易怒，急躁不安，舌质红，苔少，脉细数。个别患者还会相继发生眉毛、胡须脱落的现象。治以凉血息风，养阴护发，方以四物汤加减。

4. 气血两虚证

病后、产后或久病脱发，脱发往往是渐进性加重，范围由小而大，数目由少而多，头皮光亮松软，在脱发区还能见到散在参差不齐的残存头发，但轻轻触摸就会脱落，伴唇白，心悸，神疲乏力，头晕眼花，嗜睡或失眠，舌质淡红，苔薄白，脉细弱。治以健脾益气，养血生发，方以人参养荣汤加减（见图 50）。

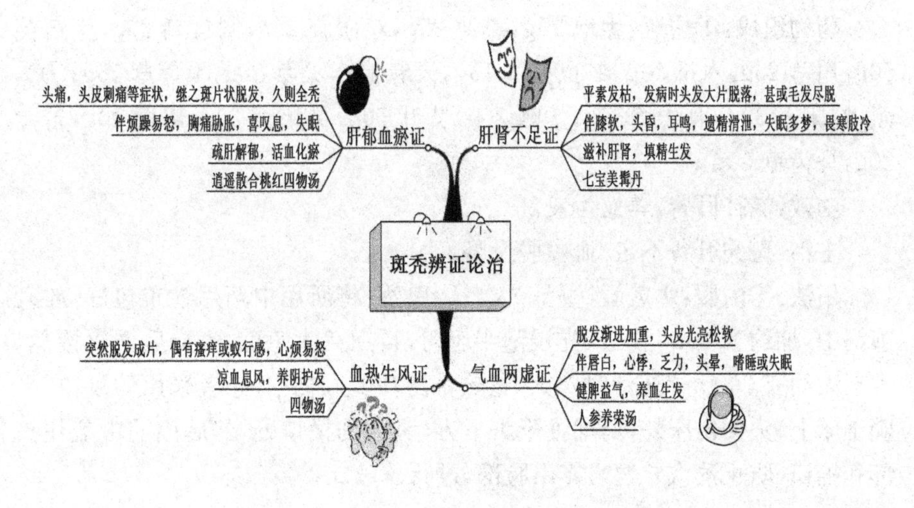

图 50 斑秃辨证论治

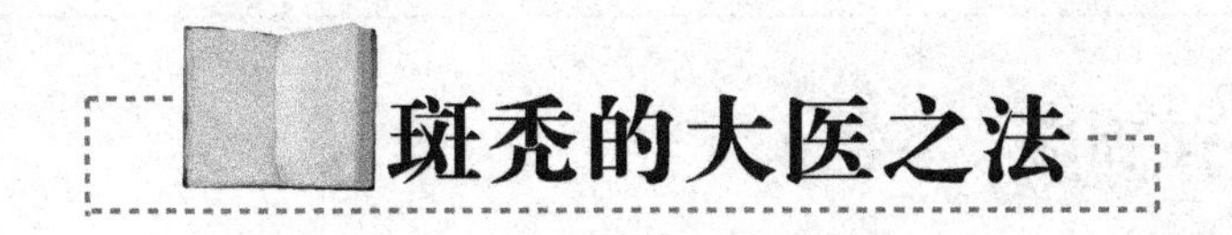

斑秃的大医之法

大医之法一：滋补肝肾方

搜索

(1)谢久彬验方

药物组成：熟地黄 15g，山茱萸 15g，生山药 18g，制首乌 18g，枸杞子 15g，鹿角胶 15g，菟丝子 12g，当归 15g，桑葚子 12g，女贞子 15g，丹参 15g，甘草 6g。

功效：滋补肝肾，填精益髓。

主治：斑秃肝肾不足型。

用法：每日一剂，水煎服。

[谢久彬，等．斑秃治验．陕西中医学院学报，2011，34(1)：51.]

(2)彭东验方

药物组成：①内服：生地 25g，熟地 25g，鸡血藤 25g，制首乌 25g，生黄芪 50g，川芎 25g，木瓜 10g，冬虫夏草 15g，天麻 15g，桑葚 20g，旱莲草 15g；②熏蒸：蛇床子 30g，地肤子 30g，木贼 20g，艾叶 50g，吴茱萸 20g，川椒 20g，苦参 20g，马齿苋 30g。

功效：滋补肝肾，养血生发。

主治：斑秃肝肾不足、血虚脱发型。

用法：①内服：水煎服，每日 3 次；②熏蒸：将所用中药用纱布包好，放入煎锅中，加约 3000ml 清水，先浸泡半小时，再用武火急煎，煮沸后文火慢熬，熬至大约有 2000ml 药汁时停火，趁热将药汁倒入桶中；患者采用仰卧位，平躺于床上，头伸出床外，药桶置于头下方，头放到桶口处，然后用毛巾盖住头部和桶口（防止蒸汽外逸），露出脸部，进行熏蒸。

[彭东，等．内服外熏法治疗斑秃 1 例．吉林医药学院学报，2006，27(2)：98.]

大医有话说

毛发属肾，依赖肾水滋养。《素问》：“肾者，主蛰，封藏之本，精之处也，其华在发”，“肾气衰，发堕齿槁”，《素问·五脏生成论》曰：“发为肾精之外候”，精血充足则发浓密而光泽。故以上诸家治疗本病均从滋补肝肾入手。谢久彬方中以滋补肝肾、填精益髓之左归丸为根本，又加补血乌发之首乌，补血和血之丹参，滋阴补血之桑葚子，补肝肾阴乌发之女贞子，全方肝肾并补，精髓得充，则发生之有源。彭东认为斑秃多因阴血不足，肝肾亏虚，心肾不交，血虚不能荣养肌肤，腠理不固，风邪乘虚而入；发为血之余，风盛血燥，发失所养则脱落，故其采用滋补肝肾、养血祛风之法。中药内服方生地、熟地、制首乌、白芍、桑葚、旱莲草、冬虫夏草养血，滋补肝肾；生芪、川芎益气固表、活络;天麻、木瓜散风,镇静。熏蒸法方中蛇床子、吴茱萸、制首乌温肾、补益精血、固肾乌发,地肤子、木贼、苦参、马齿苋、紫草清热止痒、散风热、燥湿解毒,艾叶、川椒温经散寒,天麻祛风通络。药力借助蒸汽,直达头皮,可增强头部血液循环,促进头皮新陈代谢,并且药效也可通过血液循环到达肝肾等脏器,增强其功能,促使头皮生发。本法即从外治标,又从内治本,由外顾里,由里治外,内外兼治以达到治疗本病的目的。

大医之法二:疏肝健脾方

搜索

(1)吴军验方

药物组成:柴胡、当归、白芍、茯苓、白术、郁金、陈皮、白芷各15g,山药、首乌藤各30g,熟地黄、鸡血藤各20g。

功效:疏肝健脾,养血活血。

主治:斑秃肝郁脾虚、气血不足型。

用法:水煎服,每日一剂。

[李蕾,等. 从肝脾论治斑秃病例分析. 山西中医,2008,24(10):13-14.]

(2)李中华验方

药物组成:柴胡15g,当归15g,白术15g,茯苓15,黑芝麻20g,制首乌20g,补骨脂15g,甘草10g。

功效:疏肝解郁,健脾滋肾,养血生发。

主治:斑秃肝郁血虚型。

加减:心脾气虚者加人参、黄芪、龙眼肉各10g,陈皮、半夏各8g;肝郁血瘀者加香附、陈皮、枳壳、川芎、红花、元胡、郁金、川楝子各10g;气血两虚者加生姜3片,大枣3枚,桂枝、仙灵脾、巴戟天、山药、郁金、川楝子、木香各10g;肝肾不足者加龟板、鳖甲、麦冬、枣仁、枸杞子、银柴胡、玄参等各10g。

用法:每日一剂,分2次服。

[李中华. 逍遥散加减治疗斑秃36例. 光明中医,2008,23(5):659.]

大医有话说

在中医脏象学中，肝主疏泄，肝气郁结，木失条达，血行不畅。肝郁气滞，横逆犯脾，脾失健运，气血生化乏源。气虚则温煦无力，血虚则不能濡养，毛根空虚，故毛发枯而不润，乃至成片脱落。《外科正宗·油风》称："油风乃血虚不能随气荣养肌肤，故毛发根枯脱落成片。"因而以上两家均认为其发病与肝郁血虚、脾失健运关系最为密切。在治法上应该顺肝之条达之性，开其郁遏之气，养血而健脾土，同时滋阴活血以达到治疗脱发的目的。吴军方中以柴胡疏肝理气，行气活血为君药；当归补血活血、疏肝，白芍养血柔肝，二者养肝柔肝缓急，补肝体而助肝用，使血和则肝活，血充则肝柔，共为臣药；茯苓、白术健脾益气，既能实土以御木侮，且使营血生化有源，山药益气养阴，熟地黄补血滋阴，郁金行气解郁，鸡血藤活血补血，首乌藤养心安神，陈皮理气健脾，使诸药补而不滞，八者相配共为佐药。白芷疏通经络，引药直达病所，为使药。全方共奏疏肝解郁、养血健脾之效，以除斑秃。现代研究认为，鸡血藤、白芍对体液免疫及细胞免疫有双向免疫调节作用；柴胡、首乌藤、鸡血藤、白芍、茯苓对中枢神经系统有镇静作用；鸡血藤、郁金、熟地黄、白芍、当归均能抑制血小板聚集，降低血管阻力；白术可以扩张血管；白芷具有光敏作用，能影响免疫反应。从西医的角度看，该方能降低毛囊炎症细胞活性，使紊乱的免疫系统恢复到平衡状态，并调节自主神经功能，改变皮肤局部微环境，改善毛囊根部的神经营养和血液循环，使萎缩静止的毛囊恢复生长功能，因而毛发重生。李中华方中柴胡疏肝解郁；白芍养血敛阴，柔肝缓急；当归养血和血；白术、茯苓、甘草健脾益气；薄荷疏散郁遏之气，透达肝经郁热；黑芝麻、制首乌、补骨脂补肝肾，乌须发，壮筋骨。全方共奏疏肝解郁、健脾滋肾、养血生发之功。

大医之法三：活血通络方

搜索

(1)魏静验方

药物组成：黄芪 30g，麻黄根 9g，当归、赤芍、丹参各 15g，川芎、红花、五味子各 10g，地龙、桃仁各 12g，羌活 9g。

功效：补气活血通络。

主治：斑秃气滞血瘀型。

加减：兼肝肾不足者加熟地、女贞子、旱莲草、菟丝子、黑芝麻、桑葚各15g；兼风盛血燥者，加天麻10g，钩藤12g，首乌藤、珍珠母各30g；兼血虚者加白芍、鸡血藤、炒枣仁各15g，枸杞子12g；兼脾虚者加白术、扁豆各10g，云苓、山药各12g。

用法：水煎服，每天2剂，分2次服。

[魏静．加味补阳还五汤治疗斑秃30例．陕西中医，2008，29(7)：831－832.]

(2)张凌验方

药物组成：何首乌15g，熟地黄10g，枸杞子15g，菟丝子15g，黄精12g，当归10g，红花10g，丹参12g，杜仲15g，川芎10g，鸡血藤20g，川足2条，木棉花12g，枳壳10g。

功效：补益肝肾，养血祛风，活血化瘀。

主治：斑秃肝肾不足、气滞血瘀型。

用法：每日一剂，复煎分2次服，第3煎取汁外洗，敷局部皮肤，以轻度充血为度，每日2次。

[张凌．自拟补肾活血驱风汤治疗斑秃32例．福建中医药，2006，37(1)：34－35.]

大医有话说

《医林改错》之“皮里肉外血瘀，阻塞血路，新血不能养发，故发脱落”；“瘀血在上焦，或发脱不生”。气郁日久，气滞血瘀，久病必瘀，或外伤致血瘀，惊吓、暴怒，气血逆乱，脉络瘀阻，气血不能上行，毛窍失养致脱发。以上诸家均认为气滞血瘀是斑秃发病的病机之一，故治疗以益气活血为大法。魏静方中重用黄芪，补气固表，紧束发根，使之不易脱落，另取其力专性走，推动诸药周行全身，使气旺血行，瘀祛络通。现代药理研究发现，黄芪能兴奋中枢神经系统，能增强网状内皮系统的吞噬作用，提高机体的免疫功能，有扩张血管、改善血液循环的作用。桃仁、红花、当归、川芎、地龙、丹参等活血通络，祛瘀生新。现代药理研究发现该类药物可改善外周血液循环，增加毛细血管血流量，可促进组织再生，对机体代谢、免疫系统有一定影响。加入羌活，使之直达巅顶，麻黄根、五味子助黄芪收敛固涩以止发落。诸药切合病机，共成补气、活血、通络之功。张凌认为治疗斑秃，既要补益肝肾，养血祛风，还要活血化瘀，其方中何首乌、熟地黄、枸杞子补血；菟丝子、杜仲、黄精补益肝肾；当归、红花、丹参、川芎、鸡血藤补血活血；川足祛风活血。诸药合用，相辅相成，共奏其功。

大医之法四：益气养血方

搜索

(1)叶正明验方

药物组成：黄芪 30g，赤芍 10g，川芎 6g，当归 10g，桃仁 10g，红花 6g，地龙 10g，制首乌 30g，侧柏叶 15g，桑叶 10g，女贞子 10g，旱莲草 10g。

功效：益气养血，活血通络。

主治：斑秃气血虚弱、瘀阻脉络型。

用法：水煎服，每日一剂，分两次服。

[叶正明．补阳还五汤加味治疗斑秃 66 例．中华临床医药杂志，2003，(67)：11153－11154.]

(2)张志忠验方

药物组成：太子参 9g，黄芪 6g，白术 6g，鸡血藤 10g，当归 9g，熟地 9g，丹参 9g，山药 6g，白芍 9g，酸枣仁 6g，枸杞子 10g，甘草 3g。

功效：益气健脾，养血活血。

主治：斑秃血虚气虚型。

加减：头部刺痛，伴舌质紫暗、气滞血瘀者，加川芎、赤芍、乳香；有头晕、乏力、耳鸣、少津、肝肾不足者加女贞子、桑葚子；有头皮瘙痒、头皮屑多、血虚瘙痒者加蝉衣、白蒺藜、防风。

用法：水煎服，每日一剂。

[张志忠．参芪生发汤治疗儿童斑秃的临床疗效观察．2009，47(14)：69.]

大医有话说

“若血气衰弱，经脉虚竭，不能荣润，故须发脱落。”说明脱发之症，主要是由于血气虚弱所致。叶正明认为血气虚弱易致血行不畅，血液瘀积，瘀阻脉络，瘀血不去，新血不生，血不养发，故斑秃多有血瘀之征。方中重用黄芪大补元气，令气旺血行，瘀去络通；当归、川芎、赤芍、桃仁、红花养血活血化瘀；地龙通行经络；加制首乌、女贞子、旱莲草、侧柏叶养血滋阴，生发乌发；桑叶疏风生发。张志忠认为儿童斑秃多因情绪不稳、惊吓、压力较大、免疫功能低下而致。其方中太子参、黄芪、白术、山药补中益气、健脾，当归、熟地、白芍、鸡血藤、丹参养血补血活血，酸枣仁养心安神，枸杞子滋阴补肾，甘草调和诸药。共同作用，益气补虚，扶正祛邪，养血生发。现代医学研究，太子参、黄芪、白术等药均有提高人体免疫力、调节内分泌之功效，使机体整体抵抗力加强。实验研究也证实人参、黄芪、女贞子等中药能抑制人或动物毛囊内细胞凋亡。

第26章 尖锐湿疣对症治，少走弯路疗效好

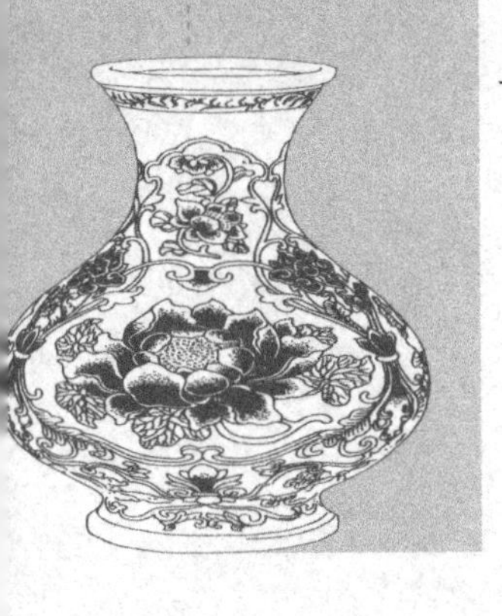

尖锐湿疣是由人乳头瘤病毒所致，常发生在肛门及外生殖器等部位，主要通过性行为传染。本病好发生于性活跃的中青年，潜伏期一般为1～8个月，平均为3个月。外生殖器及肛门周围皮肤黏膜湿润区多为好发部位，男性多见于龟头、冠状沟、包皮系带、尿道口、阴茎部、会阴，同性恋多见于大小阴唇、阴道口、阴蒂、阴道、宫颈、会阴及肛周。皮损初起为单个或多个散在的淡红色小丘疹，质地柔软，顶端尖锐，后渐增多增大，可呈乳头状、菜花状、鸡冠状等，疣体常呈白色、粉红色或污灰色，表面易发生糜烂、有渗液、浸渍及破溃。多数患者无明显自觉症状，少数可有异物感、灼痛、刺痒等。本病属于祖国医学“疣”的范畴。本病传染性强，易复发。

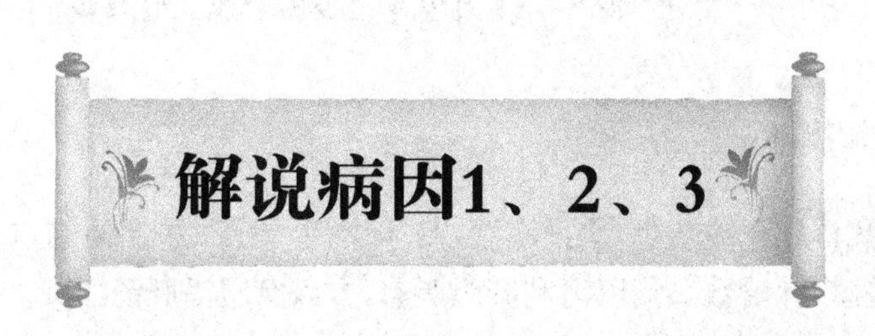

1. 湿热下注

素有肝胆湿热，复感邪毒，湿热淫毒蕴结下焦，浸渍于二阴皮肤黏膜而成；或邪毒直中肝经，随肝经下注阴器而致。

2. 气滞血瘀

湿热淫毒和秽浊之邪蕴结，搏结于阴肤，致局部气滞血瘀，经络阻塞，凝滞不散，发而为疣目。

3. 脾虚湿困

若治疗不当，或反复发作，湿气困脾，或劳累过度，房事不洁，均可导致脾气亏虚，运化失司，不能化湿行水，湿毒难去，缠绵难愈，反复发作。

4. 肝肾亏虚

肝热水涸，肾气不荣，故精亡而筋挛，发为疣赘（见图51）。

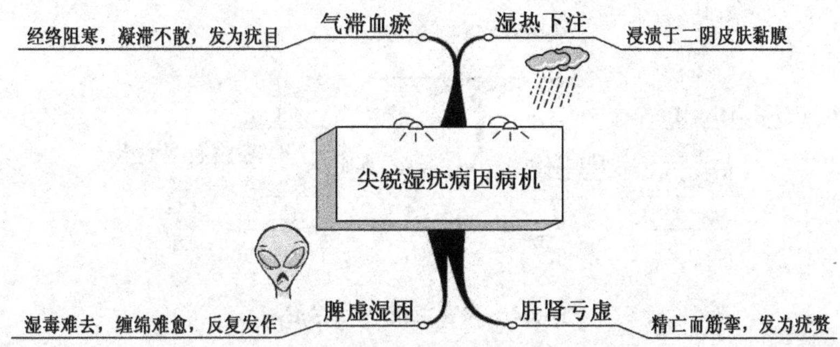

图51 尖锐湿疣病因病机

中医治病，先要辨证

1. 肝经湿热证

症见疣体红色或灰色，表面潮湿，易于糜烂、渗液，尿赤便结，口苦咽干，舌红，苔黄腻，脉滑数。治以清利肝胆湿热，方以龙胆泻肝汤加减。

2. 气滞血瘀证

症见疣体暗红或暗紫色，表面坚硬，时感会阴部或胸胁刺痛，舌质紫暗或偏暗，脉象沉涩。治以活血通络，方以桃红四物汤加减。

3. 脾虚湿浊证

症见湿疣反复发作，疣体淡或灰色，或有渗液，神疲乏力，舌质淡，苔白腻，脉濡数。治以健脾利湿化浊，方以除湿胃苓汤加减。

4. 肝肾亏虚证

症见疣体色红，腰膝酸软，头目眩晕，盗汗遗精，舌红少苔，脉细数。治以滋补肝肾，方以六味地黄汤加减(见图52)。

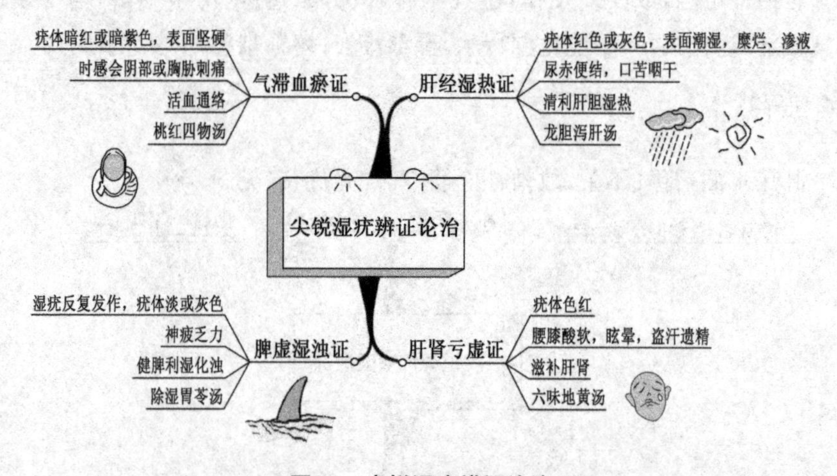

图52 尖锐湿疣辨证论治

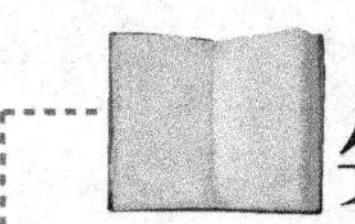

尖锐湿疣的大医之法

大医之法一：利湿化浊方

搜索

(1)杨玉峰验方

药物组成：茵陈 30g，苍术 15g，黄柏 15g，牛膝 15g，茯苓 30g，薏苡仁 30g，板蓝根 30g，木贼 20g，香附 15g，红花 15g，甘草 10g。

功效：清热祛湿，解毒除疣。

主治：尖锐湿疣湿热下注、复感毒邪型。

加减：神疲乏力明显者可见太子参 20g；腰膝酸软，心烦失眠，加熟地 25g，山茱萸 15g。

用法：每日一剂，每剂药水煎 2 次，第 1 次口服，第 2 次温洗患处 15～20 分钟。20 天为一个疗程。

［杨玉峰，等．茵陈祛疣汤治疗尖锐湿疣 35 例．吉林中医药，2000，(4)：31.］

(2)王砚宁验方

药物组成：连翘、藿香、露蜂房、板蓝根、薏苡仁、扁豆、佩兰各 15g，茯苓 20g，陈皮 10g，生甘草 9g。

功效：燥湿散结，清热解毒。

主治：尖锐湿疣湿热下注型。

加减：气血不足者加黄芪、当归；有痒感者加白鲜皮；病程长者或舌有瘀斑者加桃仁、红花；有气机郁滞者加香附、郁金；疣体潮湿、分泌物多者加大茯苓适量。

用法：将诸药 2 煎后，饭后分 2 次口服，每日一剂。

［王砚宁．清热除湿汤治疗多发性尖锐湿疣 60 例．吉林中医药，1998，18(6)：40.］

(3)王均验方

药物组成：龙胆 120g，柴胡 120g，黄芩 60g，栀子（炒）60g，泽泻 120g，木通 60g，车前子（盐炒）60g，当归（酒炒）60g，生地黄 120g，炙甘草 60g。

功效：清肝胆，利湿热。

主治：尖锐湿疣肝胆湿热、循经下注型。

制法及用法：上述诸药粉碎成细粉，过筛，混匀，用水泛丸，干燥即得。每日 3 次，每次 6g。

［王均．"龙胆泻肝丸"预防尖锐湿疣术后复发疗效观察．甘肃中医，2001，14(6)：37.］

大医有话说

尖锐湿疣俗称臊疣，杨玉峰认为本病多由肝胆湿热下注，蕴积于阴部，又感染秽浊之气，两邪与气血相搏，凝聚阴部肌肤而发病，西医常用激光、冷冻等物理治疗，治表不治里，容易复发。杨氏主张以清热祛湿、解毒为法，且以前者尤重。方中茵陈苦辛微寒，入脾胃肝胆经，气清芳香主散，味苦性寒主泄，能外达皮毛宣散郁热，内泄湿热而荡浊致新，有清热利湿、抗毒抑菌之功，为君药；苍术、黄柏清热燥湿，板蓝根清热解毒，共为臣药；木贼疏散肝经风热，散郁火，又走肝经血分，祛瘀热，破积滞；香附、红花行气活血化瘀，茯苓、生薏苡仁健脾化湿，牛膝补肝肾，引血及诸药下行，直达病所，共为佐使药。近代研究牛膝多糖与香菇多糖、人参多糖等相比，除具有上述多糖的生物活性外，且分子量小，水溶性好，容易吸收，可作为一种中药免疫增强剂。纵观全方，祛邪不忘扶正，调节人体免疫力，使湿热得清，毒邪得解，标本兼治而达到治愈的目的。王砚宁认为本病临床以湿热型居多，其方中连翘、露蜂房、板蓝根清热解毒，消痈散结，透热于外，使邪热转出气分而解；藿香、佩兰芳香化湿，理气和中兼能解表。湿滞之成，乃脾不健运，脾运则湿可化，茯苓、陈皮、扁豆、甘草健脾渗湿，理气行滞，以助运化；生薏苡仁甘淡导下，以渗泄湿热。诸药合用具有燥湿散结、清热解毒和明显的抗病毒之功效。王均认为本病乃由于肝胆湿热、循经下注、加之生活不洁、外感风毒、进而湿热秽浊之邪互结、蕴于阴门而发本病。故治疗本病当以清肝胆、利湿热、解风毒为大法。其选用龙胆泻肝丸治疗本病，效果显著。方中龙胆草苦寒泄热，清下焦湿热而为主药；黄芩、栀子苦寒清热泻火，助龙胆草清肝胆湿热；加强本方清热泻火作用；柴胡、当归、生地分别具有疏肝、活血、凉血、养阴之功，与清热泻火药相配伍，则泻中有补，疏中有养，鼓舞正气，增强机体抗病能力；泽泻、木通、车前子能协助龙胆草清热利湿，并使邪有出路。

大医之法二：清热解毒方

搜索

(1)沈丽芳验方

药物组成：萆薢、茯苓、大青叶、苦参各 15g，生薏仁、板蓝根、白花蛇舌草、土茯苓各 30g，黄柏、泽泻、丹皮、贯众各 10g，牛膝 6g。

功效：清热解毒，利湿化浊。

主治：尖锐湿疣外染毒邪、酿生湿热型。

用法：水煎 2 次，混匀，分 2 次服用，每日一剂，1 个月为 1 个疗程。

［沈丽芳．萆薢化毒汤治疗尖锐湿疣术后 30 例．陕西中医，2007，28(12)：1636.］

(2)刘绍康验方

药物组成：生薏仁、土茯苓各 20g，板蓝根、茵陈、赤芍、红花各 15g，生地、连翘、苦参、木贼各 10g，全蝎 8g，甘草 3g。

功效：清热解毒，利湿，养血润肝。

主治：尖锐湿疣外感湿邪疫毒、肝虚血燥型。

加减：病程长者加三七 7g(冲服)，桃仁 10g；体质虚弱加党参、黄芪各 20g，当归 10g；便秘者加火麻仁 30g，肉苁蓉 15g。

用法：水煎服，每日一剂，分 2 次服，每次 250ml。5 剂为一个疗程，同时用药物残渣水煎至 1000ml，每日便后熏洗患部。

［刘绍康，等．消疣汤配合手术治疗肛门尖锐湿疣 200 例．陕西中医，2010，31(4)：448－449.］

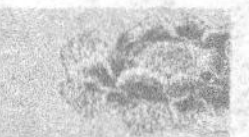

大医有话说

沈丽芳认为本病多因秽浊不洁、感受秽浊之毒、毒邪蕴聚、酿生湿热、湿热下注皮肤黏膜而发生，故治疗以清热解毒、利湿化浊为法。方中以大青叶、板蓝根、贯众清热解毒，现代医学研究其有抗病毒作用；白花蛇舌草解毒消痈抗肿瘤，泽泻对下焦湿热尤为适宜；茯苓渗湿，增强机体免疫力，同土茯苓、革薢合用加强其作用；牛膝活血祛瘀，引药下行；生薏仁健脾利湿，清热排脓抗病毒。诸药相合，共奏利湿化浊、清热解毒之效。刘绍康认为本病是由外感湿邪疫毒、肝虚血燥、邪气内扰、壅阻肝经、肌肤失养而生。方中生薏仁、板蓝根、茵陈具有清热利湿之功；连翘、土茯苓、苦参清热解毒；入全蝎解毒避秽；赤芍、生地养血润肝经之燥，甘草调和诸药。诸药合用具有清热祛湿解毒之功。

大医之法三：益气固本方

搜索

(1)李大华验方

药物组成：①黄柏 15g，苍术 15g，薏苡仁 20g，萆薢 15g，土茯苓 20g，板蓝根 30g，大青叶 20g，连翘 15g，白花蛇舌草 30g，赤芍 12g，丹参 15g，黄芪 30g，白术 15g，甘草 6g。②外用：板蓝根 50g，苦参 30g，黄柏 30g。

功效：扶正补虚，解毒除湿。

主治：尖锐湿疣正气亏虚、湿毒蕴结型。

用法：①内服：煎汤 600ml，每日一剂，分 3 次服，饭前空腹服用。②外用：煎汤 500ml，早、晚各一次，冲洗病变部位。冲洗应在碳化治疗 7 天后，伤口已基本恢复后进行，可用消毒纱布浸药液后，湿敷患处。20 天为一个疗程。

[李大华．扶正祛邪治疗尖锐湿疣 82 例疗效观察．中华现代皮肤科学杂志，2004，1(1)：68.]

(2)袁洪海验方

药物组成：柴胡 6g，虎杖 10g，木贼 10g，马齿苋 15g，莪术 10g，龙胆草 10g，猪苓 10g，生苡仁 10g，生黄芪 10g。

功效：清热解毒，益气利湿。

主治：尖锐湿疣气虚湿毒型。

［袁洪海．中医治疗尖锐湿疣复发性的临床研究．中外健康文摘．临床医师，2008，5(7)：96－97.］

(3)冯欢验方

药物组成：①内服：黄芪50g，甘草15g，党参20g，当归、橘皮各15g，柴胡10g，白术15g，升麻5g。②外用：土茯苓40g，大青叶、板蓝根各30g，苦参、五倍子、金银花、黄柏各20g，明矾15g。

功效：益气升阳，调补脾胃。

主治：尖锐湿疣脾胃气虚型。

加减：①内服：湿重加茯苓20g、苍术15g；偏肾阳虚加肉桂10g、巴戟天20g。

用法：①内服药：每日一剂，水煎2次，早、晚各1次口服；②外用：将上述药物加水2000～3000ml，煮沸30分钟后去渣取汁熏洗患部，待药液微温时再坐浴15～20分钟，每日一剂，早、晚各熏洗坐浴1次，经期停用。

［冯欢，等．补中益气汤治疗妇女外阴尖锐湿疣疗效观察．辽宁中医杂志，2004，31(8)：675.］

大医有话说

现代医学认为，尖锐湿疣是由人乳头瘤病毒(HPV)感染所引起，它的发生、消退及治疗与人的免疫，特别是细胞免疫有关。疾病的复发与它的潜伏状态和亚临床状态有很大关系。中医学认为本病主要由于机体正气不足，腠理不密，感染秽浊之邪，蕴聚日久，或酿生湿热，下注阴器而发；或湿毒与气血相搏，致气滞血瘀而发。正如《黄帝内经》言："正气存内，邪不可干，邪之所凑，其气必虚。"以上诸家均主张治当扶正祛邪。李大华方中用黄芪、白术扶正补虚；黄柏、苍术、土茯苓、薏苡仁、萆薢清热除湿；大青叶、板蓝根、白花蛇舌草、连翘清热解毒；丹参、赤芍凉血祛瘀散结。共成解毒除湿、扶正祛疣之效。内服之时兼用外洗，药效更加显著。袁洪海认为复发性尖锐湿疣大部分属于气虚湿毒型，湿毒蕴结，郁而化热，与气血相搏结而生疣。故治宜益气利湿解毒。方中重用马齿苋清热解毒，清肝经郁热，为君药；柴胡清热疏肝解郁，虎杖清热利湿，木贼疏风清热利湿，龙胆草清肝胆湿热、泻下焦郁火，为臣药；猪苓渗湿利尿；生苡仁健脾渗湿、清热除痹；生黄芪益气固表、利尿脱毒，与生苡仁相配，补益全身肺脾之气，莪术行气活血，化瘀消滞，共为佐药。诸药合用，能清热解毒，益气利湿，攻补兼施、标本兼顾。冯欢认为本病反复发作，是由于素体中气不足，脾胃虚弱，运化失职，湿热内生，下注阴户；另因邪气滞留不去，损伤正气，出现正虚邪恋，病邪缠绵，余毒不清，导致复发。故其选用补中益气汤以达益气升阳、调补脾胃之效。方用黄芪为主，补中益气；辅党参、甘草、白术益气健脾；佐橘皮理气和胃；当归养血；柴胡、升麻助主药升提下陷之阳气。其在原方的基础上重用黄芪，意在取其益气补中，增强正气，提高机体免疫力，防止复发。现代医学证实，黄芪对人体免疫功能有明显的促进作用，可以提高免疫功能，并具有促进抗体形成的作用，以及具有抗病毒和抗菌活性。中药熏洗方中土茯苓、苦参、黄柏具有清热燥湿解毒之功，大青叶、板蓝根、金银花清热解毒，具有抗病毒、抗菌之效，五倍子、明矾有收敛、抗菌作用。

大医之法四：解毒活血方

搜索

(1)朱坚勇验方

药物组成：紫草、土茯苓、板蓝根、大青叶各15g，丹参12g，赤芍、红花、桃仁、干蟾皮、生甘草各9g。

功效：清热解毒，活血凉血。

主治：尖锐湿疣毒邪结聚日久、瘀血阻滞型。

用法：每日一剂，水煎2次，分2次服，第3煎局部熏洗坐浴，连用3周。

[朱坚勇，等．中西医结合治疗尖锐湿疣186例疗效观察．中国艾滋病性病，2007，13(4)：388.]

(2)眭道顺验方

药物组成：薏苡仁30g，甘草6g，丹参12g，马齿苋30g，金刚头30g，八月札10g，女贞子12g，旱莲草12g，紫草18g。

功效：扶正固本，解毒活血。

主治：尖锐湿疣脾肾亏虚、外染湿毒、气滞血瘀型。

用法：水煎服，每日一剂，分2次服。

［眭道顺，等．薏苡仁甘草汤防治尖锐湿疣复发68例临床观察．广州中医药学报．2003，20(4)：276.］

大医有话说

尖锐湿疣属中医“阴蚀”的范畴，由感受湿热淫毒和秽浊之邪所致。朱坚勇应用微波去疣，应用干扰素的同时，选用中药内服和熏洗治疗，其所选方中丹参、桃仁、红花、紫草、赤芍有活血凉血、消瘀散洁之功。丹参能调节机体代谢和免疫力，促进组织的修复与再生，并可抑制过度增生的纤维母细胞生长。大青叶、板蓝根、土茯苓、干蟾皮有清热解毒、杀虫、凉血消斑之功，大青叶、板蓝根有较强的抗菌、抗病毒作用。甘草所含黄酮能抑制病毒复制，甘草酸能增强机体非特异性免疫的能力。方药配伍有清热解毒、活血祛疣之功。局部熏洗时促进局部组织的血液循环，改善细胞通透性，促进药物吸收，并且能改善局部内分泌和营养状况。如此中西医互补，内外结合，标本兼治，大大减少复发。眭道顺方中以薏苡仁、甘草健脾渗湿为君药，女贞子、旱莲草补气滋肾，以培土之源，共为臣药。因初除疣之后，体内仍有热毒之气郁于血分，故方中佐以马齿苋、紫草、金刚头、八月札、丹参以活血解毒。纵观全方，诸药共奏培本扶正、活血解毒之功效，促进毛发生长。

第27章 治疗结节性红斑，名医名方很给力

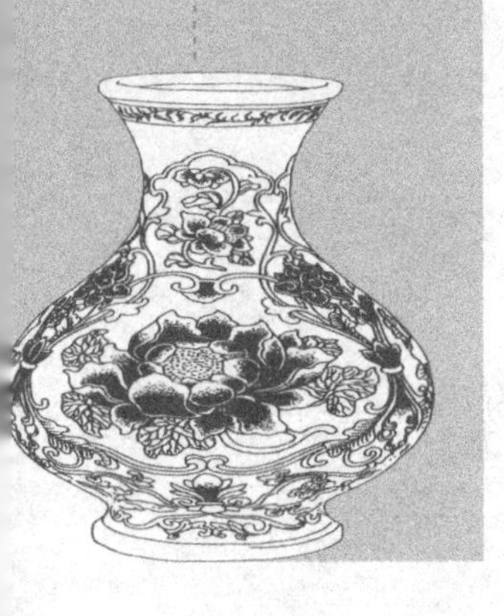

结节性红斑一般是由于真皮脉管和脂膜炎症所引起的结节性皮肤病，好发于小腿伸侧，很少发生于大腿及前臂，急性过程，经3～6周不留痕迹而消退。本病多见于女性，大多数病例发病年龄在20～40岁，春秋季好发。发病初起有低热，全身不适，伴有肌痛及关节痛，但多轻微。皮损突然发生，为对称性、疼痛性结节，鲜红或紫红色，大小不等，按之疼痛。其病因复杂，可能与感染、药物、自身免疫病、恶性肿瘤、白血病等因素相关。本病属于中医“瓜藤缠”的范畴。

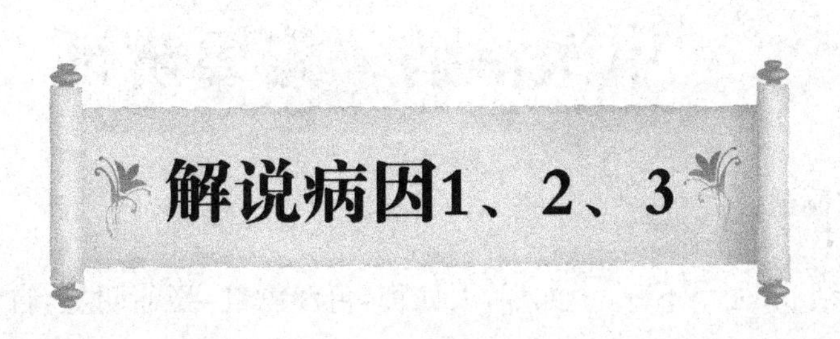

1. 血分蕴热

多由素体血分蕴热，外感湿邪，湿与热结，阻塞经络，气血运行失畅，气滞血瘀，瘀阻经络而发病。

2. 卫外失固

体虚之人，气血不足，卫外失固，寒湿之邪侵袭肌肤，致经络阻隔，气血瘀滞而发病。

3. 气血亏损

先天禀赋不足，或久病体虚，气血亏损，运行无力，阻滞经络所致。

从中医辨证观讲，红斑是由于血分有热，外发肌肤而成；结节是由于痰瘀互阻，经络不通而生；下肢疾患多兼湿邪。中医认为关键在于“湿”“热”“瘀”。由于素体有热，外感风湿之邪，湿热下注，凝滞血脉，气血运行不畅，

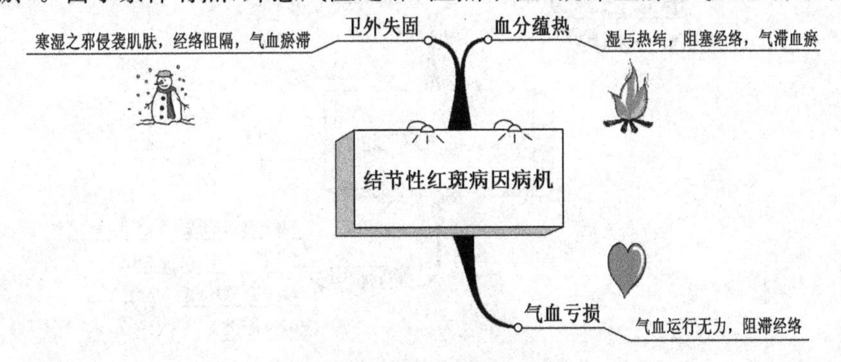

图 53　结节性红斑病因病机

致脉络阻塞，气滞血瘀，发为本病(见图 53)。

中医治病，先要辨证

1. 血热偏盛证

下肢结节，大小不一，小如豆，大如梅，色泽鲜红，压痛明显，自觉灼痛不适，关节酸楚不适，身热，大便秘结，小便溲黄，舌质红，苔少，脉浮数或滑数。治以清热通络，方以通络方加减。

2. 湿热下注证

下肢结节，肤色深红，腿浮肿，甚则局部漫肿，压之可凹，自觉疼痛轻微，关节酸痛明显，全身困乏，小便黄浊，舌质淡红，苔黄腻，脉沉濡或沉细数。治以清热化湿，活血通络，方以凉血五根汤加减。

3. 寒湿凝聚证

下肢结节暗红或暗紫，结节反复发作，经年不愈，伴有面色苍白，心悸气短，手足厥冷，舌质淡红，苔薄白，脉细弱。治以散寒祛湿，通络和营，方以黄芪桂枝五物汤(见图 54)。

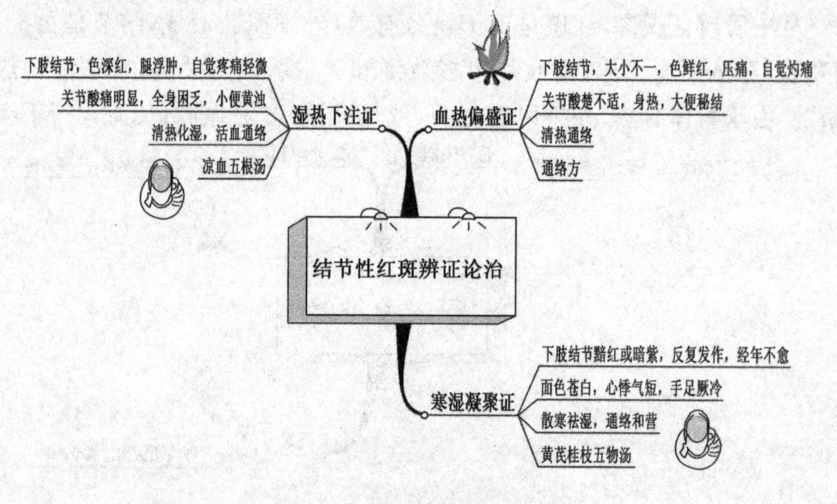

图 54　结节性红斑辨证论治

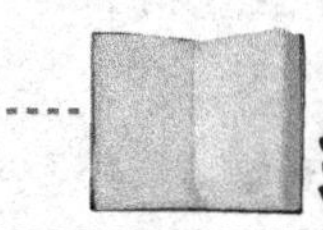

结节性红斑的大医之法

大医之法一：益气活血方

搜索

(1)肖东验方

药物组成：生黄芪、熟地、鸡血藤、忍冬藤各30g，白芍、怀牛膝各15g，当归、桃仁、红花、巴戟天、地龙各10g，太子参20g，川芎、肉桂各5g。

功效：益气活血，温经通络。

主治：结节性红斑气虚血瘀型。

用法：水煎服，每日一剂。

[肖东．补阳还五汤加减治疗皮肤病举例．浙江中医杂志，2008，43(1)：48－49.]

(2)王振华验方

药物组成：黄芪、金银花、丹参各30g，当归6g，川牛膝、延胡索各15g，甘草10g。

功效：益气活血，清热解毒。

主治：结节性红斑气虚血瘀型。

用法：水煎服，每日一剂。10日为一个疗程。

[王振华，等．四妙丹参汤治疗结节性红斑72例．河北中医，2007，29(2)：126.]

大医有话说

结节性红斑是一种对称发生于小腿伸侧的炎性结节性皮肤病，类似于中医的“瓜藤缠”。本病系患者自身防御功能降低，病邪乘机侵入，导致气滞血瘀，瘀阻经络，而出现结节性红斑的瘀积表现，病久则正气虚衰，血行不畅，而瘀积表现更为严重。肖东方用补阳还五汤基本方益气活血通络，熟地、白芍滋阴养血，巴戟天、肉桂温补肾阳，太子参补气，忍冬藤清热解毒，鸡血藤祛风除湿，怀牛膝引药下行。诸药合用，使气血可行，瘀滞可消。王振华方中以黄芪、当归益气补血；金银花、甘草清热解毒；丹参、川牛膝、延胡索活血化瘀止痛。临床药理研究发现，丹参、延胡索能够解除血管痉挛，增加血流量，改善血液循环。现代医学认为，黄芪可增加免疫功能，有促进抗体生成作用，加强网状内皮系统吞噬功能。

大医之法二：除湿通络方

搜索

(1)常贵祥验方

药物组成：黄柏 12g，萆薢 15g，茯苓 30g，生薏仁 30g，丹皮 20g，泽泻 10g，滑石 30g，元胡 15g，银花藤 30g，茜草 15g，川牛膝 10g。

功效：清热化湿，通络止痛。

主治：结节性红斑湿热蕴结、经络瘀阻型。

加减：伴发热者加芦根 30g，银花 30g，连翘 15g；关节疼加秦艽 10g，桑寄生 15g，鸡血藤 15g；舌苔黄厚者加黄连 5g，石菖蒲 15g，厚朴 6g；胸闷纳呆、舌苔白腻加陈皮 12g，麦芽 15g，佩兰 10g；疼甚加白花蛇舌草 30g，威灵仙 15g；下肢肿甚加赤小豆 15g，车前子 30g；咽痛加桔梗 10g，牛蒡子 10g，鱼腥草 30g。

用法：加水浸泡药物 30～60 分钟，煎 2 次，两次药液混合后分 2 次服，饭前服，若胃肠功能较差者可饭后服。

[常贵祥．萆薢渗湿汤加减治疗结节性红斑 80 例．光明中医，2007，22(3).]

(2)李霞验方

药物组成：白术 10g，茯苓 10g，炙甘草 10g，附子 6g(先煎)，干姜 6g，厚朴 6g，木香 6g，草果 6g，木瓜 6g，牛膝 10g，元胡 10g，鸡血藤 10g。

功效：健脾燥湿，行气活血。

主治：结节性红斑脾虚湿盛、气血瘀阻型。

用法：水煎服，每日一剂，分早晚温服，连用10天为一疗程。

［李霞．实脾饮加减治疗结节性红斑56例．中国医疗前沿，2008，3(22)：89－90.］

(3)范永升验方

药物组成：当归10g，赤小豆10g，川牛膝9g，青蒿30g，赤芍20g，牡丹皮12g，生甘草12g，生地15g，黄柏9g，苍术12g，积雪草10g，露蜂房10g，威灵仙30g，七叶一枝花10g，红枣15g，佛手片10g。

功效：清热利湿，凉血解毒通络。

主治：结节性红斑湿热内蕴、脉络灼伤型。

［罗勇．范永升教授治疗结节性红斑经验．光明中医，2010，25(3)：370－371.］

大医有话说

结节性红斑多因素有内湿，郁久化热，湿热蕴结于血脉肌肤，致使经络阻隔，气血凝滞而发病；或因脾虚蕴湿不化，兼感寒邪，寒湿凝滞，阻滞血脉肌肤而成。无论湿热型，还是寒湿型，二者均因湿邪而致血脉阻滞，因此治疗上应着重除湿通络，活血化瘀，兼以清热或散寒。常贵祥认为临床上本病以湿热蕴结者多见，治宜清热利湿，活血通络。方中黄柏苦寒，清热燥湿，泻火解毒，主治湿热内盛之下肢肿疼，现代药理研究认为黄柏含有黄柏酮，具有杀菌消炎作用；革薢、茯苓、生薏仁、滑石、泽泻均有清热利湿之功，且泽泻现代药理研究有抑制结核菌的作用；银花藤清热解毒，通络止痛，茜草凉血止血，活血化瘀，元胡活血理气止痛，川牛膝通经导瘀，引药下行，银花藤、茜草、元胡、川牛膝合用可活血散结，通络止痛，共达清湿热、通经络、散瘀结、止疼痛之功。李霞治疗本病重在治脾，本病好发于下肢，“脾主肌肉四肢”，脾虚失运，水湿内生，加之寒湿之邪外袭，客于腠理，终致脉络阻隔，气血壅滞，此为本病病机之一。其方中取实脾饮之温阳实脾、行气利水之功，方中茯苓、白术、甘草补气健脾，淡渗利水；附子、干姜温养脾肾，助阳化气；厚朴、木香、草果、木瓜醒脾行气。范永升认为本病多因湿热下注，蕴结肌肤，伤及血脉，离经之血，积于皮下而生，治用清热利湿，凉血解毒通络。方中当归、赤小豆、青蒿、黄柏、苍术祛湿热解郁毒，用赤芍、牡丹皮、生地、生甘草、七叶一枝花、积雪草清热凉血解毒，牛膝活血通经解瘀，兼引药下行，因久病入络，所以加露蜂房、威灵仙辛通走络，用红枣、佛手片固护胃气，切中结节性红斑病机。

大医之法三：活血化瘀方

搜索

(1)唐定书验方

药物组成：银花藤30g，玄参30g，当归30g，红藤20g，鸡血藤30g，桃仁10g，红花10g，白芷10g，桔梗15g，甘草3g。

功效：活血化瘀，通络止痛。

主治：结节性红斑瘀血阻络型。

加减：湿热明显者加用土茯苓、萆薢；结节明显者加用浙贝。

用法：水煎服，每日一剂，每次100ml，每日3次。2周为一个疗程。

[唐定书，等．四妙勇安汤加味治疗结节性红斑32例临床观察．四川中医，2007，25(11)：92.]

(2)向宏验方

药物组成：地龙10g，鸡血藤15g，当归尾10g，红花10g，川芎、牛膝各15g，香附10g，赤芍15g，泽兰9g，苡仁20g，王不留行15g，黄芩15g，甘草6g。

功效：活血祛瘀，通络利湿

主治：结节性红斑湿热下注、气滞血瘀型。

加减：大便干者加大黄10g、桃仁10g；咽痛口渴者加玄参20g、芦根20g；红肿甚者加生地20g、夏枯草30g。

用法：每日一剂，水煎服共500ml，分3次口服，服6剂为一个疗程。

[向宏．通络活血方治疗结节性红斑16例．职业卫生与病伤，2002，17(3)：209.]

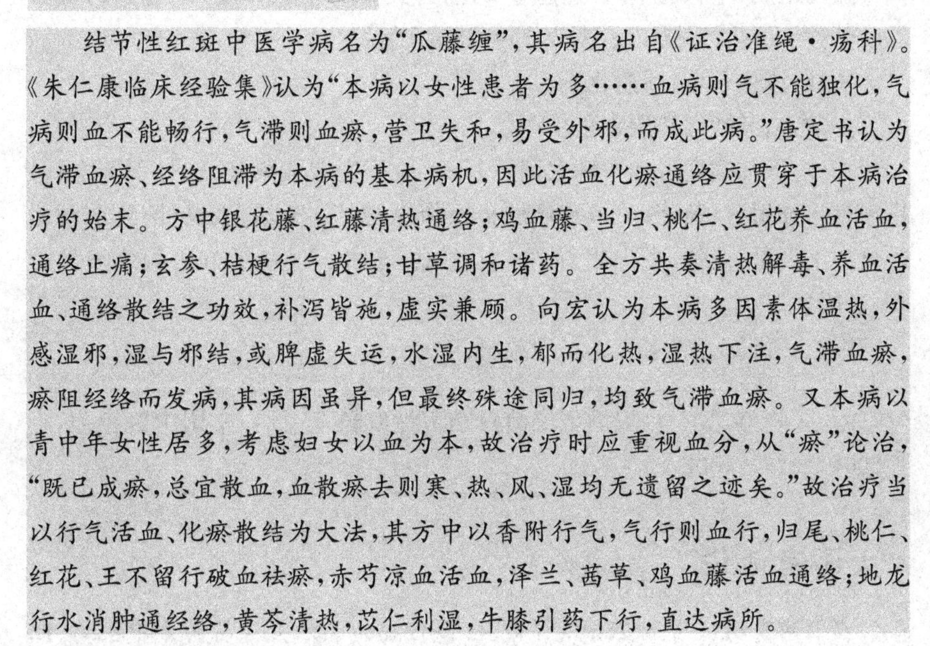

大医有话说

结节性红斑中医学病名为“瓜藤缠”，其病名出自《证治准绳·疡科》。《朱仁康临床经验集》认为“本病以女性患者为多……血病则气不能独化，气病则血不能畅行，气滞则血瘀，营卫失和，易受外邪，而成此病。”唐定书认为气滞血瘀、经络阻滞为本病的基本病机，因此活血化瘀通络应贯穿于本病治疗的始末。方中银花藤、红藤清热通络；鸡血藤、当归、桃仁、红花养血活血，通络止痛；玄参、桔梗行气散结；甘草调和诸药。全方共奏清热解毒、养血活血、通络散结之功效，补泻皆施，虚实兼顾。向宏认为本病多因素体湿热，外感湿邪，湿与邪结，或脾虚失运，水湿内生，郁而化热，湿热下注，气滞血瘀，瘀阻经络而发病，其病因虽异，但最终殊途同归，均致气滞血瘀。又本病以青中年女性居多，考虑妇女以血为本，故治疗时应重视血分，从“瘀”论治，“既已成瘀，总宜散血，血散瘀去则寒、热、风、湿均无遗留之迹矣。”故治疗当以行气活血、化瘀散结为大法，其方中以香附行气，气行则血行，归尾、桃仁、红花、王不留行破血祛瘀，赤芍凉血活血，泽兰、茜草、鸡血藤活血通络；地龙行水消肿通经络，黄芩清热，苡仁利湿，牛膝引药下行，直达病所。

大医之法四：解毒活血方

搜索

(1)王茜茜验方

药物组成：当归、桃仁、红花、地龙、僵蚕、苍术各10g，丹参、牛膝、鸡血藤、忍冬藤、连翘各15g，蒲公英30g，甘草6g。

功效：清热解毒，活血散结。

主治：结节性红斑血因毒滞、凝血成结型。

加减：结节初起加生地、大青叶、银花凉血清热；结节久而不散加海藻、山慈姑软坚散结；足踝浮肿加黄芪、陈皮、防己行气利水；关节疼痛加威灵仙、秦艽祛风胜湿；发热畏寒加荆芥、防风祛风解表。

用法：水煎服，1天2剂，1周为一个疗程。

[王茜茜，等．自拟活血解毒汤治疗结节性红斑30例．浙江中西医结合杂志，2008，18(1)：48－49.]

(2)张晓忠验方

药物组成:金银花 30g,连翘 25g,蒲公英 15g,桃仁 15g,红花 15g,当归 20g,苦参 15g,瓜蒌根 15g,青皮 15g,甘草 10g。

功效:清热解毒,活血化瘀。

主治:结节性红斑湿毒阻络型。

加减:下肢病变者加牛膝引药下行;上肢病变者加桑枝、桂枝引药上行;皮疹色暗加川芎、黄芪;关节酸痛加金毛狗脊、羌活、独活、威灵仙;结节顽固难化加土贝母、槟榔、炙山甲、海藻、山慈姑、莪术、三棱;结节压触疼痛加乳香、延胡索。

用法:每日 1 剂,水煎,早、晚温服。

[张晓忠,等. 自拟消斑汤治疗结节性红斑 56 例. 中国中医急症,2007,16(8):1008-1009.]

大医有话说

以上两家均认为治宜清热解毒、活血化瘀为大法。王茜茜方中桃仁、红花活血化瘀;地龙、僵蚕解毒散瘀,通络散结;忍冬藤、蒲公英、连翘清热解毒,通络散结;鸡血藤、当归活血养血通络;苍术清热利湿;牛膝通血脉,引药下行;甘草调和诸药。张晓忠方中金银花清热解毒为君药,连翘、蒲公英清热解毒为臣药,以助金银花之药力;桃仁、红花活血化瘀;当归养血和血,苦参清热燥湿,瓜蒌根、青皮理气散结为佐药;甘草调和诸药。方中祛邪、化瘀相结合,共奏清热解毒、活血化瘀之效,酌加引经药以引药直达病所。

大医之法五:凉血活血方

搜索

(1)龚秀英验方

药物组成:黄柏 10g,生地 15g,玄参 15g,丹皮 10g,赤芍 15g,丹参 15g,鸡血藤 15g,金银花 15g,连翘 15g,野菊花 15g,蒲公英 15g,板蓝根 15g,紫草根 15g,生薏仁 15g,甘草 6g。

功效:清热解毒,凉血活血。

主治:结节性红斑血热型。

加减：若关节疼痛加秦艽10g、桑寄生15g；舌苔黄厚者加黄连5g、石菖蒲15g、厚朴6g；胸闷纳呆、舌苔白腻加陈皮12g、麦芽15g、佩兰10g；痛甚加白花蛇舌草10g、威灵仙15g；下肢肿甚加赤小豆15g、车前子15g；咽痛加桔梗10g、牛蒡子10g、鱼腥草15g。

用法：加水浸泡药物30分钟，煎2次，2次药液混合后分2次服，饭前服，若肠胃功能较差者可饭后服。

［龚秀英，等．凉血解毒汤治疗结节性红斑37例小结．中医药导报，2010，16(4)：60.］

(2)毕东敏验方

药物组成：桃仁、红花、生地、赤芍、当归、川芎各10g，丹参20g，鸡血藤、川牛膝各15g，甘草6g。

功效：清热凉血，活血化瘀。

主治：结节性红斑热邪阻络、血脉瘀阻型。

加减：咽痛者加山豆根；发热者加牛蒡子；关节痛明显者加羌活、独活；下肢浮肿者加冬瓜皮、防己；结节大者加夏枯草、生牡蛎。

用法：每日一剂，两煎分两次服。7剂为一个疗程。

［毕东敏，等．桃红四物汤化裁治疗结节性红斑32例．四川中医，2004，22(6)：79.］

大医有话说

中医认为，结节性红斑其病因病机为风寒湿邪蕴结肌肤，郁久化热，热邪流窜经络，致使血脉瘀阻，气血不畅，故治疗应以清热凉血、活血化瘀为大法。龚秀英以清热祛湿、凉血活血解毒为主，扶正为辅治疗本病。方中用黄柏、生地、玄参，取黄柏清热燥湿，生地黄凉血滋阴，玄参滋阴降火解毒，既可甘寒养阴保津液，又可清热凉血解血分之毒。方中还继承叶氏有关治疗血分病必须辅佐活血药的理论："热病用凉药，须佐以活血之品，始不致有冰伏之虞。"赤芍、鸡血藤、丹参既能活血又能凉血，同时丹参还可协主药以清热凉血，并能活血散瘀，以防血与热结，方中丹皮加大上述药的清热凉血之力。金银花、连翘、野菊花、蒲公英、板蓝根、紫草根大量清热解毒之品，解毒之效更强。又结节性红斑主要生于胫骨两侧，属足阳明胃经所主，《成方便读》

曰:“《内经》有云,阳明者主润宗筋,宗筋主束骨而利机关也。”薏苡仁独入阳明,祛湿热而利筋络。全方凉血活血药与清热解毒药同用,效果显著。毕东敏方中生地、赤芍清热凉血,丹参凉血活血化瘀,当归、川芎活血止痛,桃仁、红花、鸡血藤活血化瘀散结,川牛膝载药下行兼活血,甘草清热解毒。诸药合用,共奏清热凉血、活血化瘀之功效。现代实验研究表明,赤芍、甘草具有抗炎作用;地黄、甘草具有抗变态反应及肾上腺皮质激素样作用。其组方用药既把握中医病机又针对西医病理,疗效显著。